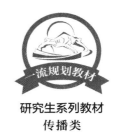

一流规划教材

研究生系列教材
传播类

健康传播与
健康素养研究

RESEARCH ON HEALTH COMMUNICATION
AND HEALTH LITERACY

秦美婷　著

U0190420

中国科学技术大学出版社

内 容 简 介

　　健康传播是一门横跨传播学与健康学/医学领域的学科,其融合多学科的理论与概念,研究没有一定的范式,因此如何研究健康传播及其相关议题,迄今仍是一条探索之路。本书试图提供一种研究思维,即从外缘(健康传播的研究与发展)而至内核(健康素养)的研究策略,为健康传播研究者提供一种研究范式,亦为后续行为、政策研究提供翔实而具科学性的基础资料。希冀本书所列的调研数据,能为健康传播制播多元形式的传播媒体或策略拟定提供参考,对增强健康传播效果有所裨益。

图书在版编目(CIP)数据

健康传播与健康素养研究/秦美婷著. —合肥:中国科学技术大学出版社,2022.3
ISBN 978-7-312-05120-3

Ⅰ. 健… Ⅱ. 秦… Ⅲ. ①健康—传播学—研究 ②健康教育—研究 Ⅳ. R193

中国版本图书馆 CIP 数据核字（2020）第 265185 号

健康传播与健康素养研究

JIANKANG CHUANBO YU JIANKANG SUYANG YANJIU

出版	中国科学技术大学出版社
	安徽省合肥市金寨路 96 号,230026
	http://press. ustc. edu. cn
	https://zgkxjsdxcbs. tmall. com
印刷	合肥市宏基印刷有限公司
发行	中国科学技术大学出版社
开本	787 mm×1092 mm　1/16
印张	12.5
字数	320 千
版次	2022 年 3 月第 1 版
印次	2022 年 3 月第 1 次印刷
定价	45.00 元

前　言

　　本书是作者继 2007 年出版《台湾健康传播之研究：以〈民生报〉1985—2005 年肺结核、艾滋病、SARS、禽流感议题建构之内容分析为例》后，历经近十年的沉淀、规划与调研，再度出版的与健康传播有关的专著。此次选题的启发始于一项调查数据：2009 年卫生部首次公布的健康素养调查报告指出，居民健康素养的总体水平仅为 6.48%（即每 100 人中不到 7 人具备健康素养），而至 2013 年的调查结果亦仅为 9.48%，因此如何在 2020 年将这一比例提升至 20%，已经成为"健康中国 2020"战略规划和《健康中国行动（2019—2030 年）》的重要任务。然而欲达成此目标，作者认为应从健康传播的研究与发展视角对健康素养进行全方位的调查与分析，才能探究其肇因，寻求问题的根本解决方法。

　　学术界普遍认为，目前居民健康素养不足，教育是解决这一问题的关键钥匙，而健康知识的积累应从小学教育开始，然缓不济急，但亦不能揠苗助长。面对当前居民健康素养不足的问题，仍必须从基础教育做起，这是一条自下而上的传播渠道。而另一条途径则是由上至下的，即在年轻群体中进行健康知识的普及，特别是针对高校大学生，毋庸置疑这应是寸辖制轮的选择，这是因为高校大学生是国家未来发展的中流砥柱，是健康传播种子师资培育的对象，同时这群高知识分子在若干年后步出校园，将是职场白领、社会精英与家庭成员中的中坚分子，肩负承先启后的使命。

　　基于上述思路，加之作者服务的学校（中国科学技术大学）以培养优秀理工人才为建校宗旨，为推动科学与人文的有机结合，于 2008 年秋季在人文与社会科学学院科技传播与科技政策系面向研究生开设"健康传播"专业课程，正式开展健康传播教育的相关工作。在以上背景条件下，遂于 2010 年率先从海峡两岸健康传播的研究与发展，以及海峡两岸高校有关健康传播课程教育的建设研究入手，并将其列为作者整体研究规划的起点，以中长期、系统性、定点为研究准绳，以一步一脚印的研究心态展开调研工作。

　　本书研究重点有二。研究重点之一是针对国内外健康传播的研究与发展进行文献资料的调研与梳理。为能从不同视角进行全盘的理解，并获取较为客观的数据和信息作为分析、立论的基础，本书分别从两个部分展开探讨：第一部分从外在环境的研究背景进行分析，包含专业协会/学会/基金会、专业期刊、学术会议、政府计划与资助、企业支持等五个方面；第二部分从内在环境的研究情况进行分析，采用文献计量法，针对研究专著、期刊文献与硕博士论文的发表情况（如数量关系、变化规律、研究方向特征等),以系统化的梳理与数据论证的方式进行总结。希冀在此基础上能全面掌握我国健康传播的研究情况、关注点、发展脉络与趋势,为后续提升居民健康素养水平计划提供建言。

研究重点之二为健康素养调查。依据国内外研究,教育对居民的健康素养水平有明显影响,居民健康素养水平是衡量健康教育与健康传播实践成效的重要标准。同时,健康素养具有显著的重要性,除了目前我国居民健康素养依然较低这一众所周知的现状,健康素养已成为国家卫生产出的相关变量。近年来在卫生保健系统和公共健康领域中,对健康素养的研究日益受到关注,许多国家已将健康素养列为未来卫生保健策略的重要指标之一,欧美国家甚至将提升居民健康素养视为预防疾病和健康促进中的一个优先领域。

在健康素养的调查方面,由于我国幅员辽阔,沿海与内陆城市在社会、经济、教育条件方面均差距甚大,为获得有效的参考数据,本书运用市场细分法,将行政水平相同的城区放在同一平台上测评,故选择北京、天津、上海、重庆为目标调研城市。此外,随着海峡两岸的经贸发展,民间交流频繁,两岸居民对传染病的预防和相关健康问题已成为两岸公共健康与防治议题的重点工作,因此测评两岸居民健康素养水平并将其作为推动两岸居民健康水平提升的科学依据,特别是在面对突发性传染病事件时要提前采取预防措施,如 SARS、流感、新型冠状病毒肺炎等疫情肆虐时的应急预案,此乃未雨绸缪、防患于未然之举。所以本书选择北京、天津、上海、重庆、台北五个城市作为目标调研城市,冀望未来的研究在城市居民健康素养调研的基础上对他级城乡居民进行辐射性的影响研究。

在研究创新方面,本书首次将作者自主研发与设计的"中国健康素养评量"(Chinese Health Literacy Scale,CHLS)测评工具应用在调查问卷中,并运用健康传播原理和"知—信—行模式"(KABP)理论作为指标立论的基础。采用定性与定量兼备的研究方法,以北京、天津、上海、重庆、台北为目标调研城市,回收有效问卷共 1655 份,有效问卷回收率达 90.4%。调查方法采取"三角交叉检视抽样"的方法,问卷内容设计采用三级指标作为题型设计的框架:一级指标涵盖"生活与保健素养""信息媒介素养""安全与心理素养""医学词汇素养""医疗与药物素养""健康基本技能素养"等 6 个维度的测评;二级指标包含"知识类""行为类""技能类"等 3 类指标;三级指标下设 11 项指标作为测评依据,其中测评的核心能力有 5 项,分别是:① 健康知识与判断能力分析;② 媒体与图文信息传播渠道分析;③ 健康行为实践与健康决定(判断能力)分析;④ 医学词汇知晓程度与信息传播渠道分析;⑤ 识读与计算能力分析。

本书的创作思路缘起于作者十多年的教学实践和研究积累,在过程中因发现问题而受启发,希望通过实证调研获取一手的统计数据,继而对问题症结进行探索,或对所提出的问题获得解题的关键钥匙。整体研究策略在于,先从健康传播的研究与发展进行全面的梳理与分析,然后考察政府与企业的资助、学界与协会组织的呼吁或倡导是否对居民健康素养水平提升有所帮助,抑或发现哪些是制约居民健康素养提升的因素。本书的创新之处有以下两点:其一,当前对健康传播的研究并未有一定的范式,如何研究健康传播及其相关问题,是本书内容的一大亮点。其二,本书将健康传播的研究与发展和居民健康素养的测评调查同时放在一个平台上进行相关研究,在目前研究健康传播的专著中尚未有研究者从此视角进行探讨。这是从外缘进入内核的研究策略,在作者的学术生涯中是一次大胆的研究探险,亦是新闻传播研究领域中一种新的尝试和创新。

本书在对我国五个城市的居民进行健康素养调查的过程中,基于时间和效度考虑,以"一对一"的方式同步进行实地调查,因此地域的跨越、时间的安排、访查员的调配、问卷的发放与回收等问题,均加大了调研进度的完成难度,所幸这些问题在师生、朋友和志愿者的通力协助下得以顺利解决,并获取一手的统计数据,同时问卷也通过信度与效度检验。这是作者学术生涯从质性研究跨越至定量的数据统计研究过程中一段宝贵的学习与研究经历。虽然调研过程令人倍感艰辛和挫折,但项目组成员终究克服万难,且因本书能为未来健康传播的研究和拟定提升我国居民健康素养水平的策略提供科学数据的支撑而倍感欣慰。在此,感谢导师汤书昆教授与系主任周荣庭教授的鼓励,感谢王祥、董军锋、于全夫等老师的鼎力协助,感谢苏千田教授以及一些默默协助、不愿具名的老师、朋友,感谢参与调研的罗艳、彭佳、张双、翟正阳、陈丹、谷薇薇、李醒民等研究生的协助,再次致上万分的感谢。

本书得以顺利出版,首先感谢教育部对前期项目的支持,以及中国科学技术大学研究生教育创新计划项目教材出版专项经费支持及出版社的资助。其次,感谢兄长的鼓励与支持。

最后,漫长的十年岁月,历经至亲先后离世,愿将此成果献给在天之灵的父母。

秦美婷

2020 年 9 月 18 日

目　　录

第一章 健康传播研究概述

　　"健康"这一概念自古已有,而不同的时代又赋予其不同的诠释。纵观历史不难发现,人类文明的进展也是一部与疾病奋斗的历史,多少个世纪以来,人类通过对生命现象的启智和医学知识的探索与积累,从消极地面对疾病、对抗疾病,到积极地预防疾病,历时 1900 年之久,直至近一百多年才有了自我健康促进观念的转变。其中,医学和健康信息的传播及其载体的介入与运用功不可没,然而若要客观理解健康传播的发展,应将其放在特定的时间脉络中去理解公众对疾病与健康认知的转变。基于此,"健康传播"(health communication)这一学术专业名词的定义则显得尤为重要,这绝非是为了在学术上分野对与错,而是为了阐述健康传播在不同的研究视角下或不同的研究领域中会有哪些不同结论的呈现。因此,本章针对当代健康传播的定义进行梳理与归纳,不仅是要理解当前学术研究者是在何种视角下采用何种思维方式进行解读,更重要的是理解研究者是从何种视角下对健康传播进行定义的,从而理解其研究问题的偏向、传播方法的选择与传播结果的侧重,如新闻与传播领域的研究者对健康传播的定义或诠释,可能有别于公共卫生领域的研究者,而这些问题的探究与梳理对当前我国健康传播教育的发展以及跨领域学科的合作是至关重要的。

第一节　健康传播研究背景

　　自 19 世纪 80 年代起,艾滋病(AIDS)的发现和传播引起国际学术界广泛的重视,全球学术研究机构兴起一股推动健康传播学研究的浪潮,无论是国家层级的科研机构、高校院所,还是制药集团(公司)或是医疗基金会的投入,均可谓史无前例,有关学者积极运用健康传播理论并将其贯彻在实证研究之中。健康传播学者罗杰斯(Rogers)在 1994 年发表的一篇名为《今日健康传播的领域》(*The Field of Health Communication Today*)中认为,1971年美国斯坦福大学实施"斯坦福心脏病预防计划"(Stanford Heart Disease Prevention Program,SHDPP)是健康传播发展中的一个转折点。[①] 而健康传播引起世界卫生组织(WHO)的注意,则是来自芬兰北卡瑞利亚(North Karelia)省社区心脏病防治十年计划(1972—1982

---

　　① Rogers E M. The field of health communication today[J]. American Behavioral Scientist, 1994, 38(2):208-214. Rogers E M. Up-to-date report[J]. Journal of Health Communication, 1996(1):15-23.

年)的成功。[①]

此后,国际间开始展开一系列的健康传播计划行动,诸如,1978 年起,美国教育发展研究院(Academy of Educational Development,AED)开发出一套系统化和多学科的研究方法和计划,先后在冈比亚等国家施行以解决幼儿腹泻疾病等问题,重点推广口服电解质补充液(oral rehydration therapy)的宣传活动;[②]1991 年,美国国家癌症研究所(National Cancer Institute,NCI)实施"每天 5 次更健康"运动;1995 年,美国农业部食品与营养服务中心(Food and Nutrition Services,FNS)开展 WIC(Women,Infants and Children)全国促进母乳喂养运动等,成效显著。[③] 这些计划的顺利实施,都说明健康传播日渐受到国际重视。

在国家政策方面,目前已出台的政策有我国的《"健康中国 2020"战略规划》《"健康中国 2030"战略规划》,美国的《健康国民 2020》(Health People 2020)[④]、《健康国民 2030》(Health People 2030)[⑤],日本 2000 年发布的《二十一世纪打造国民健康运动报告书》[⑥]和 2006 年英国健康局发布的《我们的健康》(It's Our Health)[⑦]报告等。可以窥见,政府着力促进提升公众健康水平、增强公众的自我健康管理意识,这说明健康传播已是先进国家提升国民健康素养和综合国力的战略共识。布雷斯纳汉(Bresnahan)认为,对于目前的中国,个人和公共健康、环境保护、食品安全和长期可持续发展等问题比以往任何时候都更加交织在健康传播之中,因此开展中国健康传播的研究是有其紧迫性和必要性的。[⑧]

21 世纪是公民健康促进的新世纪,这是毋庸置疑的,若将健康传播置身于国家高度,对于国家决策者来说,国家就不单单是一个政治权力的象征,而更多的是被赋予维护人们"美好生命与健康权"的意涵。因此,为了公民社会追求健康和幸福,国家应负起组建政策的责任,对其所及的公共机构应赋予制定集体决策的权力,从而落实于法律,并影响整个社会。

---

① Puska P, Koskela K, Mcalister A, et al. Use of lay opinion leaders to promote diffusion of health innovations in a community programme: lessons learned from the North Karelia project[J]. Bulletin of the World Health Organization,1986,64(3):437-446.

② Academy for Educational Development Social Development Division. A tool box for building health communication capacity[M]. Washington DC: AED Center for Global Health Communication and Marketing,1995.

③ 菲利普·科特勒,等.社会营销:提高生活质量的方法[M].俞利军,译.北京:中央编译出版社,2006:57-61. 注:书中有关美国国家癌症研究所简称为 NIC,经作者查证后应为 NCI(National Cancer Institute),故在本书中自行修正。

④ History & Development of Healthy People [EB/OL]. [2011-06-11]. http://www. healthypeople. gov/2020/about/history.aspx.注:Healthy People 原中文译词为"健康人",经作者阅读全文并参照他文,认为 Healthy People 中文译词为"健康国民"较适切,故全文以此为统一译词。

⑤ Haskins J. Healthy people 2030 to create objectives for the health of the nation[J]. American Journal of Public Health,2017,107(10):1528-1528.

⑥ 项安波.日本:7 件提高全民健康素养的大事[J].健康管理,2010(7):36-39.

⑦ National Social Marketing Centre. It's our health: realising the potential of effective social marketing[R]. National Consumer Council, UK, 2006:1-44.

⑧ Bresnahan M, Zhuang J. The urgency and necessity for health communication research in China[J]. Chinese Journal of Communication,2014,7(3):259-266.

第二节　健康传播研究目的与问题

健康传播在研究过程中需要运用多重学科的知识,因而出现了在学理、研究和运用上的盲点,但这同时也说明了在具有多元文化与全球化特征的传播时代,健康传播的应用具有其坚固的时代性、可变性与覆盖性等特点。然而如何有效运用健康传播,使其方法能为广大社会群众服务? 其可操作的层面、可运用与整合的有效资源又是如何? 在漫长的人类医疗发展进程中,健康传播在不同时代通过不同的面貌、定位与组合出现,其最终目的,毋庸置疑均是促进人类健康事业的发展和增进幸福美满生活水平的提高。

发展过程中,健康传播的研究有两大核心命题,一是疾病预防,二是医患关系。在疾病预防方面,包含传染病预防与非传染病预防两大核心研究:一是传染病预防,如艾滋病、肺结核、SARS、流感等;二是非传染病预防,如糖尿病、高血压、高血脂等慢性病,药物/毒品滥用、烟瘾/酗酒,以及与公众健康息息相关的食品安全、健康素养、健康检查、癌症筛查、健康行为(如安全性行为、行车戴安全帽、乘车系安全带、酒后不驾车、随手垃圾分类)等。简言之,举凡与健康相关知识的实践与传播均包含在健康传播的研究范围之内。

健康传播研究所涉及的方面与涵盖的学科十分广泛,因此若要对健康传播的研究与发展进行深入与客观的理解,首先应借鉴国外健康传播的研究与发展经验,进行文献资料的梳理和分析,其次要针对我国健康传播的研究与发展情况进行文献资料的调研与梳理,此部分研究包含对外在环境和内在环境的分析。外在环境系针对我国专业协会/学会/基金会、专业期刊、学术会议、政府计划与资助、企业支持五个方面的阐述;内在环境系针对著作出版或期刊论文与硕博士论文的发表情况进行的调查与分析,试图在此基础上能全方位理解我国健康传播的研究脉络与侧重点。

第三节　健康传播定义

依据归纳整理,目前健康传播的定义有四种方面,分别是:从传播角度的定义、从医疗体系角度的定义、从人际传播角度的定义和综合前三项角度的定义。具体说明如下:

第一,从传播角度的定义,以美国著名传播学者罗杰斯于 1996 年为健康传播所下的定义最具代表性,他认为,人类传播的任何形式,凡是有关健康的内容,就是健康传播[①];还有学者则进一步阐述,认为健康传播是以健康为出发点,运用各种传播媒介渠道和方法,为维护

---

① Rogers E M. Up-to-Date report[J]. Journal of Health Communication, 1996(1):15-23.

健康和促进人类健康而制作、传递、分散、分享健康信息的过程[①];另有学者认为健康传播是社会组织、群体或个人运用传播手段,针对目标人群或个人的健康行为问题,进行适宜的健康信息传播[②];同时,部分学者认为健康传播主要是指健康信息的传递和分享的行为与过程[③]。第二,从医疗体系的角度定义,认为健康传播是一种将医学研究成果转化为大众的健康知识,并通过态度和行为的改变,以降低疾病的患病率与死亡率,有效提高一个社区或国家生活质量和健康水平的行为。[④] 第三,从人际传播的角度切入,柏尔根(Burgoon)认为,临床医学的研究是在医患互动和无数次的诊疗室中人际传播活动的一种形式[⑤],他的观点更大程度上是在医学传播(medical communication)视角下的界定。第四,部分学者试图综合前三项定义,在医疗体系中加强传播的功能性,但内容并不详尽,认为健康传播是将医学成果转化为大众的健康知识,并通过信息和观念的传播影响公众,以降低疾病的患病率和死亡率、有效提高个人或社区生活质量和健康水平为目的传播行为。[⑥]

本章综合以上四项定义,为健康传播界定新的定义:健康传播是为有效提高个人或社区生活质量和国家健康指数的一种传播行为,将医疗成果转化为大众理解的健康知识,并运用各种传播渠道和方法,制作、传递、分散和分享健康信息,从而改变、干预或影响受众的态度与行为模式,以降低患病率和死亡率为积极目标,以预防疾病和促进健康为终极目标。

此处的"医疗成果"包含狭义与广义两个层面。狭义层面系指医疗研究中证实会直接影响个体或公众健康的有关医学、药物、照护等医学科学的知识成果;广义层面包含环境污染(核辐射、垃圾、重金属污染等)、行车安全、食品安全等有关食、衣、住、行、育、乐中涉及危及个体或公众的健康,并经科学或医学证实的知识成果,其传播渠道包含个体(自我)健康传播、人际健康传播、组织健康传播、大众健康传播等。

此定义的内容虽长,但基于健康传播是一门横跨多元学科的研究,需以全方位的视角进行定义,其中包含"传播行为""传播渠道",以及阐明健康传播的"积极目标"和"终极目标"等四大内涵,同时将健康/医学与传播学等学科领域的研究涵盖其中。

第四节　健康传播传播层面(渠道)和理论运用

一、健康传播的传播层面(渠道)

健康传播之所以能在国际间广泛地作为健康策略的理论依据,除了因其善用传播学中

---

① 胡晓云,李汉帆.突发公共卫生事件与健康信息传播[J].中国健康教育,2003,19(8):585-586.
② 北京医科大学.健康传播学[M].北京:人民卫生出版社,1993:1.
③ 韩纲.传播学者的缺席:中国大陆健康传播研究十二年:一种历史视角[J].新闻与传播研究,2004,11(1):64-70.
④ 张自力.论健康传播兼及对中国健康传播的展望[J].新闻大学,2001(3):26-31.
⑤ Burgoon,M. Strangers in a strange land:the Ph. D. in the land of the medical doctor[J]. Language and Social Psychology, 1992,11(1):101-106.
⑥ 张梦新,李琴.健康传播与社会恐慌[J].当代传播,2003(5):24-25.

不同的层面,包括个体(自我)、人际、组织、大众传播媒介,更是因为其能体现健康促进的整体功能。

健康传播的信息传递过程可分为四个层面(渠道),分别是个体(自我)健康传播、人际健康传播、组织健康传播和大众健康传播,并以传递健康相关的信息内容为主。说明如下:

第一个层面(渠道)为个体(自我)健康传播,指个体基于自我的生理或心理健康需求,在健康信息需求或搜寻方面,偏向对健康或疾病的相关信息采取主动需求或利用的一种自发性搜寻行为。

第二个层面(渠道)为人际健康传播,指医生与患者间的互动、医生与护士或社工人员间的互动、医生与患者及其家属间的互动等。同时,因互联网与新兴媒体的发展,此部分亦包括医生、护士、社工人员等医疗从业人员与网民间的互动。

第三个层面(渠道)为组织健康传播,指医疗院所与医护人员间的互动、医疗院所与患者及其家属间的互动、医疗院所与社区间的互动、医疗院所与医疗卫生主管机关间的互动等。需要注意的是,组织健康传播中有时亦包含人际健康传播,如在医院里举办的健康(卫教)宣传讲座中的传播者与患者及其家属或参与者间的互动等。

第四个层面(渠道)为大众健康传播,指医疗院所与传播媒体间的互动、医护人员与传播媒体间的互动、医疗院所中媒体部门(宣传/宣教)与受众间的互动、新闻媒体与受众间的互动,甚至是"医院—医护人员—患者—家属—受众—医疗卫生主管机关—新闻媒体"之间的循环互动。

若从功能性角度理解健康传播,杰克逊(Jackson)和佩尼特(Payneet)等人认为,大众层面的健康传播注重健康促进和疾病预防,但它们需通过中介(大众媒介)的渠道传递健康相关的讯息,此包括了健康营销和政策决定。因此,健康传播的功能可以成为连接医疗、健康专业领域和公众健康问题的桥梁。[①]

二、健康传播的理论运用

健康传播在国际间行之有年,其中不乏结合多元学科的理论,如在认知理论方面有"计划行为理论"(Theory of Planned Behavior,TPB)、"健康信念模式"(Health Belief Model)等;在阶段步骤理论方面有"跨理论模式"(Transtheoretical Model,TTM)、"沟通—说服模式"(Communication-persuasion);营销学理论方面有社会营销(Social Marketing)理论等理论的运用。帕克(Parker)等人认为,"理论和框架"被广泛使用在健康教育领域中,因其能有效地解释影响个人健康行为的因素,并以建议的方式帮助个人思考如何实现必要的改变,导向有益的健康生活,还可以从其所解释的一个问题或引导干预的发展,理解其所关注的焦点。[②] 汤诺斯(Tones)等人亦认为,理论除了可用于设计和计划健康促进策略外,还可以产生决策和解决方案,并考虑所有的变数。[③]

健康传播理论中,为了成功运用大众媒介进行公众健康行为改变的策划行动与推广健

①　蔡莺莺.健康传播之理论与实作[R].健康传播与营销学术研讨会:卫生教育的另类模式大会手册,1999:1-15.

②　Parker E A,Baldwin G T,Israel B,et al. Application of health promotion theories and models for environmental health[J]. Health Education & Behavior,2004,31(4):491-509.

③　Nova Corcoran. Communicating health:strategies for health promotion[M].台北:华杏出版社,2008:9.

康观念,国际间经常引用的方法有两种,一为娱乐教育策略(Entertainment-education Strategy),二为社会营销(Social Marketing)理论。

1990年,辛格尔(Singhal)将娱乐教育定义为一种能捕捉个人兴趣或注意力的表演,能给予人们快乐、娱乐或满足,同时能提高人们的精神、道德,协助个人发展技能以达到特定的目的或体能。[①] 此外,娱乐教育策略在两方面能促进社会的变革。首先,它会影响受众的意识、态度和行为,并朝向社会理想的目标前进,其预期的效果取决于个人;其次,它可以影响受众的外部环境,从而有助于为群体或系统层面的社会变革创造必要的条件。[②] 娱乐教育策略的核心理念是充分运用娱乐媒体的传播功效并将教育的内容在不知不觉中融入其中,具有寓教于乐的特点,因此本书认为"娱乐教育策略"通过电视、广播、公益广告或流行音乐等形式制播娱乐性节目,以潜移默化、寓教于乐的方式进行健康倡导。[③] 目前在预防保健策划行动方面成功采用娱乐教育策略的国家和地区主要分布在拉丁美洲、非洲和亚洲。我国于1995年底开始运用娱乐教育策略,以电视肥皂剧方式宣导小家庭和艾滋病毒/艾滋病的预防。[④] 非洲的伊索匹亚亦成功运用娱乐教育策略,通过肥皂广播剧的形式倡导现代家庭计划、艾滋病预防;一出由英国政府部分资助、在非洲南部大受欢迎的肥皂剧《灵魂的故乡》(Soul City)即是从社会角度探讨艾滋病毒和艾滋病的问题[⑤];同样在埃及,有一部名为《家庭住宅》(Family House)的肥皂剧,剧中主要讨论诸如艾滋病、急性呼吸道感染、家庭事故、毒瘾、童婚和生育间隔等问题[⑥]。而在欧美国家,如在美国,一部肥皂剧中包含人物进行乳房X光检查的剧情,未想到这部虚构的故事竟然具有教育影响,它使数千名美国妇女看完剧情后即进行乳房X线检查[⑦];在英国,2003年英国政府针对青少年推动全国反毒品运动,展开"和弗兰克谈谈"(Talk to Frank)宣传活动,借助广告形式,通过电视、电台和网站进行推广,提供给年轻人如何避开毒品等相关信息[⑧]。诸如此类的实证案例,已在全球各地引起广泛的回响和得到普遍的效法。

社会营销(或译为社会行销)理论最早是由柯特勒(Philip Kotler)和泽尔曼(Gerald Zaltman)于1971年提出的概念,并于2002年提出新的定义:社会营销是为了个人、集团或者社会整体的利益,采用市场营销的原理和技巧,使得目标群体自愿地接受、拒绝、改变或者摒弃某种认知的一种行为。[⑨] 20世纪70年代社会营销最早被运用在发展中国家,特别是国际健康计划中,政府通过此种方法促进安全套的使用、推广口服避孕药、杜绝酒精和药物的滥用、预防心脏病以及推动器官捐赠计划等倡导,这些举措都是健康传播计划中充分运用社会营销理论的体现。

① Singhal A. Entertainment-education communication strategies for development [D]. California: University of Southern California, 1990.

② Singhal A, Rogers E M. Entertainment-education: a communication strategy for social change[J]. International Journal of Intercultural Relations, 2001,25:587-589.

③ 秦美婷. 健康传播对提升国民健康素养的理论运用与实证分析:以新加坡为例[J]. 现代传播,2011(12):51-56.

④⑦ Rogers E M. Up-to-Date report[J]. Journal of Health Communication, 1996(1):15-23.

⑤ Basten S. Mass media and reproductive behaviour: serial narratives, soap operas and telenovelas[J]. The Future of Human Reproduction, 2009:1-18.

⑥ Elkamel F M. Soap operas may be good for health: impact evaluation of the Egyptian soap opera, Family House [J]. Eastern Mediterranean Health Journal, 1998,4(1):178-180.

⑧ Talk to Frank[EB/OL]. [2011-06-19]. http://en. wikipedia. org/wiki/FRANK_(drugs).

⑨ 周延风. 社会营销:改变社会行为的新模式[M]. 北京:清华大学出版社,2005.

值得注意的是,美国疾病控制与预防中心(Centers for Disease Control and Prevention,CDC)认为,健康传播必须以消费者研究为基础,在此方法上建立信息和策略的传递,从而促进个人和社区的健康水平的提升。为达成此目标计划,CDC 于 1992 年 8 月成立健康传播 8 人工作小组,以营销相关理论作为政策支持的依据。[①] 研究显示,社会营销理论的运用颇具成效,备受官方政府的肯定与重视。

第五节　国外健康传播研究与发展

健康传播成为一项独立运作与研究的领域,同时成为医学界与传播学界携手合作的项目,源起于 1971 年美国"斯坦福心脏病预防计划"(Stanford Heart Disease Prevention Program,SHDPP)。这项计划是由美国斯坦福的心脏科医师法夸尔(Farquahar)和传播学家麦科比(Maccoby)共同在加州各小区推展的一项健康促进宣传活动,由于在社区间成功地降低了罹患心脏病的风险,并推展至加州以外的地区,该计划被誉为"开展健康传播实务的重要起点",同时在计划实施过程中成功地运用了社会学习理论(Social Learning Theory)和社会营销策略(Social Marketing Strategies),并从创新扩散理论(Diffusion of Innovations Theory)中制订策略[②],这些理论的运用对日后的健康传播实务提供了立论的基础。

此外,健康传播引起世界卫生组织的注意,主要是因为芬兰的北卡瑞利亚(North Karelia)省的社区心脏病防治计划的成功。该计划于 1972—1982 年实施,以邻近县作为参照区,分析 10 年间独立随机抽样调查的样本,对心脏疾病感知风险和健康状况两个问题的答案进行分析,结果显示,1972 年两个地区的心脏疾病风险相似,1982 年两个地区的心脏病风险均下降($P<0.0001$),在心脏病年龄分层方面,研究区北卡瑞利亚的感知风险明显下降($P<0.01$),感知健康状况明显好于参照区($P<0.005$)。[③] 北卡瑞利亚心脏病防治计划的成功经验,为 WHO 整合非传染性疾病的社区防治计划注入新的希望。20 世纪 80 年代,WHO 开始在全球各地进行社区防治计划推展,而美国联邦政府的"反毒品运动""药物滥用预防计划"亦在政府财政的支持下推进,促使疾病预防方面的研究深度不断增强。

国际对健康传播的研究与发展的巨大推动力的产生则与艾滋病/艾滋病毒(AIDS/HIV)的发现息息相关。美国 CDC 于 1981 年 6 月 5 日首次披露艾滋病存在的事实,此后,以疾病预防为主轴的健康传播研究和与其相关的研究便如雨后春笋般出现,包括研究中心的相继成立、相关学术研讨会的召开、各类型基金会的资助等。

---

① Roper W L. Health communication takes on new dimensions at CDC[J]. Public Health Reports,1993,108(2):179-183.

② Rogers E M. The field of health communication today[J]. American Behavioral Scientist,1994,38(2):208-214. Rogers E M. Up-to-Date report[J]. Journal of Health Communication,1996(1):15-23.

③ Kottke T E,Puska P,Salonen J T,et al. Changes in perceived heart disease risk and health during a community-based heart disease prevention program:the North Karelia project[J]. American Journal of Public Health,1984,74(12):1404-1405.

　　然而,健康传播除了有可资运用的理论和有目共睹的实践成效,以及在高校中成为一门专业的学术研究课程外,若要得到永续发展,外在环境主要应具备三个条件:第一,专业协会的成立与学术会议的召开,这有利于凝聚同业学术信息的交流;第二,专业期刊的成立和发展,这有利于研究者学术论文的发表与科研的进步;第三,研究经费的资助,包括政府计划与资助和企业支持等,这有利于科研计划的实践。内在环境应具备两个条件:第一,学术论文和研究著作的发表,这有利于教学与教育推广;第二,高校健康传播专业人才的培养,包括师资、生源、课程教育建设等,这有利于健康传播的长远发展。一旦此等外在与内在环境要件都备齐,便十分有助于促进健康传播研究的蓬勃发展。

　　健康传播研究自 20 世纪 70 年代开启,历经萌芽、成长、茁壮到成熟的几个发展过程,以下针对国外健康传播研究发展过程中的五个方面进行简述,分别是:① 专业协会的成立与发展;② 学术论文与研究著作的发表;③ 专业期刊的成立与发展;④ 研究经费的资助;⑤ 美国高校健康传播课程设置的情况等。

一、专业协会的成立与发展

　　健康传播专业协会的成立肇始于国际传播学会(International Communication Association,ICA)。1972 年,ICA 在其分支机构下成立了早期的治疗传播兴趣组(Therapeutic Communication Interest Group),该专业组织的成立对现代健康传播领域的起源具有非常大的影响力,因为它为学者提供了一个学术交流的平台,将健康传播的研究成果传达给其他传播学科,使健康议题成为传播学中一项正式的研究课题,并鼓励学者在学科研究中考虑申请与健康相关的课题。1975 年,国际传播学年会在芝加哥拉萨尔酒店举办,由于意识到传播学对健康和保健照护在许多方面的影响,治疗传播兴趣组的成员在本次会议中进行投票,决定将组织名称更改为范围更宽广的"健康传播分会",这是健康传播研究的一个重要里程碑。① 1973 年,该组织创办《国际传播学会简讯》(*ICA Newsletter*),刊登与健康传播相关的专业文章,加强了健康传播的专业性和影响力。

　　协会建立方面,美国传播学领域最大的专业团体口语传播协会(Speech Communication Association,SCA)于 1985 年设置了健康传播委员会(Commission for Health Communication),将其作为 ICA 健康传播领域的分会。许多健康传播委员会的成员同时也加入 SCA,每年 ICA 和 SCA 会定期联合召开学术会议,为健康传播学者提供交流和学习的机会。自 1992 年以来,ICA 和 SCA 联合举办有关研究生候选人和研究生导师年度优秀论文选拔,并提供奖学金,以奖励和鼓励优秀的健康传播论文。②

　　第一次健康传播学术会议是医学传播会议(Medical Communication Conference),于 1985 年在弗吉尼亚州詹姆斯麦迪逊大学(James Madison University)召开。之后,1986 年由 ICA 和牛津大学(Oxford University)联合举办基础保健中的健康教育(Health Education in Primary Care)会议,以及在加拿大西安大略大学(University of Western Ontario)

---

①② Kreps G L, Bonaguro E W, Query, Jr. J L. The history and development of the field of health communication[M]//Jackson L D, Duffy B K. Health communication research:guide to developments and directions. Westport, CT:Greenwood Press,1998:1-15.

举办医患交流（Doctor-Patient Communication）国际会议。① 自此之后，一些国际健康传播会议的陆续召开，逐渐加深了国际学界对健康传播研究的兴趣。

二、学术论文与研究著作的发表

健康传播早期的学术论文以医患关系的研究为主体，其中科尔施（Korsch）和尼格瑞特（Negret）于 1972 年刊登在国际知名期刊中的《医患交流》（*Doctor-Patient Communication*）一文是最具影响力的文章之一，也是健康传播早期重要的研究成果之一。此外，诸如 1955 年柏尔德（Bird）的《与患者的对话》（*Talking with Patients*）、1957 年沃哈斯（Vorhaus）的《改变中的医患关系》（*The Changing Doctor-Patient Relationship*）、1967 年布朗（Brown）和弗林（Freeling）的《医患关系》（*The Doctor-Patient Relationship*）等文章，为健康传播领域的发展奠定了基础。②

在学术著作方面，第一本有关健康传播的理论著作是 1984 年由克瑞普斯（Kreps）和桑顿（Thornton）合著的《健康传播理论与实践》（*Health Communication：Theory and Practice*）；同年第二部著作是由夏夫（Sharf）所著的《有益交流的医生指南》（*The Physician's Guide to Better Communication*）；紧接着 1985 年诺索斯（Northouse）出版了《健康传播：专业人员手册》（*Health Communication：A Handbook for Professionals*）。③此后，各类专业学术著作的出版进程蓬勃发展，奠定了健康传播学研究的基石。

三、专业期刊的成立与发展

目前国外健康传播专业核心期刊有两种，均来自美国。一种是于 1989 年创刊的《健康传播》（*Health Communication*），这是全美第一种健康传播领域的专业期刊；另一种是创刊于 1996 年的《健康传播期刊》（*Journal of Health Communication*）。这两种刊物均收录于社会科学引文索引（SSCI，Social Sciences Citation Index）。

虽然两种期刊的刊名很相似，但却有各自不同的定位。《健康传播》的定位是医学与社会科学交叉领域的期刊，每年发行 10 期（依据 2019 年官方资料）。该刊旨在改善医护人员与患者之间、机构与公众之间的传播问题；内容以数据为基础，以定量或定性分析为方法，并以发表教学、方法、理论、应用等类型的文章为主；主题涵盖了医者（提供方）—患者（家庭）间的互动、健康医疗活动、健康信息、健康促进、访谈、健康公共关系、老年化问题等；主要涉及传播学、心理学、社会学、公共卫生、医学、护理学、牙科、物理治疗、营养学、药学和相关健康专业的学者与实践者。④

《健康传播期刊》每年发行 12 期（依据 2019 年官方资料）。其定位是以国际化视野为前提，引领学界前沿的研究，故该刊能涵盖全方位领域，以全球化的健康信息传播为焦点，旨在

---

①②③　Kreps，G L，Bonaguro E W，Query Jr. J L. The history and development of the field of health communication［M］//Jackson L D，Duffy B K. Health communication research：guide to developments and directions. Westport，CT：Greenwood Press，1998：1-15.

④　Health Communication：aims and scope［EB/OL］.［2019-08-28］. https://www.tandfonline.com/action/journalInformation？show＝aimsScope&journalCode＝hhth20.

促进研究与实用信息之间的协同关系,重点提高个人、医护人员、社区和健康政策中的健康素养,并侧重技术和公共健康领域的研究,道德、政治和政策以及健康传播原理的应用。同时该刊侧重于选择最高质量的社会科学研究,包括定性和定量研究成果。期刊文章的研究特点及类型体现在:① 健康传播领域的发展;② 新媒体、移动医疗和互动健康传播;③ 健康素养;④ 社会营销;⑤ 全球健康;⑥ 共同决策和伦理;⑦ 人际关系和大众媒体传播;⑧ 健康外交、心理、治理、政策和教育方面的促进;⑨ 政府、民间社会和多方利益攸关方的倡议;⑩ 公私合作伙伴关系和公共健康的策划行动。主要涉及健康传播、医学、公共健康、健康科学、心理学和社会工作、健康营销/商业、联合健康基金、教学医院、政治学、社会学和公共关系领域的学者与专业人士。①

这两本期刊的相继创立,说明了经过 20 世纪 80 年代的快速发展,直至 90 年代,健康传播已经整合了传播学者、社会学者、健康教育学者、公共健康学者以及医学专家等不同领域的专业人士进行的合作与研究,并已发展成跨学科、跨领域的研究,逐步进入全面性、国际性的交流阶段。

四、研究经费的资助

学者罗杰斯认为,今日对于健康传播的发展与成就可以感到自豪的原因,主要是"过去 20 年间(1970—1990 年)在卓越的大学中建立了一些健康传播领域的研究中心,吸引外地资金入注,这些最负盛名的资金来源包括美国国立健康研究院(National Institutes of Health),而直接、有益的健康传播更有助于健康机构去落实健康计划。"②

诚如学者克瑞普斯(Kreps)所言,如今健康传播学者比过去任何时候都更容易获得美国联邦机构的研究经费资助,如美国 CDC、美国国家癌症研究所(National Cancer Institute)和美国国家药物滥用研究所(National Institute for Drug Abuse)等,越来越多人开始熟悉健康传播领域,并接受健康传播的研究。以 CDC 为例,其建立了传播办公室与健康传播部门,强调在信息基础上严格把关传播干预,并在 CDC 跨部门中实行与发展许多重要的健康风险预防措施。同样,联邦机构(Federal Agency)的健康照护政策(Health Care Policy)和相关健康研究越来越多通过出版物、会议和推广方案展现出来,特别显示了健康传播的研究和干预的重要性。③

值得关注的是,健康传播跨学科研究中心的组织形式,在传播学研究的历史中起到了至关重要的作用。这些中心的蓬勃发展,主要来自美国国家药物滥用研究所(National Institute on Drug Abuse)、国家酗酒和酒精成瘾研究所(National Institute of Alcoholism and Alcohol Addiction)以及国家癌症研究所等联邦机构大额可支配性的拨款。这些机构不仅

---

① Health Communication:aims and scope[EB/OL]. [2019-08-28]. https://www. tandfonline. com/action/journalInformation? show = aimsScope&journalCode = hhth20.

② Rogers E M. The field of health communication today[J]. American Behavioral Scientist,1994,38(2):208-214.

③ Kreps G L, Bonaguro E W, Query, Jr. J L. The history and development of the field of health communication[M]//Jackson L D, Duffy B K. Health communication research:guide to developments and directions. Westport, CT:Greenwood Press, 1998:1-15.

有五年的研究项目基金,同时也提供机构拨款以支持跨学科的研究中心。除了联邦资助健康传播的研究外,私人基金会如:洛克菲勒基金会(the Rockefeller Foundation)、罗伯特伍德约翰逊基金会(the Robert Wood Johnson Foundation)、考夫曼基金会(the Kauffman Foundation)和凯泽家庭基金会(the Kaiser Family Foundation)也对健康传播的研究作出了贡献。这种研究资助不仅在美国,也在拉丁美洲、非洲和亚洲的一些国家和地区进行。[①]

五、高校健康传播人才培养:以美国为例[②]

(一)美国高校健康传播课程概述

随着健康传播素养和专业组织的发展,健康传播被引进本科和研究生课程之中。在美国,一些最早的健康传播课程被设置在大型研究型高校中的口语传播系(Departments of Speech Communication)之中,开课高校和授课老师分别如:明尼苏达大学(University of Minnesota),授课老师唐·卡萨塔(Don Cassata);宾夕法尼亚州立大学(Pennsylvania State University),授课老师杰拉尔德 M. 飞利浦(Gerald M. Phillips);南加州大学(University of Southern California),授课老师加里·克雷普斯(Gary Kreps)。

一些医学院也开始设置健康传播课程,课程焦点放在医生的晤谈技巧方面,开课高校和授课老师分别如:伊利诺伊大学(University of Illinois),授课老师芭芭拉·莎夫(Barbara Sharf);南伊利诺伊大学(Southern Illinois University),授课老师苏珊·阿克曼-罗斯(Susan Ackerman-Ross);北卡罗莱纳大学(University of North Carolina),授课老师唐·卡萨塔(Don Cassata);卡尔加里大学(University of Calgary),授课老师苏珊娜·库尔茨(Suzanne Kurtz)。

这些课程是美国高校针对国内外本科生和研究生开发的健康传播课程的预修课程。目前提供给一些本科生和研究生主修健康传播专业的学校包括:马里兰大学(University of Maryland)、爱默生学院(Emerson College)、托莱多大学(University of Toledo)、博林格林州立大学(Bowling Green State University)、南佛罗里达大学(University of South Florida)、佛罗里达大学(University of Florida)、西北大学(Northwestern University)、印第安纳大学与普渡大学印第安纳波里斯联合分校(Indiana University-Purdue University Indianapolis)、罗格斯大学(Rutgers University)、俄亥俄大学(Ohio University)、乔治亚大学(University of Georgia)、密歇根州立大学(Michigan State University)、斯坦福大学(Stanford University)、宾夕法尼亚大学(University of Pennsylvania)、俄克拉荷马大学(University of Oklahoma)等。

其中,美国爱默生学院(Emerson College)研究生的健康传播课程是具有典型性的代表。该课程提供给爱默生和塔夫茨大学(Tufts University)联合招收的学生,课程安排和授课老师均来自这两所高校,系因这项合作建立在爱默生学院与塔夫茨大学医学院间交流计划的基础之上。同时,为让学生理解传播过程和卫生保健服务系统之间的错综复杂关系,该项计划还为学

---

① Rogers E M. The field of health communication today[J]. American Behavioral Scientist,1994,38:208-214.

② Kreps G L,Bonaguro E W,Query Jr. J L. The history and development of the field of health communication[M]//Jackson L D,Duffy B K. Health communication research:guide to developments and directions. Westport,CT:Greenwood Press,1998:1-15. 此章节,本书在不失作者原意的前提下,依据原文翻译后略作中文修饰,以利于文脉通顺。

生提供参与健康传播教育的机会,说明这项跨学科的创新级别合作(指跨专业和跨机构)计划无疑是具有开创性的。

在互联网发展方面,几个相关网页(web-pages)的出现有益于健康传播领域课程的发展。美国传播协会(National Communication Association)即是爱默生学院健康传播课程网页的赞助者之一,其中有许多资源是用于连接传播和健康保健的相关信息。20世纪末,一名在乔治亚大学就读的研究生斯图尔特·安斯沃斯(Stuart Ainsworth)建立了一个健康传播网页,其信息内容以研究健康传播、健康传播相关文献为主,同时链接其他健康传播相关的网页。

另在高校网页建置方面,爱默生学院传播系亦开发了健康传播网页,以针对研究生教育并为其提供创新的健康传播课程。爱默生学院教员斯科特·瑞森(Scott Ratzan)在担任《健康传播》杂志编辑的同时,也负责该校的信息网页,内容包括健康传播相关的最新消息、会议以及各种研究机会。对健康传播有兴趣的学生,若要收集密歇根州立大学学者金·维特(Kim Witte)和爱默生学院学者斯科特·瑞森的重要课程信息,亦可通过高校或这些网页的描述而获得许多不同的教育课程。研究显示,这些电子信息提供给许多人健康传播领域的资源,并承担在健康传播领域中重要的公共关系、学术共同体的建设任务,同时具备信息传播的功能。

在调研过程中发现,美国高校的研究中心都设立了由一个或数个专家组开展的各种科研计划,这些科研计划通常通过一个跨学科研究机构展开,组成人员往往包括传播学者、社会心理学家、健康教育者、公共健康学者以及医学专家等,他们共同参与研究。这类型的跨学科研究机构中比较著名的有肯塔基大学预防研究中心、斯坦福大学疾病预防研究中心、约翰霍普金斯大学卫生与公共健康学院的传播计划/人口传播服务中心等,这些研究中心日渐成为美国健康传播研究的中流砥柱。

(二)美国高校健康传播课程的设置情况

为进一步了解美国高校健康传播课程建设的情况,作者于2013年12月至2014年1月针对美国著名高校,如马里兰大学、约翰·霍普金斯大学、爱默生学院、宾夕法尼亚大学、俄亥俄大学等10所高校在健康传播方面的课程设置进行调研,相关内容主要来自官方网页资料,详见表1-1。

表1-1 美国10所高校调研时间

编号	学校	学校所在州	调研时间
1	马里兰大学 (University of Maryland)	美国马里兰州 (东北部)	2013年12月25日9:00
2	约翰·霍普金斯大学 (Johns Hopkins University)	美国马里兰州 (东北部)	2013年12月25日14:00
3	爱默生学院 (Emerson College)	美国马萨诸塞州 (东北部)	2013年12月23日20:00
4	宾夕法尼亚大学 (University of Pennsylvania)	美国宾夕法尼亚州 (东北部)	2014年1月19日11:00

续表

编号	学校	学校所在州	调研时间
5	俄亥俄大学 (Ohio University)	美国俄亥俄州 (中东部偏东北)	2014 年 1 月 5 日 22：30
6	密歇根州立大学 (Michigan State University)	美国密歇根州 (中东部偏北)	2014 年 2 月 17 日 20：30
7	肯塔基大学 (University of Kentucky)	美国肯塔基州 (中东部偏东)	2013 年 12 月 23 日 20：00
8	佛罗里达大学 (University of Florida)	美国佛罗里达州 (东南部)	2014 年 1 月 13 日 13：15
9	斯坦福大学 (Stanford University)	美国加利福尼亚州 (西部)	2014 年 1 月 4 日 23：00
10	南加州大学 (University of Southern California)	美国加利福尼亚州 (西部)	2014 年 1 月 12 日 16：15 及 20：02

注：以上排序依照美国高校所在地理位置由东向西顺时针方向排列，下同。

美国 10 所高校健康传播课程与开课院系设置情况详见表 1-2。调研结果显示，调研的美国 10 所高校中除了斯坦福大学无健康传播课程的设置外，其余 9 所高校均有设置，且这 9 所高校在本科阶段和研究生阶段均有开设健康传播专业课；此外，马里兰大学、约翰·霍普金斯大学、肯塔基大学、佛罗里达大学、南加州大学 5 所高校同时将健康传播课程开设在两种不同领域的学院，如公共卫生学院（健康和人类行为学院/医学院）和新闻传播学院（艺术与人文学院/艺术与科学学院/传播与信息学院），3 所高校开设在传播学院，1 所高校则开设在传播艺术与科学学院。

表 1-2　美国 10 所高校健康传播课程与开课院系设置情况

编号	学校	健康传播课程设置	开课院系
1	马里兰大学	健康传播的基本原理(本科生)、公共健康传播(研究生)	公共卫生学院谢迪格罗伟的公共健康科学项目 公共卫生学院行为与社区卫生系
		传播专题:健康传播(本科生)、健康传播研讨会(研究生)	艺术与人文学院传播系
2	约翰·霍普金斯大学	当代健康传播中的问题(研究生)、健康传播方案(研究生)、健康传播项目1:规划和策略设计(研究生)、健康传播项目2:实施与评价(研究生)	公共卫生学院健康行为与社会系
		健康传播活动的发展和评估(研究生)	克理格艺术与科学学院

编号	学校	健康传播课程设置	开课院系
3	爱默生学院	健康传播的原则和实践(本科生)、健康传播主题(本科生)、健康传播交流理论的应用(研究生)、健康传播的研究方法介绍(研究生)、健康传播实习(研究生)	传播学院
4	宾夕法尼亚大学	公共健康传播(本科生)	安妮伯格传播学院
5	俄亥俄大学	健康传播介绍(本科生)、妇女和健康传播(本科生)、健康传播实习(本科生)、健康传播和文化(本科生)、健康传播相关议题(本科生)	传播学院
6	密歇根州立大学	面向各种人群的健康传播(研究生)	传播艺术与科学学院
7	肯塔基大学	健康传播宣传和社区(本科生)	传播与信息学院
		公共健康传播研讨会(研究生)	公共卫生学院
8	佛罗里达大学	健康传播(研究生)、健康传播项目(研究生)、面向消费者的健康传播(本科生)	健康和人类行为学院健康教育和行为系
		科学与健康传播(研究生)	新闻与传播学院
9	斯坦福大学	无	无,但在医学院有健康相关课程
10	南加州大学	健康传播(本科生)	安妮伯格新闻与传播学院
		公共健康传播(研究生)	凯克医学院预防医学系

美国 10 所高校健康传播课程与相关院系设置情况如表 1-3 所示,调研结果显示,有健康传播课程开设的 9 所高校中,在院系资源设置方面,同时有医学院、公共卫生学院和新闻与传播等相关学院设置的高校有 3 所,分别是马里兰大学、肯塔基大学、佛罗里达大学;仅有医学院(或公共卫生学院)和新闻与传播等相关学院设置的高校有 3 所,分别是宾夕法尼亚大学、密歇根州立大学、南加州大学;而仅有新闻与传播等相关学院设置的高校有 2 所,分别是爱默生学院、俄亥俄大学;比较特殊的是,9 所高校中,仅约翰·霍普金斯大学同时有医学院和公共卫生学院的设置,而无新闻与传播学相关院系的设置,却有健康传播课程的设置;相较而言,斯坦福大学有医学院和人文与社会学院传播系的设置,却是 10 所高校中唯一无健康传播课程设置的高校。

综上,美国 10 所高校在健康传播课程的设置与开课院系情况方面,充分展现了与时俱进的研究思维与整合资源的优势,益加凸显作为世界强国的美国,除了在学术前沿方面能够屹立不摇地居于时代潮流的尖端外,在创新研究方面亦能引领全球瞩目的焦点,值得借鉴。

表 1-3　美国 10 所高校健康传播课程与相关院系设置情况

排序	学校	有无健康传播课程	开课院系	有无医学院(部)	有无共卫生学院(系)	有无新闻与传播学相关院系
1	马里兰大学	有	公共卫生学院/公共卫生学院/艺术与人文学院传播系	有	有	有,菲利普美林新闻学院/艺术与人文学院传播系
2	约翰·霍普金斯大学	有	公共卫生学院健康行为与社会系/克理格艺术与科学学院	有	有,彭博公共卫生学院	无
3	爱默生学院	有	传播学院	无	无	有,传播学院
4	宾夕法尼亚大学	有	安妮伯格传播学院	有,佩雷尔曼医学院	无	有,安妮伯格传播学院
5	俄亥俄大学	有	传播学院	无	无,但有健康科学与专业学院社会与公共健康系	有,传播学院
6	密歇根州立大学	有	传播艺术与科学学院	有,人类医学院	无	有,传播艺术与科学学院,下设传播学系、新闻学系
7	肯塔基大学	有	传播与信息学院/公共卫生学院	有	有	有,传播与信息学院
8	佛罗里达大学	有	健康和人类行为学院健康教育和行为系/新闻与传播学院	有	有,公共卫生与健康专业学院	有
9	斯坦福大学	无	无,但有健康相关课程在医学院	有	无	有,人文与社会学院传播系
10	南加州大学	有	安妮伯格新闻与传播学院/凯克医学院预防医学系	有,凯克医学院	无	有,安妮伯格新闻与传播学院

第二章　我国健康传播研究的情况与分析

　　我国健康传播概念的确立以及健康传播学的提出,不是源自传播学界,而是来自健康教育学术界。因此,有部分学者认为健康传播作为一门跨领域的学科,是否存在完整意义上的健康传播研究体系,仍然值得存疑。[①]

　　学者廖俊清等针对我国1989—2009年收录的健康传播文章进行检索和分析,研究结果表明,我国健康传播研究分为三个阶段:一是健康传播研究的萌芽期(1989年以前),这一时期在健康教育的研究中产生了健康传播研究的因子;二是健康传播研究的起步期(1989—2002年),这一时期健康传播的概念开始被引入并得到阐释,在国外健康传播研究的启发和先导下,我国健康传播研究正式起航;三是健康传播研究的发展期(2003年至今),SARS病毒的肆虐让健康传播成为学术界关注的热点话题,随着近年来公共突发事件不断增多,这一领域的研究得到了越来越多研究者的关注。[②] 上述分析显示,其结论是从文献资料的统计和分析获得的。

　　为能深度剖析我国健康传播研究的情况,希冀通过不同的视角,理解我国健康传播研究与发展的问题所在,将本章分为两部分探讨:一是健康传播外在环境的研究情况,二是健康传播内在环境的研究情况。

　　第一部分从外在环境的研究背景进行分析,包括专业协会、专业期刊、学术会议、政府计划与资助、企业支持等五个方面。

　　第二部分从内在环境的研究情况进行分析,采用文献计量法,针对研究专著、期刊文献与硕博士论文的发表情况(如数量关系、变化规律、结构特征),以系统化的梳理与数据论证的方式进行总结。采用此法,系因文献计量法是一种定量分析方法,[③]符合采用数理统计学方法来进行定量描述、评价和预测的学术现状与发展趋势。[④] 文献计量法虽是一种源自图书馆学、情报学的特殊研究方法,但依据郑文晖的观点,其主要用于科学文献的研究,但对各门学科都适用。[⑤] 因此本章采用此法,目的是通过对健康传播文献的计量研究,重点把握该领域的发展趋势,为本研究提供论证的基础。同时在此基础上能全方位梳理我国健康传播的研究脉络与侧重点,企能进一步勾勒出我国健康传播未来研究发展的趋势与蓝图。

---

　　① 秦美婷.台湾健康传播之研究:以《民生报》1985—2005年肺结核、艾滋病、SARS、禽流感议题建构之内容分析为例[M].台北:唐山出版社,2007.

　　② 廖俊清,黄崇亚,杨晓强.20年以来我国健康传播的文献计量学研究[J].现代预防医学,2012,39(15):3884-3886.

　　③ 朱亮,孟宪学.文献计量法与内容分析法比较研究[J].图书馆工作与研究,2013,1(6):64-66.

　　④ 叶鹰.文献计量法和内容分析法的理论基础及软件工具比较[J].评价与管理,2005(3):24-26.

　　⑤ 郑文晖.文献计量法与内容分析法的比较研究[J].情报杂志,2006(5):31-33.

第一节　专业协会的成立

作者先后于 2014 年、2019 年通过百度检索我国是否有"健康传播学会""健康传播协会"或"健康传播基金会"等专业协会成立，查询结果均无。唯一明确的是我国较早成立，且之后对健康传播研究与发展有着长远贡献的专业协会，当属成立于 1984 年的中国健康促进与教育协会（简称"中国健促会"，英文译名为 China Association of Health Promotion and Education，CAHPE），该协会隶属于卫生部①，是由全国各界健康教育和健康促进工作者自愿结成的民间社会组织和学术团体。该协会自成立以来，曾两度易名，先后为"中国卫生宣传教育协会""中国健康教育协会"，2009 年更名为"中国健康促进与教育协会"。

依据健康教育与健康促进事业的发展情况，该协会下设若干分支机构，称之为分会。分会设主任委员、副主任委员、常务委员、委员以及秘书。主任委员可由民主选举产生，特殊情况下，也可由本团体常务理事会任命。目前成立的分会有社区分会、学校分会、企业分会、医院分会、传播分会等几类，同时肩负出版《中国健康教育》和《中国健康促进与教育协会通讯》的任务，其中《中国健康教育》对于推动我国健康传播的研究具有举足轻重的作用。

第二节　专业期刊的成立

作者于 2014 年进行检索与调研，发现我国目前并无以"健康传播"为名的专业期刊，但刊登与健康传播研究相关文献的期刊中，《中国健康教育》为我国健康传播研究领域中刊登量最多的期刊。

学者廖俊清等在《20 年以来我国大陆健康传播的文献计量学研究》一文中指出，以"健康传播"为主题词，对中国学术期刊网络出版总库 1989—2009 年收录的健康传播文章进行检索和分析，继而对已发表了 356 篇健康传播论文的 132 种期刊进行研究，结果显示，《中国健康教育》的刊登量遥遥领先，达到 99 篇；②2014 年作者与学者苏千田于《现代传播》发表一篇名为《两岸健康传播研究之比较与分析》的文章，文中调查数据显示，1992—2012 年（共 21

---

① 卫生部曾是主管卫生工作的国务院原有组成部门之一；2013 年 3 月，将卫生部的职责、国家人口和计划生育委员会的计划生育管理和服务职责整合，组建国家卫生和计划生育委员会，不再保留卫生部；2018 年 3 月，根据第十三届全国人民代表大会第一次会议批准的国务院机构改革方案，设立中华人民共和国国家卫生健康委员会，不再保留国家卫生和计划生育委员会。

② 廖俊清,黄崇亚,杨晓强.20 年以来我国健康传播的文献计量学研究[J].现代预防医学,2012,39(15):3884-3886,3889.

年间)《中国健康教育》是刊登健康传播相关文章最多的期刊(统计数据详见后章节);^①2018 年学者孙少晶、陈怡蓓于《新闻大学》发表《学科轨迹和议题谱系:中国健康传播研究三十年》一文,该文以1987—2016年中国知网期刊数据库中健康传播相关的论文为研究对象,剔除了与健康传播主题关联不大的论文,得到符合条件的论文516篇,发现其中发表论文最多的期刊亦是《中国健康教育》,其次是《健康教育与健康促进》。^② 这些研究结果均说明《中国健康教育》是目前我国健康传播相关研究中重要的专业核心期刊。

《中国健康教育》于1985年10月正式创刊,成为第一本侧重健康教育的专业期刊。该刊由卫生部主管、中国健康教育中心和中国健康促进与教育协会主办,是一本在国内外具有重要影响力的国家级健康教育/健康促进专业学术期刊。^③ 其涉及的领域包括:健康传播、重大传染病健康教育、生活方式与慢病、行为干预、伤害、突发公共事件、工作场所健康教育、社区健康教育、医院健康教育、学校健康教育、妇幼保健、健康心理、控烟、卫生事业管理、卫生科研和教学等。

《健康教育与健康促进》创刊于2006年,由上海市卫生健康委员会主管、上海市健康促进中心主办,是我国仅有的两家健康教育与健康促进专业学术期刊之一。该刊设有论著、综述、专家论坛、调查研究、工作探讨、经验交流等栏目,内容涉及健康教育与健康促进的新理论、新成果、新经验、新技术等主题,如控烟、中医药健康教育、运动与健康、心理健康教育、艾滋病健康教育、健康行为监测、社区家庭医生、健康促进评价与方法等。^④

此外,《国家卫生和计划生育委员会公报》和《中国卫生年鉴》的出版与发行,为健康传播研究的立论提供了翔实的数据和作为参考依据的佐证,这两种刊物由中国健康教育中心负责编办。该中心的前身"中国健康教育研究所"成立于1986年;2001年12月,更名为"中国疾病预防控制中心健康教育所"。2008年9月,更名为"中国健康教育中心(卫生部新闻宣传中心)",直属卫生部管理;2013年3月,直属国家卫生计生委管理。根据中央编办《关于国家卫生计生委所属事业单位机构编制调整的批复》(中央编办复字〔2014〕68号),设立中国健康教育中心为国家卫生计生委直属事业单位。该中心的主要职能有八项,其中第一项是负责《国家卫生和计划生育委员会公报》的编辑、负责《中国健康教育》杂志和《中国卫生画报》的编辑、出版、发行,以及负责对中国卫生科教音像出版社的监督管理。^⑤ 而《中国卫生年鉴》自1983年出版以来一直秉持着综合反映我国卫生工作各方面情况、进展与成就的宗旨,是一本资料性工具书。该刊由卫生部主办,联合全国爱国卫生运动委员会、国家发展和改革委员会、劳动和社会保障部、国家中医药管理局、国家质量监督检验检疫总局、解放军总后勤部卫生部共同编写。^⑥

由高校创办的健康传播相关期刊方面,值得关注的是由清华大学国际传播研究中心和中国疾控中心主办、清华大学健康传播研究所和中国疾控中心政策研究和健康传播中心承

---

① 秦美婷,苏千田.两岸健康传播研究之比较与分析[J].现代传播,2014(8):38-46.
② 孙少晶,陈怡蓓.学科轨迹和议题谱系:中国健康传播研究三十年[J].新闻大学,2018,149(3):89-102,155.
③ 《中国健康教育》杂志主页[EB/OL].[2020-02-19]. http://www.zgjkjy.org/.
④ 《健康教育与健康促进》杂志主页[EB/OL].(2018-10-15)[2020-02-19]. http://journal.shanghai-hp.org.cn/.
⑤ 中国健康教育网[EB/OL].[2019-08-19]. http://www.nihe.org.cn/index.php? id=145.
⑥ 《中国卫生年鉴》基本信息[EB/OL].[2019-08-19]. http://navi.cnki.net/knavi/YearbookDetail? pcode = CYFD&pykm = YZGWY.

办的《中国疾控与健康传播》,这是我国第一本健康传播专业性刊物,由中国疾控中心党委书记梁东明、清华大学国际传播研究中心主任李希光共同担任主编,刊物设置季度聚焦、专家访谈、主任专栏、舆情日历、舆情地图、境外传真、沟通贴士等栏目,并于每季度的第一个月中旬定期发行,以打造成为"业内认可的优秀学术刊物"为目标。①

第三节　学术会议的举办

伴随 2003 年 SARS 病毒的传播肆虐,我国面对突发公共卫生事件应急机制的盲点、公众危机意识的薄弱、政府话语权的丧失等问题一一浮出台面,随之而来的是博客、贴吧、论坛、微博、微信等新兴自媒体的出现,颠覆了既往的传播模式,其铺天盖地的真假信息,以及巨大且无边际的传播动能,顿然使有关单位措手不及、进退失据,也因此促使健康传播的研究正式进入主流话语的视野,并引起各界的关注,掀起研究的热点,学界探讨的角度与过去20 年间艾滋病的研究论述略有不同,以健康传播为核心的学术研讨会相继召开。2003 年11 月,在北京举行的中国健康教育与大众传媒论坛即是让健康教育推广者与大众媒体进行交流的一场重要的会议。2007 年 7 月 14—16 日,以"优化健康传播环境,促进社会和谐发展"为主题的华语健康传播论坛在大连举行。依据媒体介绍,这是目前我国参与主办方最多、涉及健康传播机构最全、规模最大的健康传播领域的一次盛会,该论坛集合了学术界、协会、疾病预防中心等各方力量,中国社会科学院新闻与传播研究所、中国健康教育协会传播分会、全球华人公共卫生协会、香港健康教育疾病预防中心等单位均积极参与。②

正式由高校主导的学术会,以 2006 年 10 月卫生部与清华大学国际传播研究中心共同发起的首届中国健康传播大会为代表,这是我国首次举办的以健康传播命名的学术研讨会,大会以"倡导健康行为、共创健康社会"为宗旨,除了得到国务院防治艾滋病工作委员会办公室、中英艾滋病策略支持项目资助,美国疾病预防控制中心、美国普渡大学、国家新闻学基金会、清华-拜耳公共健康与媒体研究室和搜狐网健康频道也均给予了支持。这次会议引起医疗卫生、新闻与传播学界的重视,因此决定每年定期召开,纵观历届大会主题,如 2007 年"婚育新风进万家"、2008 年"健康传播与疾病预防"、2009 年"公共卫生风险沟通"、2010 年"疫苗接种和疫苗安全问题"、2011 年"健康家庭与慢病防治"、2012 年"慢病防治"、2013 年"健康中国"等,不难发现其中关于慢病防治议题的探讨与 2005 年起由卫生部疾病预防控制局推动的中国健康知识传播激励计划不谋而合。除了清华大学,2014 年复旦大学健康传播研究所与上海市健康教育所共同主办首届中国健康传播学术年会,该年会主题为"健康与传播

---

① 清华大学国际传播中心和中国疾控中心联合主办《中国疾控与健康传播》季刊[EB/OL].(2014-08-18)[2019-08-27].https://www.tsinghua.edu.cn/publish/thunews/9649/2014/20140818150509488513000/2014081815050948851300 0_.html.

② 首届华语健康传播论坛今天在大连拉开帷幕[EB/OL].(2007-07-17).http://news.sina.com.cn/h/2007-07-17/174513467394.shtml.

的跨界:医患如何有效沟通?"①。研究结果显示,我国高校已通过学术交流平台与医疗学(协)会、健康研究院、医疗企业、媒体、防控中心等单位开展紧密合作。

第四节　政府的计划与资助

一、政府计划

从广义的视角出发,我国健康传播计划可以追溯至 1952 年的爱国卫生运动。与常见于现代西方理论与实践中的健康传播运动不同,爱国卫生运动带有强烈的行政色彩和时代遗留的印记,群众运动的属性远大于传播属性。它将健康传播运动嵌入国家制度中,是一种爱国主义、反帝斗争、群众运动框架中的"高度组织化的国家动员"。②这造成了爱国卫生运动在今时今日社会语境中的不可复制性。最初,这场运动以粉碎细菌战、改变旧中国遗留下来的落后的卫生面貌为中心,到以除"四害"、农村"两管五改"、消除传染病和寄生虫病为重点,再发展到现在的以完善基础卫生设施、改善城乡环境卫生面貌、防治污染、提高人居环境质量、保障人民群众健康为重点。③现在,爱国卫生运动是政府公共卫生和健康教育工作中的常设项目,爱国卫生运动委员会作为各级政府中的议事协调机构,在现有健康教育组织体系形成前(20 世纪 80 年代),承担组织实施健康教育的工作;爱国卫生工作也成为一种中国式的健康教育模式。④

爱国卫生运动之后,我国健康教育和健康传播计划就此展开。2005 年 1 月 21 日,由卫生部疾病预防控制局、中国健康教育中心、中华全国新闻工作者协会新闻发展中心联合推出了中国健康知识传播激励计划,这是我国首次由官方主导并具备主题特色的年度健康传播计划,此计划立基于 2004 年发布的《中国居民营养和健康状况调查报告》,结果显示,当时我国高血压、高血脂患者已分别达到 1.6 亿人,糖尿病患者达 2000 多万人,肥胖人数 6000 多万人,另有约 2 亿人超重,为普及健康知识,提高国民身体素质,自 2005 年起每年选定一个威胁大众健康的主要疾病为主题,传播疾病防治知识。该计划所关注的主题分别为:"高血压防治"(2005 年)、"癌症防治"(2006 年)、"血脂异常防治"(2007 年)、"糖尿病防治"(2008年)、"保持健康体重"(2009 年)、"吃动平衡,走向健康"(2010 年)、"骨质疏松防治"(2011年)、"慢性阻塞性肺疾病防治"(2012—2013 年)、"胆固醇管理"(2014—2018 年)。⑤此等一系列贴近群众、贴近现代生活方式,以对抗文明病为题的运动就此拉开序幕,这是目前我国官

①　健康与传播的跨界:医患如何有效沟通? [EB/OL]. (2014-09-25)[2018-12-24]. http://news.fudan.edu.cn/2014%2F0925%2F36915.html.

②　张自力.健康传播与社会:百年中国疫病防治话语的变迁[M].北京:北京大学医学出版社,2008:133-141,242.

③　李自典.近年来关于爱国卫生运动研究综述[J].北京党史,2010(3):25-30.

④　涂光晋,张媛媛.中国健康传播运动实践研究[J].国际新闻界,2012(6):11-18.

⑤　中国健康知识传播激励计划[EB/OL].[2020-02-13].http://www.jilijihua.com/.

方主导的、值得关注的健康传播计划。

二、国家社会科学基金项目资助

我国哲学社会科学领域国家级的研究资助首推国家社会科学基金(以下简称"国家社科基金"),其在哲学社会科学领域中是学术界享有最高荣誉,亦是资助经费级别较高的基金项目,但申请难度也相对较大,研究内涵除了要具备国际前瞻性的视野外,更需符合当前国家的政策与方针。

2018 年 1 月,中央决定成立全国哲学社会科学工作领导小组,下设全国哲学社会科学工作办公室,其主要职责有:① 落实领导小组的决定;② 执行规划,制定基金年度经费预算和项目选题;③ 受理基金项目申请,组织专家评审;④ 监督基金项目实施和资助经费使用;⑤ 组织基金项目研究成果的鉴定、审核、验收以及宣传推介;⑥ 承办领导小组交办的其他事项等。简言之,管理国家社科基金项目是该办公室的核心任务。[①]

为能全面了解我国在健康传播研究领域的资助情况,作者于 2013 年 9 月 25 日登录全国哲学社会科学工作办公室主页,设定检索学科分类为"新闻学与传播学",项目名称为"健康传播",检索结果显示为 0 笔;改以设定项目类别为"全部"(即包含重大项目、重点项目、一般项目、青年项目、西部项目、后期资助项目、中华学术外译项目、成果文库等 8 类),项目名称为"健康传播",获检索结果 0 笔;重新检索,改学科分类为"不设限",即"全部",年限为"不设限"(即自 1994 年 7 月 1 日至 2013 年 9 月 25 日),项目名称为"健康",始获 162 笔结果。

在 162 笔项目中,进一步检索"健康信息"和"传播"后仅发现 1 笔项目在新闻学与传播学中获得相关的研究资助,即立项于 2013 年由中国科学技术大学秦美婷的"互联网时代中国社会健康信息搜寻行为的传播研究",资助经费为 18 万元人民币;另以"健康信息"为检索词查询,在 162 笔资助中,除前文所述的秦美婷的项目,另有 4 笔项目(详见表 2-1),这 4 笔项目均在图书馆、情报与文献学中立项,其中最早立项的是 2010 年的一般项目——河北大学管理学院卞昭玲的"信息生态学理论与我国居民电子健康档案管理研究",以及青年项目——华中科技大学向菲的"公共健康信息资源协同配置与集成服务研究"。这 5 笔有关健康传播的项目资助金额共为 76 万元人民币。

表 2-1 国家社科基金中有关健康传播的项目

编号	立项年份	学科分类	项目类别	项目名称	所属院校	负责人	经费[*]
1	2010	图书馆、情报与文献学	一般项目	信息生态学理论与我国居民电子健康档案管理研究	河北大学管理学院	卞昭玲	12 万元
2	2010	图书馆、情报与文献学	青年项目	公共健康信息资源协同配置与集成服务研究	华中科技大学	向菲	10 万元
3	2013	图书馆、情报与文献学	一般项目	泛在网络环境下公众对健康信息的选择策略研究	重庆医科大学	赵文龙	18 万元

---

① 国家社科基金项目[EB/OL].[2013-09-25].http://www.npopss.gov.cn/.

续表

编号	立项年份	学科分类	项目类别	项目名称	所属院校	负责人	经费*
4	2013	图书馆、情报与文献学	青年项目	老年人健康信息行为及信息服务机制研究	解放军第二军医大学	彭骏	18万元
5	2013	新闻学与传播学	一般项目	互联网时代中国社会健康信息搜寻行为的传播研究	中国科学技术大学	秦美婷	18万元
合计							76万元

* 国家社科基金2010年度资助额度为：重点项目20万元，一般项目12万元，青年项目10万元；2013年度资助额度为：重点项目25万—30万元，一般项目和青年项目15万—18万元。

上述资料查询结果表明，自1991年以来，我国国家社科基金的资助项目中，以健康传播为主体论述的研究，特别是在新闻学与传播学所立项目中，仅有2013年作者一人获得。进一步分析162笔资助项目，依照研究方向分类，名列前6项的分类共占64.2%（104/162），列居首位的心理健康类项目占23.5%（38/162），涉及学科有教育学、人口学、社会学、哲学、民族问题研究、体育学、马列·科社等；其余5类研究方向依序是健康发展、体质健康、生殖健康、体育与健康、精神健康等（详见表2-2）。从研究方向分类结果观察，近20年（1994—2013年）国家社科基金项目较侧重于心理健康方向的资助，此等倾向与高校学科建设以及期刊和硕博士论文的发表方向是否存在前后因果关联，这一问题值待后续的研究与分析。

表2-2　国家社科基金项目中的健康类项目

编号	研究方向	涉及学科				项目数	百分比
1	心理健康	教育学	人口学	社会学	哲学	38	23.5%
		民族问题研究	体育学	马列·科社			
2	健康发展	应用经济	理论经济	体育学	中国文学	27	16.7%
3	体质健康	体育学	教育学			12	7.4%
4	生殖健康	人口学	社会学			10	6.2%
5	体育与健康	体育学	教育学			9	5.5%
6	精神健康	社会学				8	4.9%
	合计					104	64.2%

注：以上数据系在162笔的资助项目中针对名列前6项进行的分类与统计。

三、教育部人文社会科学研究项目资助

教育部人文社会科学研究项目（以下简称"教育部人文社科项目"）是支持我国高校科研计划中力度较大的科研项目之一，亦是面向全国普通高等学校而设立的人文社会科学研究方向的资助项目。该项目深入贯彻《中共中央关于进一步繁荣发展哲学社会科学的意见》，推进高等学校人文社会科学事业的发展，坚持科学发展观，加强基础研究，强化应用研究，鼓励对策研究，支持传统学科、新兴学科和交叉学科，注重成果转化，是以大力提高科研质量和创新能力为前提设立的资助项目。①

申请项目的类型主要包括：① 重大课题攻关项目，指以课题组为依托，以解决国家经济建设与社会发展过程中具有前瞻性、战略性、全局性的重大理论和实际问题，以及人文社会科学基础学科领域重大问题为研究内容的项目。② 基地重大项目，指为普通高等学校人文社会科学重点研究基地设立的、围绕基地学术发展方向进行研究的重大项目。③ 一般项目，分为两部分：一是规划项目，含规划基金项目、博士点基金项目、青年基金项目，经费由教育部资助；二是专项任务项目，经费由申请者从校外有关部门和企事业单位自筹。④ 后期资助项目，指面向基础理论研究设立的，已完成大部分研究工作并有阶段性研究成果，预期能产生重要学术价值和社会影响的项目。

为能深入了解教育部的资助情况，作者于 2013 年 9 月 24 日登录教育部官网，将检索日期设定为"截至 2013 年 1 月"，在新闻学与传播学立项中以"健康传播"为关键词进行检索，检索结果为 0 笔。改以检索"不设限学科"和"不设限年份"类别，始获 5 笔结果，分别是一般项目 4 笔、基地重大项目 1 笔、重大攻关项目 0 笔、各类专项及后期资助项目 0 笔。5 笔资助项目合计经费为 48 万元人民币（详见表 2-3）。第一笔资助项目是 2008 年武汉大学夏琼的重点研究基地重大项目"媒介健康传播与社会促进研究"，资助经费为 20 万元人民币。教育部自 2008 年起开始关注健康传播方向的研究，直至 2012 年的连续 5 年中，每年均有 1 个项目获得相关支持，其中以青年基金项目居多（3 笔），此外还有规划基金项目 1 笔、重点研究基地重大项目 1 笔。

表 2-3　教育部人文社科项目中的健康传播项目

编号	立项年份	项目名称	所属院校	负责人	项目来源	批准经费
1	2008	媒介健康传播与社会促进研究	武汉大学	夏琼	重点研究基地重大项目	20 万元
2	2009	5.12 地震灾后健康传播方式与效果研究：以四川北川县三个安置点为例	中国传媒大学	夏丽丽	青年基金项目	5 万元
3	2010	健康传播对小学生健康观的影响及介入策略	浙江师范大学	陈钢	青年基金项目	7 万元
4	2011	健康传播对健康素养的实证研究和比较分析：以大陆直辖市和台北市为例	中国科学技术大学	秦美婷	规划基金项目	9 万元
5	2012	基于烟草广告内容的烟商说服企图与控烟健康传播研究	武汉工业学院	熊文军	青年基金项目	7 万元
合计						48 万元

为能掌握更多资料，通过进一步检索，在新闻传播类立项中以"健康传播"为关键词检

---

① 教育部人文社会科学研究项目［EB/OL］.［2013-10-10］. http://www.sinoss.net.

索,所获检索结果为 0 笔,若改类别为"不设限项目"、关键词为"健康",则获 10 笔结果,详见表 2-4。

表 2-4　教育部人文社科项目有关健康的项目

编号	立项年份	项目名称	所属院校	负责人	项目来源	批准经费
1	2003	传媒集团民营的健康发展与舆论导向的正确把握	中南财经政法大学	鲍国强	省市自治区社科研究项目	无资料
2	2004	人寿与健康保险	对外经济贸易大学	荆涛	其他研究项目	200万元
3	2005	甘肃报业市场培育与开拓和集团化健康运作对策研究	兰州大学	樊亚平	省市自治区社科研究项目	无资料
4	2005	甘肃省报业市场培育与开拓和集团化健康动作对策研究	兰州铁道学院	王为群	省市自治区社科研究项目	无资料
5	2005	健康不安全问题解决的大众传播视角	中南大学	刘雁书	教育部人文社会科学研究规划基金项目	无资料
6	2005	甘肃省媒介集团组建后的健康运行与产业发展对策研究	兰州大学	张硕勋	省市自治区社科研究项目	无资料
7	2006	大学生媒体素养与心理健康教育	西南师范大学	董小玉	省市自治区社科研究项目	80万元
8	2006	和谐教育下的性健康教育与文艺创作职业道德培养研究	四川师范学院	汪莉	省市自治区教委人文社会科学研究规划项目	30万元
9	2006	河南省编辑心理健康状况的调查研究	河南大学	王建平	省市自治区社科研究项目	100万元
10	2007	湖南电台生活之声健康调查	湖南大学	侯迎忠	企事业单位委托研究项目	无资料

第五节　企业的支持

医疗产业希望与高校共创健康双赢的社会,欧美国家的企业会以设立各类基金的形式,通过不同的渠道进行健康计划或项目的支持。在我国,企业同样与高校保持中长期合作的关系,例如,2004 年 11 月清华大学与拜耳公司共建"清华-拜耳公共健康与艾滋病媒体研究室"的计划引起各界注目。依据媒体专访,拜耳(中国)有限责任公司企业社会责任副总裁华威濂表示,为能在我国公共卫生系统中发挥重要的作用,该计划邀请和培训了一些媒体从业人员,发展了一批学科带头人和专家,致力于报道我国的艾滋病防治,从而为防治艾滋病、促进我国公共卫生事业提供了专业且消息来源广泛的媒体支持。[①] 同时,该研究室在全国十余个省、市、自治区开展了公共健康记者专业培训,努力为我国艾滋病及其他传染性疾病的防治事业作出贡献。研究室主要从事以下三方面的工作:① 媒体研究:长期跟踪中国主流媒体(报纸、杂志、电视)对艾滋病的报道情况,并与同期外国媒体对我国艾滋病的报道进行对比,供媒体参考,帮助媒体改进报道方式。同时撰写有关我国媒体报道艾滋病的学术论文,促成学界对艾滋病报道研究的重视。② 媒体倡导:组织媒体间的讨论,召开学术会议,对现有的报道进行评价、提出建议。举办主题报告、媒体听证会等,为媒体提供发表意见的平台。③ 记者培训:定期培训各地记者,每期培训时间一般为 3 天,培训内容包括基础课和模拟训练。[②] 可以说,这一计划开创了外国企业与我国高校共建健康传播双赢平台的先河。

此外,值得关注的是医疗产业在健康传播领域的参与与支持,如辉瑞制药支持了 2005 年高血压防治和 2007 年血脂异常的两届激励计划;2006 年、2008 年和 2009 年三项计划分别由上海罗氏制药有限公司、美国礼来公司和可口可乐中国有限公司持续支持。这些企业为卫生部慢病防治的宣传与教育承续了企业应尽的社会责任,并作出了一定的贡献。

第六节　研究专著和学术论文的出版与发表

一、研究专著出版情况

目前我国翻译出版的国外健康传播主题的著作并不多,而有关健康传播的案例分析和理论运用的著作则更少。2004—2014 年间以健康传播为题的翻译著作当以北京大学出版社于 2004 年出版、由美国学者帕特丽夏·盖斯特·马丁等人所著的《健康传播:个人、文化与政治的综合视角》(*Communication Health : Personal , Cultural and Political Complexities*)一书为代表,该书从民族文化的差异与政治角力的视野介入,从生命不同阶段的历程进行健康传播案例的分析,是健康传播课程教学中一本重要的著作。

在中文著作方面,最早有 1993 年北京医科大学主编、人民卫生出版社出版的《健康传播学》以及 1996 年由米光明和王官仁所著、湖南科学技术出版社出版的《健康传播学原理与实践》,近年也有不少学者积极进行该研究领域的学术著作出版,如 2007 年作者所著的《台湾健康传播之研究:以〈民生报〉1985—2005 年肺结核、艾滋病、SARS、禽流感议题建构之内容分析为例》、2008 年张自力所著的《健康传播与社会:百年中国疫病防治话语的变迁》、2009 年张自力所著的《健康传播学:身与心的交融》、2009 年张立强等人编著的《健康传播实用技能》、2009 年陈小申所著的《中国健康传播研究:基于政府卫生部门的考察与分析》、2010 年

① 张凌宁.拜耳:CSR 是一项持之以恒的长远计划[EB/OL].(2009-03-05)[2013-12-18].http://business.sohu.com/20090305/n262633019.shtml.

② 霍键.清华-拜耳公共健康与媒体研究室[EB/OL].(2007-11-06)[2021-01-11].https://health.sohu.com/20071106/n253093888.shtml.

赵曙光等人所著的《中国健康传播研究(2009—2010):从媒体舆论到医患沟通》、2013 年刘瑛所著的《互联网健康传播:理论建构与实证研究》、2013 年人民日报出版社出版的《健康传播:舆情观察》、2013 年陈蕾编著的《体育教育与健康传播研究》、2014 年张自力主编的《健康传播资源与策略》、2014 年阙岳所著的《健康传播:方法与案例》等。

二、学术论文发表情况

有关我国健康传播学术论文的发表情况,以下将分为四个部分进行探讨:第一部分针对期刊文献进行分析(包含历年统计、研究方向分析);第二部分是硕博士论文发表情况的统计和分析;第三部分是期刊文献与硕博士论文在研究方向的比较和分析;第四部分对期刊文献与硕博士论文发表情况进行交叉比较和分析。

(一)期刊文献分析

1. 期刊文献统计

为了统计期刊发表文献中最早以健康传播为主体论述(指标题中有"健康传播"四字)的研究,作者通过中国知网(以下简称 CNKI)进行检索,查获 2 篇均发表于《中国健康教育》的文献,分别是 1992 年 3 月 1 日米光明发表的《谈传播学与健康传播》[①]以及 1992 年 11 月 26 日凌节生发表的《健康传播在第三世界的挑战》[②]。

在高校学报方面,以健康传播为主题,并将其作为主体论述的研究,首见于 2001 年 8 月 15 日复旦大学张自力于《新闻大学》发表的《论健康传播兼及对中国健康传播的展望》。2003 年之后,以健康传播为标题的研究则陆续在中国传媒大学学报《现代传播》、中国社会科学院《新闻与传播研究》等学术期刊上刊登,并且数量逐年增多,其中《中国健康教育》被视为业内的专业核心期刊。

为能进一步了解健康传播学术论文发表的历程,梳理以健康传播为主体论述的研究情况,作者于 2013 年 9 月 30 日登录 CNKI,以"健康传播"为检索词,将检索范围锁定为"篇名",获 257 篇论文,剔除 19 篇 2013 年的论文、2 篇重复投稿的论文、10 篇标题中非以"健康传播"此四字为主体论述的论文、16 篇会议活动报导和通知等文章后,获有效样本共 210 篇(截至 2012 年 12 月 31 日)。

以健康传播为主体论述的期刊文献篇数体现在表 2-5 中。统计结果显示,自 2007 年之后,以健康传播为主体论述的文献数量开始超过 20 篇,2009 年之后则超过 30 篇,相对于 1993—2001 年的空窗期,2002—2012 年发表的文献共计 208 篇,占 99.0%(208/210),这显示我国以健康传播为主体论述的研究在 11 年间实现了突飞猛进的成长。若扩大检索范围,包含关键词、主题、篇名等选项,并将"健康信息 + 传播""健康教育 + 传播"亦列入,据 2013 年 3 月 25 日统计,文献数量高达 517 篇(含已剔除的重复文献)。

① 米光明.谈传播学与健康传播[J].中国健康教育,1992,8(2):39-40.
② 凌节生,旭日.健康传播在第三世界的挑战[J].中国健康教育,1992,8(11):38-40.

表 2-5　以健康传播为主体论述的期刊文献篇数统计

年度	1992	1993	1994	1995	1996	1997	1998	1999	2000	2001	2002
篇数	2	0	0	0	0	0	0	0	0	0	1
年度	2003	2004	2005	2006	2007	2008	2009	2010	2011	2012	合计
篇数	2	6	8	8	21	28	36	32	32	34	210

若要理清我国在健康传播研究的脉络，那么则必须进一步梳理 210 篇期刊文献中的研究方向，制定这部分的分类标准有相当大程度的困难，主要原因是很难规避在分类过程中的主观判断，而目前能参考的分类标准大都以张自力 2005 年发表的《健康传播研究什么：论健康传播研究的 9 个方向》一文为依据，但仍具较高的难度，因其分类标准是建立在健康传播发展趋势的考察基础上进行的个人观点的总结，虽具前瞻性，但有些研究方向对当前研究者的知识储备是一大挑战，需具备跨越不同学术领域的知识才能企及。总体而言，该文仍属抛砖引玉之作，可为健康传播的未来研究与发展方向提供可资参酌的依据。

此外，近年来学者们尝试针对健康传播的研究方向进行分类，蔡志玲在 2012 年发表的《中美健康传播研究评析》一文就略见端倪，该文的分类标准亦在张自力的分类观点下展开，所不同的是该文做了现况调查和统计分析，"并以 CNKI 作为检索平台，选取以'健康传播'为关键词的所有 340 条记录作为抽样框，采用随机数抽样方法先后共抽取 167 条记录，在研究中剔除了新闻报道、人物访谈、书评、概念词典和同一篇论文发表在不同期刊上的重复论文的记录后，共计 145 条为有效样本，有效样本比例为 86.8%"。[①]

作者原本尝试在两位研究者（张自力和蔡志玲）的分类基础上进行编码分类，但发现与实际研究有所出入，若依此二人的分类方法进行归类，则会捉襟见肘，或者出现两难的局面；同时因分类的盲点众多，若全部将其归类为"其他类"，那么亦将造成"其他类"占绝大多数的情况。这样的研究结果不是最佳的分类方式，为此，作者在此次研究中打破已有的分类框架，重新拟定分类标准，首先以论文的标题为判读基础，进行初级分类，其次针对关键词和摘要内文判读确认，若难以判读和归类，再进行内文阅读，最终定案并归类。

2．期刊文献与硕博士论文研究方向的分类标准与分析

（1）期刊文献研究方向的分类标准

本次研究的特点是针对以健康传播为主体论述的文献进行研究，而此所谓"主体论述"指文章标题中有"健康传播"四个字的出现，这在某种程度上对健康传播的聚焦研究实具指标意涵。经过三轮编码，并交叉核实，我国自 1992—2012 年间的期刊文献中，经分类归纳发现具体呈现 10 项研究方向（未包含"其他研究"），分别如下：

①　媒介研究：包括媒体综述（媒体素养、责任、定位、角色、现况等），报纸新闻内容或议程设置分析，对电视（节目、新闻、主持人等）、广播、广告（健康公益广告）、网络（互联网、校园 BBS、微博、健康网站）、手机等进行内容分析或效果评估。

②　发展趋势/理论研究：包括学理综述、现况发展（含国内外）、历史回顾（含国内外）、辩证/反思、理论探讨、文献计量学统计、经验总结等，主要采取文献综述、案例分析、比较分析等研究方法。

①　蔡志玲.中美健康传播研究评析[J].东南传播，2012(12)：23-26.

③ 受众研究：指针对目标受众的教育、媒介素养、效果评估等进行分析，偶有从理论分析、疾病防治或大众媒介等角度切入进行态度和行为的交叉研究。

④ 疾病防治研究：指以疾病防治为主轴，针对 AIDS、禽流感、糖尿病等防治效果的评估以及教育问题等进行探讨，此方向偶有与目标受众研究进行的交叉研究。

⑤ 健康传播教育研究：包括教材与制作、学科设置、健康教育等方面的研究，在教材与制作方面偶有与目标受众或疾病防治进行的交叉研究。

⑥ 健康营销产业研究：包括传媒营销、企业责任、产品营销、风险管理、健康产业界经营等主题的探讨。

⑦ 公共卫生事件研究：包括突发公共卫生事件研究，偶有与疾病防治进行的交叉研究。

⑧ 健康政策/活动计划研究：包括政府或组织相关的健康计划、项目、活动等评估和研究。

⑨ 医患关系研究：包括医患关系的现状、问题及原因分析，研究医患间人际交流或和谐关系的建立，以及医生功能及其角色变迁等。

⑩ 行为研究：包括求医行为、健康行为等研究。

⑪ 其他研究：无法归类在上述 10 项分类之中者，则可被归为"其他研究"。在对比时，如果两篇文献中各有一项相同的研究方向出现，那么则会为此设立一项研究类别，而不会将此列入"其他研究"。

（2）期刊文献研究方向分析

依据上述 10 项研究方向的分类标准，在 CNKI 期刊中以健康传播为主体论述的期刊文献有 210 篇，其研究方向统计结果显示，排序前三名依次为"媒介研究"方向（60 篇）、"发展趋势/理论研究"方向（46 篇），以及"受众研究"方向（30 篇），前三项合计 136 篇，占 64.8%（136/210），统计结果详见表 2-6。

表 2-6　以健康传播为主体论述的期刊文献研究方向统计

编号	研究方向	篇数	百分比
1	媒介研究	60	28.6%
2	发展趋势/理论研究	46	21.9%
3	受众研究	30	14.3%
4	疾病防治研究	24	11.4%
5	健康传播教育研究	14	6.7%
6	健康营销产业研究	14	6.7%
7	公共卫生事件研究	9	4.3%
8	健康政策/活动计划研究	4	1.9%
9	医患关系研究	4	1.9%
10	行为研究	0	0
11	其他研究	5	2.3%
	合计	210	100%

值得关注的是，媒介研究方向的文献篇数有 60 篇。表 2-7 显示，健康传播在媒介研究方向的发展始自 2004 年，在 1992—2003 年是空窗期，而 2007 年起开始有上升的趋势，2009

年的文献篇数最多,达13篇。媒介研究方向的篇数偏多,或许可以这样解读:健康传播在传播学领域的研究分量有逐渐增强的趋势。

表 2-7　健康传播在媒介研究方向的文献篇数统计

年度	2004	2005	2006	2007	2008	2009	2010	2011	2012	合计
篇数	1	3	3	6	6	13	10	7	11	60

　　对媒介研究方向的文献进一步分类与编码,其中以媒体综述(媒体素养、责任、定位、角色、现况等)为议题的研究居多,计17篇,占28.3%,其次为报纸(新闻报道)(13篇)、网络(11篇)、电视(10篇),这三项合计占"媒介研究"方向的56.6%(34/60),说明健康传播在媒介研究方向中,除了媒体综述的研究,我国期刊文献还偏向于报纸、网络、电视等媒介的研究,详见表2-8。

表 2-8　健康传播期刊文献媒介研究议题统计

编号	媒介研究	篇数	百分比
1	媒体综述(媒体素养、责任、定位、角色、现况等)	17	28.3%
2	报纸(新闻报道)	13	21.6%
3	网络(互联网、校园 BBS、微博、健康网站等)	11	18.3%
4	电视(节目、新闻、主持人等)	10	16.7%
5	广告	3	5.0%
6	图书期刊	3	5.0%
7	电话	1	1.7%
8	广播	1	1.7%
9	手机	1	1.7%
合计		60	100%

3. 投稿期刊类别分析

　　投稿期刊类别方面,以健康传播为主体论述的文献篇数为分类参考,依据表2-9统计结果,在五大分类中,医药卫生类期刊计98篇,占46.7%,其次是新闻传播类(77篇)、大学学报类(20篇)、其他类(20篇)和企业营销类(3篇)。医药卫生类期刊方面,以刊登在《中国健康教育》的文献最多,高达32篇,占32.7%(32/98),其次是《健康教育与健康促进》(16篇);新闻传播类期刊以刊登在《新闻爱好者》居多,有11篇,其次是《东南传播》(6篇);大学学报类期刊以《现代传播:中国传媒大学学报》6篇居多。其中值得关注的是,《中国健康教育》是本次研究的91种期刊中刊登健康传播文献篇数最多的期刊。

　　由此观察,我国在1992—2012年间,医药卫生类期刊是刊登以健康传播为主体论述的文献的重要刊物,而新闻传播类期刊与之差距为21篇(占10.0%),若将《现代传播(中国传媒大学学报)》的6篇并入新闻传播类期刊[①],则计83篇,与医药卫生类期刊98篇相比,仅差15篇(占7.1%)。

---

① 《现代传播》是中国传媒大学学报,是介于学报与新闻传播类期刊之间的一种刊物。

表 2-9　以健康传播为主体论述的期刊文献投稿期刊类别统计

编号	类别	期刊种数	篇数	百分比
1	医药卫生类	38	98	46.7%
2	新闻传播类	26	77	36.7%
3	大学学报类	14	20	9.5%
4	其他类	11	12	5.7%
5	企业营销类	2	3	1.4%
	合计	91	210	100%

比较表 2-10 和表 2-11 可知,医药卫生类期刊最早在 1992 年就刊登了以健康传播为主体论述的文献,1993—2001 年为空窗期,2004 年开始文献数量陆续递增;新闻传播类期刊直至 2003 年才开始出现相关研究,同时比较两表在 2003—2012 年间发表的健康传播文献篇数,发现成长趋势大致相似(详见图 2-1),这样的发展态势或许可以说明 2003—2012 年期间,这两类期刊已意识到健康传播研究的重要性。

表 2-10　医药卫生类期刊健康传播文献篇数统计

年度	1992	1993	1994	1995	1996	1997	1998	1999	2000	2001	2002
篇数	2	0	0	0	0	0	0	0	0	0	1
年度	2003	2004	2005	2006	2007	2008	2009	2010	2011	2012	合计
篇数	0	3	3	4	9	15	19	14	13	15	98

表 2-11　新闻传播类期刊健康传播文献篇数统计

年度	1992	1993	1994	1995	1996	1997	1998	1999	2000	2001	2002
篇数	0	0	0	0	0	0	0	0	0	0	0
年度	2003	2004	2005	2006	2007	2008	2009	2010	2011	2012	合计
篇数	2	3	3	2	9	6	13	12	14	13	77

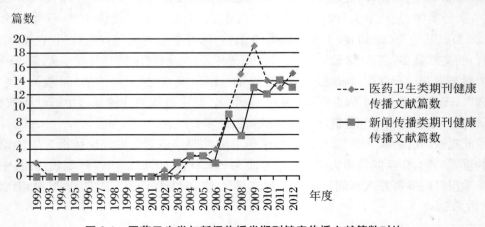

图 2-1　医药卫生类与新闻传播类期刊健康传播文献篇数对比

医药卫生类期刊在 1992—2012 年间刊登以健康传播为主体论述的文献共计 98 篇,其中有 85 篇集中刊登于 2007—2012 年,占 87.7%(85/98);新闻传播类期刊自 2003—2012 年刊登以健康传播为主体论述的文章计 77 篇,其中有 67 篇集中刊登于 2007—2012 年,占 87.0%(67/77);从总篇数的占比观察,这两类期刊的收稿情况相似,均集中在 2007—2012 年,这表明 2007 年起应是健康传播文献在医药卫生类和新闻传播类期刊的迅速发展期,此与 2012 年廖俊清等针对我国 1989—2009 年健康传播文献的研究结果略有不同,他们认为我国健康传播研究分为三个阶段:1989 年以前为萌芽期,1989—2002 年为起步期,2003 年之后为发展期。[1] 而本次研究结果显示,健康传播的发展期应是自 2007 年开始的。

两结论之间的差异产生的原因在于:首先,2003 年虽有 SARS 突发公共卫生事件的发生,此或许对健康传播的相关研究具有某种程度的推力,但是若以健康传播为主体论述的文献发表情况而言,表 2-10 和表 2-11 的篇数统计显示,其结果确实未因 SARS 事件而立即反应在研究文献的篇数上,相反还略显滞后数年。其次,值得观察的是这两类期刊在刊登的篇数上虽仅相差 21 篇,但依旧表明医药卫生类期刊在健康传播的研究中占主导地位。

从发展期的前 4 年,即 2003—2006 年观察,新闻传播类期刊计有 10 篇文献,而医药卫生类期刊亦有 10 篇,说明这两类期刊之间差距的缩小应自 2007 年开始,除了 2008 年新闻传播类期刊与医药卫生类期刊相差 9 篇之外,2009 年之后两者差距逐缩小,甚至 2011 年还略胜 1 篇。从这个角度观察,新闻传播类期刊在健康传播的研究上已有奋起直追的态势。

综上,说明自 2007 年起,医药卫生类和新闻传播类期刊刊登健康传播研究类型文献的阶段进入迅速发展期。此外,从研究方向分析,2007—2012 年间医药卫生类和新闻传播类期刊的差异为何? 两者比较与分析如下文中,统计数据详见表 2-12。

(1) 投稿在医药卫生类期刊文献的研究方向

① "受众研究"和"疾病防治研究"是医药卫生类期刊健康传播相关文献的主要研究方向,亦是贴近目标群体的一线研究主题。

② 健康传播开始关注"媒介研究"方向,换言之,医药卫生类期刊已开始介入新闻传播领域的专项,并开展交叉研究。

③ "健康传播教育研究"方向涉及高校课程建设和健康传播教材的设计与运用等方面,而这方面的研究依旧持续,说明医药卫生类期刊的部分投稿者仍关注以教育为本的研究,特别是 2009—2012 年间未曾间断对健康传播教育进行研究,这对我国健康传播的教育和发展实具推动作用。

(2) 投稿在新闻传播类期刊文献的研究方向

① "媒介研究"是健康传播相关文献的主要研究方向。

② "发展趋势/理论研究"方向居次,占 26.9%(18/67),且绝大多数的内容偏向综述性研究,说明 2007—2012 年新闻传播类期刊的收稿方向或投稿者的研究偏向,以此类文献为主,因此占比较高。

③ 值得关注的是,"医患关系研究"方向出现 2 篇文献,这是新闻传播类期刊向医药卫生研究方向迈出的一步,亦是跨领域研究的开端。

---

① 廖俊清,黄崇亚,杨晓强.20 年以来我国大陆健康传播的文献计量学研究[J].现代预防医学,2012,39(15):3884-3889.

（3）投稿在医药卫生类与新闻传播类期刊文献的研究方向比较

① 新闻传播类期刊在"受众研究"方向仅有 4 篇文献，篇数过少，而这方向应是新闻传播学者的强项；反观这一研究方向文献在医药卫生类期刊的发表率却高占 27.1%（23/85），说明医药卫生类期刊的投稿者对传播学中的受众研究在 2007—2012 年的关注度远远高于新闻传播类期刊的投稿者。

② 同理，"媒介研究"方向亦是新闻传播类期刊投稿者的强项，但是在医药卫生类期刊中"媒介研究"的文献篇数仍不低（有 12 篇），说明医药卫生类期刊和投稿者对传播学领域的媒介研究，已有相当程度的关注。

③ "健康营销产业研究"方面，新闻传播类期刊有 6 篇文献，医药卫生类期刊为 0 篇，表明新闻传播类期刊与投稿者已开始关注到健康传播与其他领域，如管理学或营销学等进行的交叉研究，这一发展趋势值待后续观察。

④ 在 10 项研究方向中，医药卫生类期刊涵盖了 8 项（缺少"健康营销产业研究""行为研究"2 项），而新闻传播类期刊则涵盖了 6 项（缺少"疾病防治研究""健康传播教育研究""健康政策/活动计划研究""行为研究"4 项），这表明 2007—2012 年医药卫生类期刊收稿的方向相较于新闻传播类期刊更为广泛。

表 2-12　2007—2012 年医药卫生类与新闻传播类期刊文献的研究方向比较

编号	期刊类别 / 健康传播研究方向 年度	医药卫生类期刊							新闻传播类期刊						
		2007	2008	2009	2010	2011	2012	合计	2007	2008	2009	2010	2011	2012	合计
1	媒介研究	1	0	3	4	0	4	12	4	4	8	4	6	6	32
2	发展趋势/理论研究	3	2	0	3	1	3	12	1	1	1	5	6	4	18
3	受众研究	1	6	7	2	3	4	23	0	0	0	1	1	2	4
4	疾病防治研究	3	6	5	2	4	1	21	0	0	0	0	0	0	0
5	健康传播教育研究	1	0	3	2	2	2	10	0	0	0	0	0	0	0
6	健康营销产业研究	0	0	0	0	0	0	0	3	0	1	1	1	0	6
7	公共卫生事件研究	0	0	0	1	1	1	3	1	1	2	0	0	0	4
8	健康政策/活动计划研究	0	1	0	0	0	0	1	0	0	0	0	0	0	0
9	医患关系研究	0	0	0	0	1	0	1	0	0	0	1	0	1	2
10	行为研究														
11	其他研究	0	0	1	0	1	0	2	0	0	1	0	0	0	1
	合计	9	15	19	14	13	15	85	9	6	13	12	14	13	67

(二)硕博士论文分析

1. 硕博士论文统计

作者 2013 年 9 月 10 日登录 CNKI 查询硕博士学位论文,检索主题选取"健康传播",获118 项结果。在 118 篇论文中筛选以健康传播为主体论述的硕博士论文,经逐一查核,剔除标题中无"健康传播"四字的 71 篇论文,以及 2013 年 1 篇论文,截至 2012 年 12 月 31 日,符合检索条件的硕博士论文共 46 篇,其中博士论文 4 篇,硕士论文 42 篇。

46 篇硕博士学位论文中,第一篇以健康传播为主体论述的博士论文是 2006 年由中国科学技术大学汤书昆教授指导、秦美婷研究的《台湾健康传播之研究:以〈民生报〉1985—2005 年肺结核、艾滋病、SARS、禽流感议题建构之内容分析为例》。之后,以健康传播为主体论述的博士论文自 2006 年后经历了 4 年空窗期,直至 2011 年始出现 1 篇,继之 2012 年有 2 篇。

硕士论文方面,最早以健康传播为主体论述的论文在 2005 年有 2 篇,分别是由武汉大学单波老师指导、孙晶研究的《美国健康传播研究评析》,以及由河北大学陈燕老师指导、孙洁研究的《用健康传播学的理论传播健康》。统计 2005—2012 年的样本发现,自 2009 年起,我国健康传播领域的硕士论文的数量有较明显的增加趋势,2011 年高达 10 篇。数据的增长说明我国高校对健康传播研究的热度有较明显的变化,以健康传播为主体的硕博士论文数量详见表 2-13,变化趋势详见图 2-2。

表 2-13 以健康传播为主体论述的硕博士论文篇数统计

年度	2005	2006	2007	2008	2009	2010	2011	2012	合计
博士论文篇数	0	1	0	0	0	0	1	2	4
硕士论文篇数	2	2	4	2	8	6	10	8	42

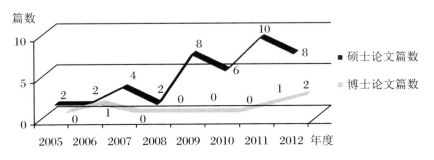

图 2-2 以健康传播为主体的硕博士论文数量变化趋势

2. 硕博士论文研究方向分析

从研究方向分析,"媒介研究"方向有 28 篇论文,占总篇数的六成以上,其后依序是"发展趋势/理论研究"(5 篇)、"公共卫生事件研究"与"受众研究"(各 4 篇),值得关注的是"行为研究"方向的论文有 1 篇,为 2012 年武汉大学白剑峰的博士论文,另在"健康营销产业研究"和"医患关系研究"方向则阙如,硕博士论文的研究方向统计详见表 2-14。

表 2-14　以健康传播为主体论述的硕博士论文研究方向统计

编号	研究方向	篇数	百分比	备注
1	媒介研究	28	60.9%	含博士论文 2 篇
2	发展趋势/理论研究	5	10.8%	
3	公共卫生事件研究	4	8.7%	
4	受众研究	4	8.7%	
5	疾病防治研究	2	4.3%	含博士论文 1 篇
6	健康传播教育研究	1	2.2%	
7	行为研究	1	2.2%	含博士论文 1 篇
8	健康政策/活动计划研究	1	2.2%	
9	健康营销产业研究	0	0	
10	医患关系研究	0	0	
11	其他研究	0	0	
	合计	46	100%	

进一步分析 28 篇"媒介研究"方向论文中的议题,居前三名的媒介依序为报纸、网络、电视,三者合计占 75.0%(21/28),是当下我国硕博士论文中媒介研究方向的主流议题。此外,其中 2012 年以"手机"为议题的论文虽仅有 1 篇,但却是值得关注的新方向,详见表 2-15。

表 2-15　以健康传播为主体论述的硕博士论文媒介研究统计

编号	媒介研究	篇数	百分比	备注
1	报纸(新闻报道)	8	28.6%	含博士论文 1 篇
2	网络(网站、互联网)	7	25.0%	含博士论文 1 篇
3	电视	6	21.4%	
4	媒介综述(素养、责任、定位、角色、现况等)	5	17.8%	
5	手机	1	3.6%	
6	杂志	1	3.6%	
	合计	28	100%	

(三) 期刊文献和硕博士论文研究方向比较与分析

我国期刊文献和高校硕博士论文在研究方向方面,从篇数的排序中可以看出,期刊文献排名前五名依序是"媒介研究""发展趋势/理论研究""受众研究""疾病防治研究""健康传播教育研究",除了排序中第三的"公共卫生事件研究"不同外,其余都与硕博士论文的第一、二、四、五、六的排序相同,这说明我国期刊文献和高校硕博士论文的收稿情况与研究方向大体相同,期刊文献和硕博士论文的研究方向统计结果见表 2-16。

表 2-16 以健康传播为主体论述的期刊文献和硕博士论文研究方向统计

编号	期刊文献研究方向	篇数	百分比	编号	硕博士文献研究方向	篇数	百分比
1	媒介研究	60	28.6%	1	媒介研究	28	60.9%
2	发展趋势/理论研究	46	21.9%	2	发展趋势/理论研究	5	10.8%
3	受众研究	30	14.3%	3	公共卫生事件研究	4	8.7%
4	疾病防治研究	24	11.4%	4	受众研究	4	8.7%
5	健康传播教育研究	14	6.7%	5	疾病防治研究	2	4.3%
6	健康营销产业研究	14	6.7%	6	健康传播教育研究	1	2.2%
7	公共卫生事件研究	9	4.3%	7	行为研究	1	2.2%
8	健康政策/活动计划研究	4	1.9%	8	健康政策/活动计划研究	1	2.2%
9	医患关系研究	4	1.9%	9	健康营销产业研究	0	0
10	行为研究	0	0	10	医患关系研究	0	0
11	其他研究	5	2.3%	11	其他研究	0	0
	合计	210	100%		合计	46	100%

进一步分析发现,期刊中"媒介研究"方向有 60 篇文献,占 28.6%,而硕博士论文有 28 篇,占 60.9%,显示我国硕博士论文在健康传播方面的研究,有六成以上集中在"媒介研究"方向,而期刊方面这一比例仅略超 1/4。相较之下,期刊在收稿的选题上,朝较均衡的方向发展;此外,从两者均排序在第二的"发展趋势/理论研究"方向观察,期刊文献占 21.9%,硕博士论文占 10.8%,前者较后者高出 10.9%,且前者的论文综述性偏高,凸显出了两者在选题和研究方向的差异。

将"受众研究""疾病防治研究"和"健康传播教育研究"三类研究方向合计,期刊文献占 32.4%(68/210),硕博士论文占 15.2%(7/46),两者相差 17.2%,由此了解,无论是研究方向还是占比,均凸显了硕博士论文的选题在此方向薄弱的一面。

(四)期刊文献和硕博士论文综合比较与分析

在期刊方面,1992—2012 年以健康传播为主体论述的文献共计 210 篇,其中 2002—2012 年计 208 篇,占 99.0%(208/210),表明我国以健康传播为主体论述的研究在这 11 年间有突飞猛进的成长。

从研究方向分析,有两项指标可作为考察的标的,第一项指标"媒介研究"方向位居 10 项研究方向之首,占 28.6%(60/210),其中 2009 年的篇数最多,高达 13 篇;第二项指标是媒介研究中的议题选择,发现文献数量前四名依序是媒体综述(超过 1/4)、报纸、网络、电视等议题,若将后三项(报纸、网络、电视)篇数合计,占 56.7%(34/60)。上述两项指标显示,我国期刊文献较偏向媒介研究方向,其中以报纸、网络和电视为议题的媒介研究占半数以上。或许可依此判断,健康传播在新闻传播领域的研究分量有逐渐增加的趋势。

从期刊类别分析,以健康传播为主体论述的文献篇数,刊登在医药卫生类期刊居首,占46.7%(98/210),其中在《中国健康教育》刊登的篇数最多,占32.6%(32/98)。从这项指标观察,我国在1992—2012年间,医药卫生类期刊依旧是以健康传播为主体论述的文献的主力刊物,而新闻传播类期刊与之相差仅为21篇(占10.0%),并且两者的差距有逐年缩小的趋势。

交叉分析后可知,医药卫生类期刊的收稿标准和投稿者已开始涉入新闻传播领域,并开展交叉研究,此点可从"发展趋势/理论研究"方向的文献篇数占比下降,而实证与应用性的研究,如"媒介研究"和"受众研究"方向文献的增加显见端倪,这对健康传播研究具有强化的作用;而从新闻传播类期刊的角度观察,这两类研究方向本应是新闻传播类期刊投稿者的强项,相较之下,媒介研究文章的篇数虽站在山头,但受众研究文章的篇数反显滞后。换言之,2007—2012年健康传播在我国的研究中,不难发现医药卫生类期刊受稿方向的广度和投稿者的研究深度,相对而言仍占据主导地位。

硕博士论文方面,2005—2012年的8年间,我国高校硕士论文数量自2009年起有较明显的增加趋势,2011年则高达10篇。数据的增长说明我国高校对健康传播的研究有较明显的重视。从研究方向分析,"媒介研究"方向是重点,占60.9%(28/46),其中值得注意的是"行为研究"有1篇论文。

综合交叉分析可知,针对期刊文献和高校硕博士论文研究方向进行比较,从篇数排序中了解,期刊文献与硕博士论文除了排序中第三位的"公共卫生事件研究"不同外,研究方向的侧重点基本雷同,这说明我国期刊文献和高校硕博士论文的收稿情况与研究方向的趋势大体一致。从篇数的统计中可知,期刊在"媒介研究"方向的文献有60篇,占28.6%,硕博士论文有28篇,占60.9%,说明硕博士论文的研究偏向有六成集中在"媒介研究"方向,而期刊仅略超1/4。换言之,在研究方向上,期刊的收稿方向朝向较均衡的态势发展。本研究将受众研究、疾病防治研究和健康传播教育研究三类研究方向的篇数合计,发现期刊占32.4%,硕博士论文占15.2%,两者相差17.2%,无论从研究方向还是占比,均呈现硕博士论文在此三类的研究方向相对较为薄弱,这项指标正好呼应了前述硕博士论文中有60.9%的研究集中在媒介研究方向,导致在研究方向有严重失衡的现象出现。此外值得关注的是行为研究方向上,博士论文有1篇,期刊文献则阙如,而医患关系研究中期刊文献有4篇,硕博士论文0篇,这是高校硕博士论文未来应致力研究发展的方向,也是当下健康传播研究跨越传播与医疗卫生领域研究中一项重要的观察指标。

第七节　台湾地区健康传播研究的情况与分析

在前文中,从专业协会、专业期刊、学术会议、政府计划、企业支持、研究著作和学术论文等方面对我国健康传播研究的情况进行了详尽分析,本书将对台湾地区健康传播研究的情况进行专门分析。

国际上,健康传播成为一项独立研究的领域始于20世纪70年代初期,特别是健康传播在美国的发展,推动了该领域的整体发展。著名健康传播学者罗杰斯在其1994年发表的一篇文章中指出,健康传播领域今日可以引以为豪,主要缘于过去 20 年里在卓越大学中成立了健康传播专业。[①] 20 世纪 80 年代是国际健康传播发展的关键时期,美国 CDC 首次披露艾滋病存在的事实,对健康传播的研究产生了积极影响。反观 20 世纪 80 年代后的台湾地区学界,依据学者须文蔚和陈世敏等人的研究,台湾地区传播学专题研究中以健康传播为研究焦点的文献中,1961—1985 年间仅有 1 篇,1986—1995 年间则完全阙如。[②]

　　作者于 2007 年出版的《台湾健康传播之研究:以〈民生报〉1985—2005 年肺结核、艾滋病、SARS、禽流感议题建构之内容分析为例》一书中,曾针对 1994—2005 年台湾地区期刊文献和硕博士论文进行相关文献统计,发现台湾地区健康传播的研究无论是期刊文献还是硕博士论文的发表情况均十分滞后,唯恐在文献计量上有所疏漏,特别从宏观和微观两个视角全盘分析台湾地区健康传播的研究,结果发现有 96.6% 的研究来自非新闻传播领域者。换言之,这 12 年间真正引领台湾地区健康传播研究和发展的是从事健康教育、卫生、护理等专业的研究者。

　　2003 年是一个全球瞩目的年份,抑或是台湾地区健康传播研究的转折点。当 SARS 自广州、香港引爆后成为席卷全球媒体的焦点,以健康传播为主体论述的期刊文献或硕博士论文是否能引起广泛的关注? 同时是否会因 SARS 的肆虐而引爆相关研究议题,如传染病的预防与防治、突发公共卫生/健康事件的探讨、真伪信息传播的危机管理等? 此刻健康传播的研究又是否会受到学界的重视? 诸如此类的问题在事隔若干年后的今日依然存在,台湾地区健康传播的研究何去何从、发展情况又是如何、海峡两岸的研究方向是否有异同等问题,均待后续研究——剖析与分晓。

　　台湾地区健康传播研究的情况应从不同视角进行通盘的梳理,这样能获得较为客观的数据或信息作为比较分析的立论基础。因此,本节分为两部分探讨:

　　第一部分从外在环境的研究背景进行阐述,包括专业协会/学会/基金会、专业期刊、学术会议、政府计划与资助及企业支持等五个方面。

　　第二部分从内在环境的研究情况进行分析,分析方法亦采用文献计量法,针对研究专著、期刊文献与硕博士论文发表的情况进行全盘梳理,企图在此基础上全面了解台湾地区健康传播研究的情况、发展脉络与关注点,希冀未来能为台湾地区健康传播的研究与教育提出建议与发展规划。

一、专业协会/学会/基金会的成立

　　2014 年,作者通过调研与检索,发现台湾地区暂无以"健康传播"为名的专业协会/学会/基金会等组织的成立,与健康传播相关的组织中较早成立的为"性教育协会"。

　　性教育协会属于医药卫生领域,成立于 1991 年 5 月,之后于 2001 年 5 月更名为"台湾性教育协会"。迄至今日,该协会结合了台湾地区以促进性教育相关的研究、服务,提供最新专业讯息为宗旨,性教育、性咨商、性治疗等专家学者,积极推动台湾地区性教育的传

　　① Rogers E M. The field of health communication today[J]. American Behavioral Scientist,1994,38(2):208-214.

　　② 须文蔚,陈世敏.传播学发展现况[J].新闻学研究,1996,53(7):9-37.

播工作。此外该协会于 1995 年创办《台湾性学学刊》,刊登有关性教育与艾滋病预防等健康传播相关文章。其次是"台湾健康促进暨卫生教育学会"(原"卫生教育学会"),该学会以研究健康促进和卫生教育为方向,发展健康促进和卫生教育事业,加强台湾地区有关机构团体的联系与合作,是一个非营利组织。以上的组织机构主要偏向专业咨询、学术交流,经常举办相关研讨会、研习营等活动,对台湾地区健康传播的研究与对外交流作出了长足的贡献。

新闻传播领域方面,以创办于 1996 年 6 月的台湾中华传播学会较为活跃,该学会由多名传播学者共同发起成立,多数会员为各大学传播系(所)专任教师,另有少数法律、教育、社会、语文学者;部分会员为研究生,亦有新闻工作者。2002 年 6 月,该学会为鼓励学术研究与对外交流,创办《中华传播学刊》,并每年举办传播年会。

除了专业协会、学会外,台湾地区民间健康传播项目的策划和执行,与财团法人基金会的成立和发展息息相关,其中以 1984 年 5 月 19 日由董之英先生与严道博士共同创立的"财团法人董氏基金会"较具代表。首任董事长严道博士,以"促进民众身心健康、预防保健重于治疗"为宗旨,从事创办或协助有关台湾地区民众身心健康之卫生事业,并致力于全方位关怀民众身心健康,以烟害防制、食品营养、心理卫生以及倡导"器官捐赠、尊重生命"、推动签署器官捐赠卡等为主要工作,是当前台湾地区备受各界肯定与支持,且具公信力的民间团体。

在健康传播的策划与行动中,该基金会在推动台湾地区烟害防制工作的成效最引人侧目。从烟酒贸易谈判、烟害防制法的通过、建立无烟害公共空间、推动"媒体拒烟年""少年和妇女拒烟""公共场所禁烟"、连锁超市共同签署"拒卖烟品予未满 18 岁者"公约,到"烟品健康捐"等开征的过程,董氏基金会对台湾地区民众在烟害知识的传播过程中产生了潜移默化的影响,无论是从民间企业到政府机关,还是从精英群体到普罗民众,拒烟行为与维护自我健康意识,已在台湾地区民众的内心与生活中逐步深化,为健康传播工作的推展奠定了根深蒂固的基石,也为台湾地区在健康传播的策划与行动方面成功地汇集了公众、媒体、企业与政府的力量,搭建了一个互信、互谅与互动的平台,为共创无烟环境的健康家园作出了努力。

此外,值得关注的是 2003 年由统一企业集团捐助成立的"财团法人千禧之爱健康基金会"。该基金会邀请台湾地区十多位具有代表性的医学、食品、营养专家共同参与,并以"推广营养保健与预防医学之社会教育、发展研究、促进对外学术交流"为宗旨,期望能结合产、官、学力量,共同深化预防重于治疗的观念,渐进改变公众对饮食与运动的生活态度,以增进公众的健康。目前,该基金会在健康运动的推展上的举措有社会教育、学术研究、对外学术交流、年度推广活动、书籍出版等五大类。

二、专业期刊的成立

2014 年,作者通过调研与检索,发现台湾地区并无以"健康传播"为名的专业期刊。为了解台湾地区健康传播相关专业期刊的创办与发展,可从两个方向探讨:一是由民间学会或专业公会自筹经费创办的期刊,二是由高校自主创办的期刊。

民间学会或专业公会自筹创办的期刊方面,以《台湾性学学刊》为代表,该刊由台湾性教育协会于 1995 年创办,迄至今日,是台湾地区第一种专载性学和性教育有关的文章与个案报告的期刊。该刊第一篇刊登的与健康传播相关的文献是郑其嘉与晏涵文于 1996 年发表的《高职生对艾滋病知识、态度和行为意向受教师介入及宣导媒体影响之研究》。[①]

另一种期刊是《卫生教育杂志》,该刊于 1997 年率先以"健康传播"为篇名刊登了陈富莉的《健康传播讯息诉求之分析:以吸烟议题为例》[②]。《卫生教育杂志》创刊于 1986 年,由卫生教育学会创办,自第 18 期(1998 年 12 月)起,更名为《健康促进暨卫生教育杂志》,迄至今日,该组织名称亦随之更名为"台湾健康促进暨卫生教育学会"。该刊是以卫生教育和健康促进等研究方向为导向的专业刊物。此外,医师公会联合会于 1958 年创办的《台湾医界》亦是一种重要的业内刊物,专载台湾地区医学界学术发展动态、医事新闻、相关法令探讨、医师公会联合会务等相关报导。

高校学术期刊方面,在新闻传播类期刊中最早的刊物是《新闻学研究》,该刊由政治大学新闻系于 1967 年创办。以"健康传播"为关键词,进入台湾地区图书馆期刊数据库检索,截至 2013 年 6 月 30 日共获 24 篇(包含以健康传播为主体论述的 12 篇)文献,并发现该刊自 1996 年至 2012 年间,有 6 篇文献与健康传播相关,这是台湾地区新闻传播类期刊中刊登篇数最多的一种期刊。[③] 该刊第一篇与健康传播有关的文献是 1998 年由徐美苓和黄淑贞联合发表的《艾滋病新闻报导内容之分析》。[④]

其他新闻传播类期刊中有刊登与健康传播相关研究文献的高校刊物,如 1995—2011 年政治大学传播学研究暨发展中心主办的《传播研究简讯》、1990 年台湾中国文化大学广告学系主办的《中国广告学刊》、1992 年政治大学广播电视学系主办的《广播与电视·政大》、2001 年南华大学社会学研究所主办的《资讯社会研究》、2004 年玄奘大学主办的《玄奘信息传播学报》等。

高校医药卫生类期刊方面,刊登与健康传播相关的研究有台湾师范大学卫生教育学系和卫生教育研究所于 1985 年创办的《卫生教育学报》,即日后更名为《健康促进与卫生教育学报》,该刊最早创办的名称是《卫生教育论文集刊》(1985—1997 年),之后更名为《卫生教育学报》(1998—2007 年),2007 年 12 月再度更名为《健康促进与卫生教育学报》。迄至今日,原单位"卫生教育学系"名称也与时俱进,于 2007 年 12 月更名为"健康促进与卫生教育学系"。学系名称的变更说明,学系课程的导向对台湾地区健康传播的研究与发展具有积极的推动作用。

值得关注的是,医药卫生类期刊中除了《健康促进与卫生教育学报》是由高校创办的外,其余刊登与健康传播相关文章的刊物,绝大部分是由民间协会/学会或专业公会自主创办的,如《台湾性学学刊》《台湾医界》和《健康促进暨卫生教育杂志》等。

三、学术会议的举办

学术会议中,以台湾中华传播学会举办的传播年会为当前台湾地区传播学界重要的对

---

①　郑其嘉,晏涵文.高职生对艾滋病知识、态度和行为意向受教师介入及宣导媒体影响之研究[J].台湾性学学刊,1996,2(2):26-39.

②　陈富莉.健康传播讯息诉求之分析:以吸烟议题为例[J].卫生教育杂志,1997(17):51-58.

③　秦美婷,苏千田.两岸健康传播研究之比较与分析[J].现代传播,2014,8:38-46.

④　徐美苓,黄淑贞.艾滋病新闻报导内容之分析[J].新闻学研究,1998(56):237-268.

外学术会议之一。该会每年举办一次,邀请来自美洲、欧洲、亚洲等国家或地区的学者与学生共襄盛举,并发表若干学术会议论文。

台湾中华传播学会年会自 1997 年召开第一届会议起,每年拟定不同的主题和与会学者、专家进行讨论,从 2008—2014 年的年会主题中观察,2008 年"传播学门的统独、跨越与创新:实习、实验到实践的传播省思"、2009 年"未来的传播·传播的未来"、2010 年"传播研究的在地知识与全球实践:从东看,往南走!"、2011 年"流行文化与娱乐科技"、2012 年"跨域与转型:变动时代中的传播媒介与互动"、2013 年"环境变迁下传媒'公共性'的反思与挑战"、2014 年"跨媒介、文化创意与反思"等,发现该会议每年会针对新闻学与传播学研究中的社会变迁与创新发展、科技脉动与数字媒体、传播生态与环境、跨文化与两性、政策与法规、伦理与教育等趋势进行全方位的审思与探讨,同时通过规划不同的主题,以呼应国际传播学的前沿研究与发展。

依据该学会的官方资料,作者统计了第 1—17 届(1997—2013 年)年会的相关资料,共收录于该年刊的论文有 1525 篇(含教师论文 730 篇、学生论文 795 篇),有关健康传播的论文有 16 篇,其中以 2001 年篇数最多,有 5 篇,其余年度在 0—2 篇不等(详见表 2-17),说明 2001 年的年会是该会历届中发表健康传播相关论文最多的一年,这或许与年会中所制定的主题"华人社会的传播研究"有关。进一步了解到,这次年会由台湾中华传播学会、香港浸会大学传理学院以及美国中华传播协会等单位联合举办,与会人士来自中国、美国、新加坡、澳大利亚等国,200 多位专家和学者汇聚一堂,而多元的交流成为该年会的亮点。[①] 从论文的选题和研究方向中观察,基本上针对各自所处的社会环境进行深入的传播学研究与论述,文章大致分两类:第一类是偏向综述性的研究,如《健康传播教育在台湾》和《二十一世纪中国健康传播展望》;第二类侧重实证案例与数据分析,如健康检查的成本效益分析、医疗网站数据库的应用、医患关系等研究,论文的统计情况详见表 2-17、表 2-18。

表 2-17　台湾中华传播学会(1997—2013 年)年会中健康传播相关论文篇数统计

年度	1997	1998	1999	2000	2001	2002	2003	2004	2005
篇数	1	0	2	1	5	2	0	0	2
年度	2006	2007	2008	2009	2010	2011	2012	2013	合计
篇数	0	0	0	1	1	0	1	0	16

表 2-18　台湾中华传播学会(1997—2013 年)年会中健康传播相关论文

编号	年度	篇名	作者	学校/机构	系所	身份
1	1997	艾滋病新闻报导内容之分析	徐美苓,黄淑贞	政治大学,台湾师范大学	新闻学系,卫生教育学系	教师
2	1999	健康传播之理论与实务:从公共卫生宣导与大众传播谈起	蔡莺莺	世新大学	新闻学系	教师

---

① 高贵武.台湾中华传播学会 2001 年香港年会瞥析[J].国际新闻界,2001(6):77-79.

续表

编号	年度	篇名	作者	学校	系所	身份
3	1999	网际网路与健康传播	陈婷玉	南华管理学院	传播学系	教师
4	2000	台湾传播学的书籍出版	陈世敏	政治大学	新闻学系	教师
5	2001	健康传播教育在台湾	徐美苓	政治大学	新闻学系	教师
6	2001	政府角色、健检政策与健康传播：成人健检的成本效益分析	余致力，陈丽光	世新大学，台湾卫生主管部门	行政管理学系，医疗保健政策研究组	教师
7	2001	从整合行销传播概念中探讨医疗网站资料库建立、操作及应用：美兆诊所个案之实证研究	张宏源	世新大学	传播管理学系	教师
8	2001	二十一世纪中国健康传播展望	张自力	复旦大学	新闻学院	教师
9	2001	医生与病人对话分析之初探研究：从人际传播的观点探讨健康传播	锺汝德	政治大学	广播与电视学研究所	学生
10	2002	建构全民健保宣导计划与评价模式	蔡莺莺，陈紫郎	世新大学，美国杜兰大学	新闻学系	教师
11	2002	以理论为基础之健康传播资讯规划策略	徐详明	慈济大学	公共卫生学系	教师
12	2005	艾滋新闻阅读与对感染者与病患的态度：讯息设计实验	徐美苓，陈瑞芸，赖奕帆，林佳韵	政治大学	新闻学系	教师
13	2005	媒体报导中"基因"概念的出现与转变：一个本地观念传播史的初探	郑宇君	政治大学	新闻研究所	学生
14	2009	面对污名化：女性红斑性狼疮患者对媒体行为与形象污名化的感知与回应	刘盈慧，康玮崎，李柏萱，傅珩，张帆好	新竹教育大学	环境与文化系	教师
15	2010	乐观偏误、自我效能、社会信任与新流感（H1N1）疫苗接种意愿	卢鸿毅，许富盛，侯心雅	中正大学，中正大学，政治大学	传播学系暨电讯传播研究所，电讯传播研究所，新闻研究所	教师
16	2012	当传染病成为一场灾难：新兴传染病报导之讯息设计初探	黄信璁	政治大学	新闻学系	学生

四、政府计划与资助

(一)政府计划

从时间历程观察,1945 年前后台湾地区在传染病防控方面,主要针对传染病的病原微生物、宿主与环境三方面做完整考虑,如肺结核、小儿麻痹、登革热、艾滋病、汉他病毒等[①];在疾病预防方面,有 1973 年成立的心脏血管疾病防治中心,以及 1971 年台湾地区卫生主管部门拟订的"乌脚病防治计划"等,其中预防工作中最引人侧目的是 1980 年的"B 型肝炎(乙肝)防治计划";在医疗政策方面,有 1984 年台湾地区立法机构通过"优生保健法"而制定的合法人工流产计划,以及 1995 年"全民健康保险"开办计划等;在行为干预方面,有 1990 年的"防堵安非他命流入校园计划",以及 1991 年台湾地区立法机构通过的"防治烟害 5 年计划";从健康传播实践而言,董氏基金会烟害防制工作是台湾地区民间组织推进健康防治工作中非常典型的健康传播案例之一。

(二)台湾地区科技主管部门资助

台湾地区针对健康传播或健康促进等相关学术研究和活动策划的资助,基本上采取多元渠道资助的形式,其中包括两个推动健康传播与健康促进的有力支撑点,一是对高校学术研究计划的资助,二是对民间公益团体(财团法人、社团法人)活动策划的资助,这两类被视为重点资助对象。以下列举台湾地区两个最重要的学术研究资助机构,一是台湾地区科技主管部门,二是台湾地区健康主管部门。

为了解历年资助高校学术计划(项目)[②],作者检索台湾地区科技主管部门资助款数据库,结果显示在有关传播学类计划中,1991—2013 年间共获取 934 笔结果(检索日期截至2013 年 7 月 29 日),从 934 笔计划中检索是否有以健康传播为主体论述的研究,结果为 0笔;改以"健康"为检索词,则获 17 笔结果,资助期间自 1998—2013 年,金额合计新台币15201526 元,详见表 2-19。

表 2-19 台湾地区科技主管部门资助高校传播学类计划金额统计(以"健康"为检索词)

年度	年度总资助金额 (新台币元)	年度百分比	资助项目笔数	平均资助金额 (新台币元)
1998	700100	4.6%	1	700100
2001	328300	2.2%	1	328300
2002	1504000	9.9%	2	752000
2004	1418126	9.3%	2	709063

---

① 金传春.传染病流行后的省思、因应作为与未来策略规划:贺《疫情报导》二十一周年年庆[J].疫情报导,2006,22(1):14-29.

② 台湾地区一般以"计划"为表述,不用"项目"称之。

续表

年度	年度总资助金额（新台币元）	年度百分比	资助项目笔数	平均资助金额（新台币元）
2005	519000	3.4%	1	519000
2006	574000	3.8%	1	574000
2007	3337000	22.0%	2	1668500
2008	1887000	12.4%	2	943500
2009	751000	4.9%	1	751000
2010	2388000	15.7%	2	1194000
2012	571000	3.8%	1	571000
2013	1224000	8.0%	1	1224000
合计	15201526	100%	17	

注：① 本表依据台湾地区科技主管部门公布的信息进行统计与绘制。
　　② 若干年度因资助金额为新台币 0 元，故未列入。

分析表 2-19 可知，年度总资助金额排序前三名的年度分别是 2007 年（占 22.0%）、2010 年（占 15.7%）以及 2008 年（占 12.4%），这三年均各有 2 笔计划获得资助；若从平均资助金额观察，排序前三名则略有变动，分别是 2007 年新台币 1668500 元、2013 年新台币 1224000 元以及 2010 年新台币 1194000 元，而 2008 年新台币 943500 元则排名第四位。统计 2007—2013 年数据，资助金额占 66.8%，显示 2007—2013 年台湾地区科技主管部门在传播学类计划中对有关健康议题的计划的资助力度有所加强。

分析表 2-20 中的 17 笔资助计划可知，最早获得资助的是 1998 年由政治大学新闻学系徐美苓主持的"健康宣导讯息设计与阅听人接受度之研究：以艾滋病公益广告为例"，获资助金额为新台币 700100 元。进一步分析发现，获资助的艾滋病议题计划有 4 笔，年度分别为 1998 年、2002 年、2007 年、2010 年；烟酒害议题计划亦有 4 笔，年度分别是 2001 年、2002 年、2007 年、2009 年等，两者合计 8 笔，占 47%（8/17），资助金额亦约占总经费的 47%，这显示台湾地区科技主管部门较侧重这两类研究计划的资助。

表 2-20　台湾地区科技主管部门资助高校传播学类中以健康为主题的计划

编号	年度	项目主持人	执行学校	计划名称	研究期间	研究经费（新台币元）
1	1998	徐美苓	政治大学新闻学系	健康宣导讯息设计与阅听人接受度之研究：以艾滋病公益广告为例	1997 年 8 月 1 日—1998 年 12 月 31 日	700100
2	2001	刘文英	世新大学口语传播学系	恐惧诉求在健康宣导讯息中效果之评估：以烟害防治宣导讯息为例	2001 年 8 月 1 日—2002 年 7 月 31 日	328300
3	2002	蔡莺莺	世新大学新闻学系	烟品健康福利捐与议题设定关系之实证研究	2002 年 8 月 1 日—2004 年 1 月 31 日	831100

续表

编号	年度	项目主持人	执行学校	计划名称	研究期间	研究经费(新台币元)
4	2002	徐美苓	政治大学新闻学系	公众健康的媒介倡导:以艾滋病议题为例	2002年8月1日—2004年1月31日	672900
5	2004	毛荣富	慈济大学传播学系	社区中健康讯息的传播模式:花莲县原住民社区的个案研究	2004年8月1日—2005年7月31日	400700
6	2004	徐美苓	政治大学新闻学系	台湾健康医疗新闻建构的在地性研究:以中西医对争议议题的论述为例	2004年8月1日—2006年1月31日	1017426
7	2005	林素真	义守大学大众传播学系	以互动科技推动健康促进传播计划:以学龄前儿童上呼吸道感染者之看顾者为例	2005年8月1日—2006年7月31日	519000
8	2006	邱玉蝉	长庚大学医务管理学系(所)	保健食品广告分析:健康资讯传播取向	2006年8月1日—2007年10月31日	574000
9	2007	蔡莺莺	慈济大学传播学系	媒体文本对儿童烟酒健康素养的影响	2007年8月1日—2009年7月31日	1510000
10	2007	徐美苓	政治大学新闻学系	新瓶旧酒?社会/健康问题的再建构:比较生育与毒瘾艾滋议题的论述模式	2007年8月1日—2010年2月28日	1827000
11	2008	纪慧君	淡江大学大众传播学系	当健康成为自我治理:剖析食物、身体、权力的关系	2008年8月1日—2010年7月31日	796000
12	2008	章光国	世新大学新闻学系	新闻报导中的全球性肥胖症:国际新闻媒体针对此公共健康之社会问题的纵性比较研究	2008年11月1日—2010年7月31日	1091000
13	2009	蔡莺莺	慈济大学传播学系	家庭沟通型态对青少年烟酒槟榔健康素养之影响	2009年8月1日—2010年7月31日	751000
14	2010	黄道明	台湾中央大学英美语文学系	红丝带主流化:艾滋非政府组织治理与性别布局	2010年8月1日—2011年7月31日	468000
15	2010	陈忆宁	政治大学广告学系	环境、安全与健康议题的风险中的危机传播:讯息产制、媒体表现、专家与民众的风险感知	2010年8月1日—2012年10月31日	1920000
16	2012	洪雅玲	辅仁大学影像传播学系	纸质媒体和网络媒体对低健康素养妇女之教育成效比较分析:以台北市新移民母亲为例	2012年8月1日—2013年7月31日	571000
17	2013	林承宇	世新大学通识教育中心	健康素养与法规范竞合策略之研究:以健康食品广告为中心	2013年8月1日—2015年7月31日	1224000
合计						15201526

注:本表依据台湾地区科技主管部门公布的信息进行统计与绘制。

其中,获资助金额最高的是 2010 年政治大学广告学系陈忆宁主持的"环境、安全与健康议题的风险中的危机传播:讯息产制、媒体表现、专家与民众的风险感知"计划,获新台币 1920000 元资助,其次是 2007 年政治大学新闻学系徐美苓主持的"新瓶旧酒? 社会/健康问题的再建构:比较生育与毒瘾艾滋议题的论述模式"计划,获新台币 1827000 元资助,再次是 2007 年慈济大学传播学系蔡莺莺主持的"媒体文本对儿童烟酒健康素养的影响"计划,获新台币 1510000 元资助。

(三) 台湾地区健康主管部门资助

台湾地区健康主管部门的主要任务为制定健康促进政策及法规,建构健康友善的支持环境,规划及推动生育健康、妇幼健康、儿童及青少年健康、中老年健康、烟品及槟榔等健康危害防治、癌症、心血管疾病及其他主要非传染疾病防治、健康监测与研究发展及特殊健康议题等健康促进业务。

为全面了解历年资助计划,作者登录该部门网页,以"健康传播"为检索词,检索日期选择截至 2013 年 8 月 6 日,共获 11 笔结果,资助计划集中于 2003—2012 年,特别是 2008 年有 4 笔资助,是资助计划中最多的一年。期间 11 笔资助金额合计为新台币 23686000 元,其中有 3 笔资助对象为高校,分别是阳明大学医务管理研究所、政治大学广告学系和世新大学公共传播学系,合计资助金额为新台币 8629000 元,占总资助金额的 36.4%;在资助财团法人、社团法人和医院方面,则各有 1 笔计划,分别是财团法人医院评鉴暨医疗质量策进会社、社团法人台湾新闻传播与法律学会及台北市立联合医院仁爱院区,3 笔合计为新台币 2549000元,占总资助金额的 10.8%;其余 5 笔计划的资助金额合计为新台币 12508000 元,占总资助金额的 52.8%,各项计划的资助金额详见表 2-21。

表 2-21　台湾地区健康主管部门资助计划金额统计(以"健康传播"为检索词)

年度	年度总资助金额 (新台币元)	年度百分比	资助项目笔数	平均资助金额 (新台币元)
2003	6300000	26.6%	1	6300000
2006	1311000	5.5%	1	1311000
2008	6065000	25.6%	4	1516250
2009	1018000	4.3%	1	1018000
2010	6274000	26.5%	2	3137000
2011	1402000	5.9%	1	1402000
2012	1316000	5.6%	1	1316000
合计	23686000	100%	11	

注:① 本表依据台湾地区健康主管部门公布的信息进行统计与绘制。
　　② 若干年度因资助金额为新台币 0 元,故未列入。

进一步分析可知,年度总资助金额排序前三名的年份分别是:2003 年(占 26.6%)、2010

年(占 26.5%)以及 2008 年(占 25.6%);若从平均资助金额统计,排序前三名则不变,依旧是 2003 年新台币 6300000 元、2010 年新台币 3137000 元以及 2008 年新台币 1516250 元。上述两个统计数据显示,2003 年是资助金额力度最强的一年,这笔经费系资助阳明大学医务管理研究所李丞华主持的"烟害防制政策及数据库中心"计划,研究时程自 2003 年 5 月至 12 月,说明"烟害防制计划"是台湾地区健康主管部门核心推动的健康传播计划。值得关注的是,分析该部门 2003—2012 年针对"健康传播"方面的资助计划,有 47.2% 的经费对外资助,其余 52.8% 的经费以资助内部机关和相关政策研究机构为主,特别是 2010—2012 年有明显的倾向,详见表 2-22。

表 2-22　台湾地区健康主管部门资助计划中以健康传播为主题的计划

编号	年度	研究人员	执行机构	计划名称	研究期间	研究经费(新台币元)
1	2003	李丞华	阳明大学医务管理研究所	烟害防制政策及资料库中心	2003 年 5 月—2003 年 12 月	6300000
2	2006	赖建都	政治大学广告学系	健康传播行销策略之评估研究:以鼓励生育为例	2006 年 1 月—2006 年 12 月	1311000
3	2008	周来志,邹清辉	台湾地区健康主管部门	网络健康传销效益推广计划	2008 年 1 月—2008 年 12 月	3516000
4	2008	纪雪云,郑自隆	财团法人医院评鉴暨医疗质量策进会	成人健康教育模式之研发与评价研究:以中学及以下教育程度之成人为例	2008 年 4 月—2009 年 3 月	843000
5	2008	彭玉章,牛隆光,蔡尚达,吕淑妤,纪樱珍	台北市立联合医院仁爱院区	卫教宣导品之讯息传播效果评估:以家庭主妇相关议题为例(身体活动议题)	2008 年 4 月—2009 年 3 月	952000
6	2008	徐振兴	社团法人台湾新闻传播与法律学会	2008 年科技计划:以平面媒体宣导健康讯息应用与评价	2008 年 4 月—2009 年 3 月	754000
7	2009	许安琪,赖正能	世新大学公共传播学系	2009 年科技计划:广播媒体健康讯息传播之受众分析探讨研究	2009 年 5 月—2010 年 4 月	1018000
8	2010	赵坤郁,许怡平,游伯村	台湾地区健康主管部门	健康新闻分析:以 2010 年台湾健康主管部门相关健康医疗新闻脉络分析研究	2010 年 1 月—2010 年 12 月	1000000
9	2010	叶加荣,邹清辉	台湾地区健康主管部门	民众健康知识之网络行销效果评估计划	2010 年 1 月—2010 年 12 月	5274000
10	2011	王培勋,庄晓霞,吴肖琪	政策研究基金会	外籍配偶健康讯息需求评估与传播模式	2011 年 1 月—2011 年 12 月	1402000

续表

编号	年度	研究人员	执行机构	计划名称	研究期间	研究经费（新台币元）
11	2012	庄晓霞	政策研究基金会	以健康促进观点探讨外籍配偶子女健康讯息需求评估与传播模式	2012 年 1 月—2012 年 12 月	1316000
合计						23686000

注：本表依据台湾地区健康主管部门公布的信息进行统计与绘制。

五、企业支持

　　台湾地区民间企业通过财团法人或社团法人成立基金会，协助政府举办与健康传播相关的策划行动，以统一企业集团"财团法人千禧之爱健康基金会"为例，从该基金会 2012 年年度财务报表中了解到，该会年度收入共计新台币 12326731 元，收入来源分为三部分：一是孳息收入；二是社会资助，包括捐赠收入和政府资助款两类；三是销售货物或劳务收入。在社会资助方面，财务报表中罗列捐赠收入计新台币 11356722 元（约占总收入 92.1%），此外，政府补助款为新台币 800000 元（约占总收入 6.5%），其余收入则包括孳息收入和提供劳务收入，合计新台币 170009 元（约占总收入 1.4%）。以上数据说明社会资助（募款）是该基金会的主要收入来源，其中捐赠收入占绝大部分，而政府补助仅占 6.5%。

　　该基金会自 2003 年成立以来，在健康传播策划行动的推展上，不断地通过广播、健康讲座、研讨会、新闻报道、公益广告、民众卫教等活动，教育民众预防慢性病及推广健康饮食的观念，更于 2006 年起，结合产、官、学力量，发起"代谢症候群的公益"倡导，宣传"腰围八九十，健康常维持""实践 3D 健康生活，远离代谢症候群"观念，开展健康饮食"天天五蔬果，健康跟随我"以及"多运动之 3D 健康生活"等活动，对台湾地区健康传播的促进与发展具有显著的成效。

六、研究专著和学术论文的出版与发表

（一）研究专著出版情况

　　2013 年 6 月 30 日，作者登录台湾地区图书馆数据库，以"健康传播"为检索词，查寻结果仅获 2 笔。资料中显示，台湾地区最早以健康传播为主体论述的著作是作者于 2007 年发表的《台湾健康传播之研究：以〈民生报〉1985—2005 年肺结核、艾滋病、SARS、禽流感议题建构之内容分析为例》；其次是 2008 年华杏出版社出版的《健康传播》，作者为诺瓦·科科伦（Nova Corcoran），译者为郭慧琳。由此显示，当时台湾地区在健康传播方面的研究著作或翻译作品十分匮乏。

（二）学术论文发表情况

　　学术论文方面，可分为四个部分探讨：第一部分是针对台湾地区历年健康传播研究在期

刊上的文献发表情况的统计和分析;第二部分是硕博士论文发表情况的统计和分析;第三部分是期刊文献与硕博士论文研究方向的比较与分析;第四部分是期刊文献和硕博士论文的交叉比较和分析。

1. 期刊文献分析

健康传播在台湾地区的研究不仅与当地卫生医疗体系的发展关系密切,也与大众传播的介入密不可分,其发展可溯自对"卫生教育""健康教育"和"健康促进"等三个领域的宏观探讨。若要进一步理解台湾地区以健康传播为主体论述的学术成果,作者以"健康传播"为篇名,通过台湾地区图书馆期刊数据库进行检索,发现台湾地区第一篇与健康传播相关的研究是1997年陈富莉于《卫生教育杂志》发表的《健康传播讯息诉求之分析:以吸烟议题为例》,说明1997年应是台湾地区以健康传播为主体论述的起步点。

（1）期刊文献统计

2013年6月30日,作者进入台湾地区图书馆期刊数据库检索,统计1996—2012年间以健康传播为主体论述的文献,共获12篇,其中2003年和2011年各有3篇,1999年有2篇,其余各年发表情况均介于0—1篇,详见表2-23。若从发表期刊类别分析,有10篇发表在新闻传播类期刊,其余2篇发表在医药卫生类期刊。统计结果显示,台湾地区以健康传播为主体论述的研究中,从投稿期刊的类别观察,新闻传播类期刊已占据主导地位。

表 2-23　以健康传播为主体论述的台湾地区期刊文献篇数统计

年度	1996	1997	1998	1999	2000	2001	2002	2003	2004
篇数	0	1	0	2	0	0	0	3	1

年度	2005	2006	2007	2008	2009	2010	2011	2012	合计
篇数	0	0	0	1	0	0	3	1	12

以健康传播为主体论述的文献仅有12篇,为能全面了解台湾地区期刊在健康传播方面的收稿情况,将关键词中有"健康传播"的文献也一并列入研究分析。

作者续以健康传播为关键词,进入台湾地区图书馆数据库检索,截至2013年6月30日,统计1996—2012年间文献,获24篇(包含以健康传播为主体论述的12篇)。说明即便扩大检索范围,17年间(1996—2012年)台湾地区健康传播相关学术论文的发表情况也并不乐观,平均每年不到2篇,除了2001年及2012年有2篇,1999年、2003年、2004年以及时隔6年后的2011年均有3篇论文的出现外,其他年度仅有0—1篇,详见表2-24。

表 2-24　台湾地区期刊文献篇数统计(以"健康传播"为关键词检索)

年度	1996	1997	1998	1999	2000	2001	2002	2003	2004
篇数	1	1	1	3	0	2	0	3	3

年度	2005	2006	2007	2008	2009	2010	2011	2012	合计
篇数	1	1	0	1	1	1	3	2	24

（2）期刊文献研究方向分析

有关研究方向分类标准详见前文。从研究方向分析，台湾地区以健康传播为主体论述的期刊文献中，发展趋势/理论研究方向占66.7%（8/12），其后依序为媒介研究、健康政策/活动计划研究和其他研究，占33.3%（4/12），相较于发展趋势/理论研究方向的文献偏多，与投稿期刊类别进行交叉分析后发现，发表在新闻传播类期刊的文献有7篇，而仅有1篇发表在医药卫生类期刊；从投稿情况与学术研究方向观察，此类研究方向偏多，对新闻传播类期刊而言，非良性发展，详见表2-25。

表2-25　以健康传播为主体论述的台湾地区期刊文献研究方向统计

编号	研究方向	篇数	百分比
1	发展趋势/理论研究	8	66.7%
2	媒介研究	2	16.7%
3	健康政策/活动计划研究	1	8.3%
4	受众研究	0	0
5	疾病防治研究	0	0
6	健康传播教育研究	0	0
7	健康营销产业研究	0	0
8	公共卫生事件研究	0	0
9	医患关系研究	0	0
10	行为研究	0	0
11	其他研究	1	8.3%
	合计	12	100%

由于以健康传播为主体论述的期刊文献较少，为能全面掌握台湾地区健康传播相关研究情况，进一步扩大检索，获24篇相关文献。分析24篇文献的研究方向，结果显示，居前三名的依序是发展趋势/理论研究（8篇）占33.3%（8/24），媒介研究占29.2%（7/24），受众研究占20.8%（5/24），详见表2-26。其中值得关注的是，交叉比较表2-25，不难发现发展趋势/理论研究方向在占比方面有明显下降，而媒介研究方向的篇数却增加了5篇，受众研究和健康传播教育研究方向的出现表明，在篇数不多的情况下，台湾地区健康传播研究的触角正朝向多元的发展前进。比较特殊的是在其他研究方向有1篇文献，由谢国廉1999年发表于《新闻学研究》期刊，该文从广告法令的视角探讨健康传播的人权理论，是健康传播领域未来值待耕耘的研究方向。[1]

---

① 谢国廉.规范烟酒广告之法令与言论自由权保障之冲突:横跨健康传播与人权理论之分析[J].新闻学研究,1999(61):223-245.

表 2-26　台湾地区期刊文献研究方向统计（以"健康传播"为关键词检索）

编号	研究方向	篇数	百分比
1	发展趋势/理论研究	8	33.3%
2	媒介研究	7	29.2%
3	受众研究	5	20.8%
4	健康政策/活动计划研究	2	8.3%
5	健康传播教育研究	1	4.2%
6	疾病防治研究	0	0
7	医患关系研究	0	0
8	行为研究	0	0
9	健康营销产业研究	0	0
10	公共卫生事件研究	0	0
11	其他研究	1	4.2%
	合计	24	100%

（3）投稿期刊类别分析

从发表的期刊类别分析，仅分两类，即新闻传播类和医药卫生类期刊，24 篇期刊文献分别刊登在 12 种期刊，其中新闻传播类期刊计 8 种，占期刊种类的 66.7%（8/12），17 篇文献占 70.8%（17/24），平均一种期刊刊登约 2.1 篇；医药卫生类期刊有 4 种，占期刊种类的 33.3%（4/12），7 篇文献占 29.2%（7/24），平均一种期刊刊登约 1.8 篇。这说明台湾地区新闻传播类期刊对健康传播研究的兴趣高于医药卫生类期刊，详见表 2-27。

表 2-27　台湾地区期刊类别篇数统计（以"健康传播"为关键词检索）

编号	期刊类别	期刊名称	篇数	小计	百分比
1		新闻学研究	6		
2		传播研究简讯	3		
3		传播与社会学刊	2		
4	新闻传播类	中华传播学刊	2	17	70.8%
5		资讯社会研究*	1		
6		玄奘信息传播学报	1		
7		中国广告学刊	1		
8		广播与电视	1		

续表

编号	期刊类别	期刊名称	篇数	小计	百分比
9	医药卫生类	健康促进暨卫生教育杂志/卫生教育杂志(原刊物名称)	3	7	29.2%
10		健康促进与卫生教育学报/卫生教育学报(原刊物名称)	2		
11		台湾性学学刊	1		
12		台湾医界	1		
合计			24	24	100%

*依照该刊简介,主要刊登信息社会学、传播科技与网络文化等相关议题的学术论文,故本书将此刊归类为新闻传播类期刊。

2. 硕博士论文分析

台湾地区硕博士论文方面,以"健康传播"为篇名进行检索,[①]通过台湾地区图书馆硕博士论文数据库,发现第一篇与之相关的硕士论文是阳明大学卫生福利研究所 2000 学年度的毕业论文,该论文是于 2001 年发表、由黄文鸿老师指导、蓝素祯所著的《台湾健康传播之分析:以威而钢新闻为例》。

(1)硕博士论文统计

作者 2013 年 7 月 8 日登录台湾地区图书馆硕博士论文数据库中检索,统计 1996—2011 学年度硕博士论文,[②]发现台湾地区高校以健康传播为主体论述的研究中,有硕士论文 9 篇、博士论文 0 篇。第一篇硕士论文发表于 2000 学年度,2001—2011 学年度发表篇数介于 0—2 篇,详见表 2-28。

表 2-28　以健康传播为主体论述的台湾地区硕士论文篇数统计

学年度*	2000	2001	2002	2003	2004	2005	2006	2007	2008	2009	2010	2011	2012	合计
篇数	1	0	0	2	0	2	0	1	1	0	0	2	0**	9

*台湾地区硕博士论文在图书馆数据库中以"学年度"为分类登录,非出版日期。

* *本表数据系 2013 年 7 月 8 日登录硕博士论文数据库检索结果,当时 2012 学年度的资料尚未登齐,2020 年 2 月 17 日再次检索与核对,检索结果显示 2012 学年度为 0 篇。为与全文检索日期同步及论述一致,故仅补上 2012 学年度的资料。

若扩大检索范围,以"健康传播"为关键词,获硕士论文 43 篇,博士论文 0 篇。从图 2-3 观察,2007—2010 学年度硕士论文的发表情况有较高的稳定性,近 6 年(2007—2012 学年度)硕士论文计 26 篇,占 60.5%(26/43),相较 1996—2002 学年度,可以看出台湾地区硕士论文自 2007 学年度后对健康传播研究的关注度略有上升趋势。

---

① 台湾地区硕博士论文以"篇名"检索。

② 台湾地区硕博士论文在图书馆数据库中以"学年度"为分类登录,出版年份为次年。

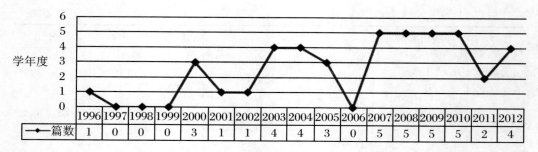

图 2-3　台湾地区硕士论文篇数统计（以"健康传播"为关键词）

注:① 本图数据系 2013 年 7 月 8 日登录硕博士论文数据库检索结果,当时 2012 学年度的资料尚未登齐,2020 年 2 月 17 日
　　再次检索与核对,检索结果显示 2012 学年度为 4 篇。为与全文检索日期同步及论述一致,故仅补上 2012 学年度的
　　资料。
　　② 2013 年检索时,图书馆将某篇硕士论文年份显示为 2008 年,2020 年再次检索与核对时,却发现为 2007 年,此数据
　　虽已在期刊发表,为维护学术正确性,故在此修正 2007 学年度为 5 篇(原 4 篇),2008 学年度为 5 篇(原 6 篇)。

（2）硕士论文研究方向分析

从研究方向分析,台湾地区硕士论文中媒介研究和疾病防治研究方向并列首位,合占 66.6%（6/9）,说明截至 2011 学年度（即 2012 年）台湾地区硕士论文在健康传播的研究方向比较倾向这两类,而受众研究、健康传播教育研究、公共卫生事件研究、健康政策/活动计划研究、医患关系研究等方向则完全阙如,详见表 2-29。

表 2-29　以健康传播为主体论述的台湾地区硕士论文研究方向统计

编号	研究方向	篇数	百分比
1	媒介研究	3	33.3%
2	疾病防治研究	3	33.3%
3	发展趋势/理论研究	1	11.1%
4	行为研究	1	11.1%
5	健康营销产业研究	1	11.1%
6	受众研究	0	0
7	健康传播教育研究	0	0
8	公共卫生事件研究	0	0
9	健康政策/活动计划研究	0	0
10	医患关系研究	0	0
11	其他研究	0	0
	合计	9	100%

由于篇数较少,为进一步了解台湾地区硕博士论文的研究方向,以"健康传播"为关键词,始获硕士论文 43 篇、博士论文 0 篇。硕士论文依旧是媒介研究方向最多,占 55.8%（24/43）,超过五成。进一步分析发现,其中有 54.2%（13/24）硕士论文集中于 2007—2012 学年度发表,说明媒介研究是当前台湾地区高校健康传播的主流研究,其后依序为疾病防治

研究（SARS、H1N1、杆菌性痢疾）、受众研究、健康营销产业研究、健康政策/活动计划研究、发展趋势/理论研究、公共卫生事件研究和行为研究等，而健康传播教育研究和医患关系研究方向则阙如，详见表2-30。

表 2-30 台湾地区硕士论文研究方向统计（以"健康传播"为关键词检索）

编号	研究方向	篇数	百分比
1	媒介研究	24	55.8%
2	疾病防治研究	5	11.6%
3	受众研究	4	9.3%
4	健康营销产业研究	3	7.0%
5	健康政策/活动计划研究	3	7.0%
6	发展趋势/理论研究	2	4.7%
7	公共卫生事件研究	1	2.3%
8	行为研究	1	2.3%
9	健康传播教育研究	0	0
10	医患关系研究	0	0
11	其他研究	0	0
	合计	43	100.0%

进一步分类与编码24篇媒介研究论文，发现研究报纸（新闻报道）议题的论文篇数列居第一，有12篇，占50.0%，其后依次为网络（网站、互联网）、广播、广告等，其中值得关注是以广播为议题研究的有2篇，而电视研究列居末位，仅有1篇，详见表2-31。

表 2-31 以健康传播为主体论述的台湾地区硕士论文媒介研究统计

编号	媒介研究	篇数	百分比
1	报纸（新闻报道）	12	50.0%
2	网络（网站、互联网）	5	20.9%
3	广播	2	8.3%
4	广告	2	8.3%
5	媒体综述（素养、责任、定位、角色、现况等）	2	8.3%
6	电视	1	4.2%
	合计	24	100.0%

3. 期刊文献和硕士论文研究方向比较与分析

将台湾地区期刊文献和高校硕士论文在研究方向方面进行比较，从统计篇数的排序中发现，除了媒介研究和发展趋势/理论研究略有交集外，基本上呈现背离现象，硕士论文研究方向中，如疾病防治研究、行为研究和健康营销产业研究等方向的研究，在期刊发表的情况则阙如，详见表2-32。

表 2-32　以健康传播为主体论述的台湾地区期刊文献和硕士论文研究方向统计

编号	期刊研究方向	篇数	百分比	编号	硕士研究方向	篇数	百分比
1	发展趋势/理论研究	8	66.7%	1	媒介研究	3	33.3%
2	媒介研究	2	16.7%	2	疾病防治研究	3	33.3%
3	健康政策/活动计划研究	1	8.3%	3	发展趋势/理论研究	1	11.1%
4	受众研究	0	0	4	行为研究	1	11.1%
5	疾病防治研究	0	0	5	健康营销产业研究	1	11.1%
6	健康传播教育研究	0	0	6	受众研究	0	0
7	健康营销产业研究	0	0	7	健康传播教育研究	0	0
8	公共卫生事件研究	0	0	8	公共卫生事件研究	0	0
9	医患关系研究	0	0	9	健康政策/活动计划研究	0	0
10	行为研究	0	0	10	医患关系研究	0	0
11	其他研究	1	8.3%	11	其他研究	0	0
	合计	12	100%		合计	9	100%

　　期刊文献与硕士论文的研究方向呈现背离态势,且篇数过少,有几种原因:一是台湾地区对硕士生的毕业要求并未严格规定须有 1 篇以上的相关论文发表;二是硕士生在学期间发表的论文,有可能与健康有关,但未必会以"健康传播"为标题,若此,在本次调研中无法体现出(因标题中包含的"健康"一词不在本书的检索范畴内);三是文献在外文期刊发表,而不在台湾地区的中文期刊上发表。但终其结果显示,台湾地区的期刊文献与硕士论文在研究方向上呈现背离状态。

　　由期刊文献和硕士论文以健康传播为篇名的检索结果了解,两者均篇数较少,为能全面地梳理台湾地区学术论文研究方向的脉络,采取扩大检索范畴的方式,以"健康传播"为关键词,获期刊文献 24 篇,硕士论文 43 篇,详见表 2-33。比较表 2-32 与表 2-33,期刊增加的 12 篇文献中绝大多数是来自媒介研究和受众研究方向,前者由 2 篇增加到 7 篇,后者由 0 篇增加到 5 篇,两者共增加 10 篇,占期刊增加的 83.3%(10/12)。同理,硕士论文增加的 34 篇中媒介研究有 21 篇,换言之,硕士论文增加的 34 篇中有 61.8%(21/34)来自媒介研究方向,研究显示,当扩大检索范围时,硕士论文的研究方向大幅度地向媒介研究方向倾斜。

表 2-33　台湾地区期刊和硕士论文研究方向统计(以"健康传播"为关键词检索)

编号	期刊研究方向	篇数	百分比	编号	硕士研究方向	篇数	百分比
1	发展趋势/理论研究	8	33.3%	1	媒介研究	24	55.8%
2	媒介研究	7	29.2%	2	疾病防治研究	5	11.6%
3	受众研究	5	20.8%	3	受众研究	4	9.3%
4	健康政策/活动计划研究	2	8.3%	4	健康营销产业研究	3	7.0%
5	健康传播教育研究	1	4.2%	5	健康政策/活动计划研究	3	7.0%

编号	期刊研究方向	篇数	百分比	编号	硕士研究方向	篇数	百分比
6	疾病防治研究	0	0	6	发展趋势/理论研究	2	4.7%
7	医患关系研究	0	0	7	公共卫生事件研究	1	2.3%
8	行为研究	0	0	8	行为研究	1	2.3%
9	健康营销产业研究	0	0	9	健康传播教育研究	0	0
10	公共卫生事件研究	0	0	10	医患关系研究	0	0
11	其他研究	1	4.2%	11	其他研究	0	0
	合计	24	100%		合计	43	100.0%

进一步分析样本中的研究方向,期刊文献中排序前三名依序为发展趋势/理论研究、媒介研究和受众研究等方向,三项合计占83.3%(20/24);硕士论文方面,排序前三名依序为:媒介研究、疾病防治研究和受众研究等方向,三项合计占76.7%(33/43);期刊排序前三名者,在硕士论文中均有具体篇数呈现,相对在硕士论文中排名第二、第四项者,即疾病防治研究和健康营销产业研究在期刊论文则为0篇,此外如公共卫生事件研究和行为研究在期刊论文亦为0篇,说明即便扩大检索范围,期刊文献和硕士论文的研究方向基本上依旧呈现脱钩现象,且朝双轨发展。

4. 期刊文献和硕士论文综合比较与分析

期刊文献方面,以健康传播为主体论述的研究共计12篇,投稿篇数中以新闻传播类期刊占据主导地位。从研究方向分析,发展趋势/理论研究方向的文献有8篇之多,占总篇数的66.7%(8/12),而这8篇中有7篇文献发表在新闻传播类期刊,占87.5%(7/8),这表明研究方向有待加强。若扩大检索范围,将健康传播作为关键词列入查寻条件,获24篇文章,其中发表在新闻传播类期刊占70.8%(17/24),而发表在医药卫生类期刊占29.2%(7/24),说明台湾地区新闻传播类的期刊对健康传播研究方向的刊登兴趣远高于医药卫生类期刊。

硕士论文方面(无博士论文),以健康传播为主体论述的论文仅有9篇。从研究方向分析,媒介研究和疾病防治研究等方向并居首位,合计6篇,占总篇数的66.6%。若从扩大检索范围,将关键词列入查寻条件,则获43篇硕士论文,研究方向中媒介研究占55.8%(24/43),其中有54.2%(13/24)的硕士论文集中于2007—2012学年度发表,说明媒介研究方向是当前台湾地区高校健康传播研究的主流研究方向,而媒介研究中以报纸(新闻报道)为研究方向的列居首位,占50.0%(12/24),其次是以网络(网站、互联网)议题为研究方向,这是值待后续关注的发展热点。

第三章　健康素养研究概述

第一节　健康素养研究背景

2009年12月18日,卫生部公布首次中国居民健康素养调查报告,结果显示,我国居民具备健康素养的总体水平为6.48%,即每100人中不到7人具备健康素养。从健康素养的调研数据中了解到,具备"基本知识和理念素养""健康生活方式与行为素养"和"基本技能素养"的人口比例分别是14.97%、6.93%和20.39%,其中"健康生活方式与行为素养"比例明显偏低,特别是城乡居民的差异、低龄和高龄人群健康素养水平较低等问题一一浮出台面。这些数字不仅说明一个现象,其背后还显示出我国整体卫生教育、健康促进计划,乃至社会医疗保险、卫生产出即将面临严峻的挑战。

近年来在卫生保健系统和公共健康领域中对健康素养的研究日益受到关注,许多欧美国家已将健康素养列为未来卫生保健策略的重要指标之一,目的在于提升国民自我健康照护的行为能力、促进医疗服务资源的有效运用、减少卫生医疗成本的支出、杜绝健康不平等问题的出现。因此,有学者认为健康素养应是21世纪人类健康投资的共通货币。[①]2005年世界卫生组织在泰国曼谷召开"促进全球健康大会",会议通过《促进健康宪章》,呼吁各国政府高度重视国民健康问题,把提高人们的健康水平纳入发展大纲,制定具有凝聚力的政策,并联合社会团体、私营企业和国际机构,共同提升人类的健康水平。[②]这些举措说明,国际将提升公众健康素养视为预防疾病和促进健康中的一个优先领域。

健康素养作为一个与卫生产出相关的变量,近年来受到国内外学术机构和各国政府高度的重视。20世纪70年代和80年代,健康素养的开创性工作中大部分源于健康教育和健康传播领域。许多基金会及医学研究机构相继聚焦在健康素养的研究议题上,如2002年美国医学研究机构(Institute of Medicine,IOM)召开健康素养委员会议,该委员会由美国家庭医生基金会、加州卫生保健基金会、共同财富基金、国家癌症研究所、辉瑞公司等赞助,委员会成员包括公共健康、基层医疗保健、健康传播学、社会学、人类学、成人素养教育等领域的

---

① Ratzan S C. Health literacy:Communication for the public good[J]. Health Promotion International,2001,16(2):207-214.

② 联合国. 卫生组织召开"促进全球健康大会",通过《促进健康宪章》[EB/OL]. [2005-08-11]. http://www. un. org/chinese/News/fullstorynews. asp? newsID=4158.

专业人士。[①]

此外,从美国《健康国民 2020》(*Health People 2020*)对未来 10 年的健康规划报告中可以了解到美国对国民健康素养的重视,该报告是立基于四项倡议逐步发展而来的,成因于1979 年的一份报告,名为《健康国民:外科医生对健康促进和疾病预防的总报告》。自此,一系列健康规划随即展开,从《健康国民 1990》的"促进健康/预防疾病:为国家目标",到之后《健康国民 2000》的"全民健康促进与疾病预防目标",再到《健康国民 2010》的"促进健康为目标",直至现今的《健康国民 2020》。[②] 其他先进国家对健康素养同样给予高度的重视,诸如 2000 年日本发布的《二十一世纪打造国民健康运动报告书》[③]和 2006 年英国健康局委托出版的《我们的健康》(*It's Our Health*)[④]等,从中可以窥见,提升公众健康素养、增进公众自我健康管理意识,已是先进国家提升综合国力的战略共识。

第二节　健康素养研究意义

健康素养起初在美国被特别用来描述和解释病人识字水平与遵守医嘱能力之间的关系。1999 年,美国医学协会(American Medical Association,AMA)将健康素养定义为:指有基本的阅读、理解与识数能力,并可以在卫生保健环境下运作。[⑤] 此定义显然是聚焦于公众对医学用药知识的阅读与理解能力的高低,并将其作为健康素养的指标。其能力可区分为口语(oral)及文字类型(print)的能力,均涵盖对语言及数字概念的了解。与口语相关的能力包括听说能力、对于健康信息的理解及应用能力;而文字类型相关的能力是书写与阅读的能力,对于健康信息的理解及应用与做出决定所需的技能。

美国之所以重视基本的阅读、理解与识数能力,是因为 IOM 在其发表的一份报告中指出,美国大约有半数成年人处于低功能性的识字能力状态中,这意味着他们缺乏充分参与美国社会生活所需的素养技能。因此该报告提醒美国应注意低健康素养的病人对卫生体系可能将造成消极的后果。一份被广泛引用的研究结果表明,随着低健康素养病人人数的增加,每年有 730 亿美元(1998 年的美元)的额外医疗支出。[②] 依据戴维斯(Davis)等人的研究,病人若不能理解书面或口语的健康信息,可能对他们健康产生不利的后果,因此需要了解病人

---

①　Lynn N,Allison M. Health literacy:a prescription to end confusion[M]. Washington,DC:The National Academies Press,2004:19-30.

②　History & Development of Healthy People[EB/OL]. [2011-06-05]. http://www. healthypeople. gov/2020/about/history. aspx. Healthy People 原中文译词为"健康人",经作者阅读全文后并参照他文,认为 Healthy People 中文译词为"健康国民"较适切,故将全文统一为此译词。

③　项安波. 日本:7 件提高全民健康素养的大事[J]. 健康管理,2010(7):36-39.

④　National Social Marketing Centre. It's our health:realising the potential of effective social marketing[R]. National Consumer Council,2006:1-44.

⑤　Schloman,B. Information Resources:"Health literacy:a key ingredient for managing personal health."[J/OL]. Online Journal of Issues in Nursing,2004,9(2):6. www. nursingworld. org/MainMenuCategories/ANAMarketplace/ANAPeriodicals/OJIN/TableofContents/Volume92004/No2May04/HealthLiteracyAKeyIngredientforManagingPersonalHealth. aspx.

的阅读局限才能提供有效的健康传播。③

提供有效的健康传播的前提是了解病人的阅读局限,然而现实中却出现两种情况。第一种情况是,调查表明许多成年人低估了自己的能力,不认为自己是需要帮助的,不超过 5% 的成年人表示有阅读障碍,也有相同比例的人承认有识数困难,仅有 10% 左右的人承认在拼写时有问题。同时,很多人不知道自己缺乏阅读和拼写的能力,即使知道,也不把它当成一个问题。当然,若承认它,可能会被认为是一个"奇耻大辱"。④ 另一种情况出现在医师对患者的判断,即使是经验丰富且从业多年的医师,对某些患者的病情可能也会有误判的情况发生,因为这些患者在就诊过程中看起来态度或行为正常且说话条理清晰,但事实上却有阅续障碍,属于功能性健康素养较低的人群。而这群低健康素养者将会为医疗卫生体系带来另一个潜在的风险,即误导医护人员的判断,以致其忽略或未能及时加强健康倡导。

缺乏健康素养的影响后果为何?一项研究发现,低健康素养的病人较少接纳预防性的服务,且经常不遵守医疗指示服药,并有严重的健康问题。因此,低健康素养(知能)的病人反而有可能对医疗保健的服务有较高的使用率。⑤美国健康护理策略中心已针对此问题进行研究,研究发现,缺乏健康素养(知能)的民众面临的问题包括:① 无法理解医疗专业人士给予的书面及口头资讯;② 无法遵守必要的程序与指示,如服药与约诊要求;③ 无法了解医疗系统的运作流程以获取必要的服务。同时,这些民众较容易造成下列问题:① 通过国家出资的计划获得医疗保健服务;② 带来较高的医疗成本;③ 健康状况不佳,例如,小范围的调查显示,末期前列腺癌与 HIV 阳性的成年病患较可能因为不了解用药指示而无法正确服药;④ 住院与使用急救服务的概率较高;⑤ 相对较少使用预防性治疗。⑥

第三节 健康素养研究内容

本书试图通过实证调查和研究,系统地把握我国居民健康素养的现况,为健康促进和健康教育奠定未来战略规划的基础,同时通过借鉴各国的测评经验和实证理论,研究构建适合我国健康素养的健康传播理论,以提高我国居民健康素养测评水平。本研究以我国卫生部《中国公民健康素养——基本知识与技能(试行)》的 66 条规范为研究框架,研究内容重点包括以下三点:

(1)国内外健康素养文献综述及测评工具的分析。借鉴国外健康素养的测评工具,对其进行梳理和分析,并对国内健康素养和健康传播等领域的前沿研究成果和文献资料进行总结。

(2)研发与设计《中国健康素养量表》测评工具。以居民"健康素养认知"和"健康信息

---

③ Davis T C, Michielutte R, Askov E N, et al. Practical assessment of adult literacy in health care[J]. Health Education & Behavior,1998,25(5):613-624.

④ Claus Moser. A fresh start:improving literacy and numeracy[R]. The Report of the Working Group chaired. 1999.

⑥ 锺燕宜.民众健康知能的发展与衡量[J].医药产业管理与教育论丛,2007,1(1):51-70.

需求"为理念基础,并契合当下网络新媒体传播蓬勃发展的现状,首次研发适合我国居民且具备共性的测评工具,称之为《中国健康素养量表》(Chinese Health Literacy Scale, CHLS)。CHLS 的研发与设计,系从媒介信息、健康行为、健康教育、健康信息传播等四个角度切入,所依托的理论有二,一是健康传播原理,二是"知—信—行模式"理论。

(3)建立适合于我国居民的"健康素养问卷调查"题库。基于对国外健康素养测评工具的利弊分析,CHLS 指标的建立是为避免在移植国外测评工具的过程中,因文化隔阂和引用差异而对信度与效度造成的不利潜在影响,因此在 CHLS 指标的产生与设计过程中,主要依据促进民众健康行为的八项指标,分别是:① 基本健康行为;② 戒除不良嗜好;③ 预警行为;④ 避开环境危害;⑤ 保健行为;⑥ 求医行为;⑦ 遵医行为;⑧ 情绪管理,此外,其内容亦以 2009 年首次中国居民健康素养调查中的"基本知识和理念"(25 条)、"健康生活方式与行为"(34 条)、"基本技能素养"(7 条)等,共 66 条内容为参考基础。同时,CHLS 测评亦结合了媒体健康素养的概念,并参酌"全国居民健康素养监测调查问卷"[①]、苏哲能等人"台湾健康知能(素养)量表"[②]、锺燕宜"民众健康知能(素养)量表"[③]、蔡慈仪等人"中文健康识能(素养)评估表"[④]等测评工具,对其进行修改与创新,而所有的问卷题测将围绕当前我国主要的健康议题,并在健康传播的视角下,以一级指标六个维度的题测为框架,分别是:① 生活与保健素养(14 题);② 信息媒介素养(10 题);③ 安全与心理素养(6 题);④ 医学词汇素养(10 题);⑤ 医疗与药物素养(5 题);⑥ 健康基本技能素养(5 题)等,共 50 题。图 3-1 所示为本书研究内容的框架。

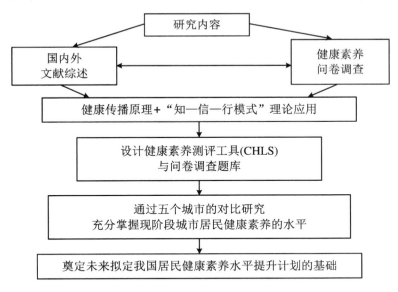

图 3-1 本书研究内容的框架

① 杨茉.全国居民健康素养监测调查问卷[EB/OL].[2013-12-10].http://news.my399.com/local/content/2013-12/10/content_1059871.htm.

② 苏哲能,张淑凤,陈荣基,等.台湾健康知能量表之初探性研究[J].台湾医学,2008,12(5):525-536.

③ 锺燕宜.民众健康知能的发展与衡量[J].医药产业管理与教育论丛,2007,1(1):51-70.

④ 蔡慈仪,李守义,蔡忆文,等.中文健康识能评估表的发展与测试[J].医学教育,2010,14(2):122-136.

第四节　健康素养研究目的

本书以卫生部《中国公民健康素养——基本知识与技能（试行）》的 66 条内容为基础，以北京、天津、上海、重庆、台北等五个城市为目标调研城市，并运用健康传播原理，针对我国居民在"批判性思考能力""信息交流能力""正确解决问题能力"三个方面的健康素养能力进行综合研究和比较分析，试图从实证研究中，通过市场细分，挖掘我国居民健康素养降低的核心问题，寻找适切、可运用的健康传播原理以及其相关理论，探究未来改进现有健康促进计划和健康教育不足之处的举措，并为其提供参考依据。为此，本书试图通过问卷调查的形式，获取以下研究目标：

（1）完成我国居民健康素养的差异和比较分析。

（2）完成我国居民获取健康信息的来源渠道分析。

（3）思考如何有效运用健康传播及其相关理论测评我国居民的健康素养水平。

第五节　健康素养研究思路

2009 年 12 月 18 日，卫生部公布首次中国居民健康素养调查报告，报告中指出"关于信息获取、互动、独立决策与评判等高层次健康素养能力的测评内容涉及较少，有待今后进一步的完善和发展"的现状与问题，[①]这正是本书引为借鉴之处。该调查报告是我国当前较具全面性的一项研究，覆盖全国 31 个省（自治区、直辖市）及新疆生产建设兵团，从测评的内涵到研究的范畴，都具抛砖引玉的精神和承先启后的作用。但由于覆盖区域甚广，其研究上难免存在盲点，殷鉴于此，本书将其不足之处列为本次研究思路的重点方向，说明如下：

（1）选择具有指标性的城市作为调研目标。我国沿海与内陆城市在社会、经济水平方面差距甚大，为获得有效的参考数据，运用市场细分法，将行政水平相同的城市放在同一平台上测评，故选择北京、天津、上海、重庆、台北等五个城市作为本次目标调研的城市，期望在调研过程中，尽量避免外在、非客观的环境因素影响测评的信度和效度，有助日后量身定制健康促进和健康教育的策略。

（2）注重问卷题测内容的普适性与答题难易度的合理分配。特针对此次调研中的问卷题测，设计三级指标作为研究框架。一级指标涵盖六个维度的测评，包括生活与保健素养、信息媒介素养、安全与心理素养、医学词汇素养、医疗与药物素养、健康基本技能素养。二级指标系建立在健康知识和健康技能内涵的基础上，具体的三类指标分别是"知识类""行为

---

① 卫生部.首次中国居民健康素养调查报告［R］.北京:卫生部妇幼保健与社区卫生司,2009.

类"和"技能类"。三级指标在二级指标的框架下设计,细分为"知识类"——包括传染病预防知识、慢性病预防知识、癌症预防知识、老龄疾病预防知识、身心健康知识、预警知识、饮食安全知识、医药与保健知识等;"行为类"——包括健康行为、求医/遵医行为、预警行为等;"技能类"——指健康技能方面,主要测试受测者的阅读能力与计算能力等,共计 11 项测评内容。

(3) 针对我国现存的主要健康问题,对症下药,从而提升我国居民的健康素养能力。本次调研的核心测试在于五项能力的测评:① 健康知识与判断能力分析;② 媒体与图文信息传播渠道分析;③ 健康行为实践与健康决定(判断能力)分析;④ 医学词汇知晓程度与信息传播渠道分析;⑤ 识读与计算能力分析。将这五项核心能力的测评作为问卷设计的方向,所获得的研究结果与分析,将有助于健康传播策略的设计和方案的落实。

(4) 测评内容除了借鉴我国测评工具外,还对国外常用的测评工具进行了探究,包括快速预测成人医学素养测评工具(Rapid Estimate of Adult Literacy in Medicine,REALM)[1]、成人功能性健康素养测评工具(Test of Functional Health Literacy in Adults,TOFHLA)[2]、健康素养组合测评工具(Health Literacy Component,HLC)[3]、成人快速甄别健康素养测评工具(Short Test of Functional Health Literacy in Adults,STOFHLA)[4]、大范围的阅读分级测评工具(Wide Range Achievement Test,WRAT)[5]、健康活动素养量表测评工具(Health Activity Literacy Scale,HALS)[6]、最新关键信息测评工具(Newest Vital Sign,NVS)[7]等方法,这七种测评工具实施的目标、应用、场域、功能性各有不同,各具特色,在引用前,将依照我国居民的需求,选择其中某项或综合各项优势作为本次测评方法的参考依据。

(5) 后续研究的展望。本次调研聚集于五个城市的测评,从健康传播的理论中寻找可运用的理论,通过市场细分,试图于后续研究中拟定提升我国居民健康素养水平的传播策略和方案。五个城市具有优越的政治、经济和就业环境,可以起到引领风潮的带头作用,应用当地就业市场中外省劳动人口的流动原理、由上(所在城市)而下(原乡地)的传播方式、再回流就业场域的双向传播,即由"点"(所在城市)、"线"(回乡动线)、"面"(原乡地)、"体"(原乡地所在省份)进行循环且全面的交流,换言之,以五个城市为核心圆,向边缘外省市、县进行扩散传播,目的是为未来研究计划和实践奠定坚实的基础,以达到事半功倍的传播效果。

① Davis T C,Holcombe R F,Berkel H J,et al. Informed consent for clinical trials:a comparative study of standard versus simplified forms[J].Journal of the National Cancer Institute,1998,90(9):668-674.

② Baker D W,Williams M V,Parker R M,et al. Development of a brief test to measure functional health literacy[J].Patient Education & Counseling,1999(38):33-42.

③ 王萍.国内外健康素养研究进展[J].中国健康教育,2010,26(4):298-302.

④ Chew L D,Bradley K A,Boyko E J. Brief questions to identify patients with inadequate health literacy[J].Family Medicine,2004,36(8):588-594.

⑤ Wilkinson G S. Wide Range Achievement Test:WRAT3[M].Wilmington,DE:Wide Range,1993.

⑥ Nutbeam D. Defining and measuring health literacy:what can we learn from literacy studies?[J].International Journal of Public Health,2009,54(5):303-305.

⑦ Weiss B D,Mays M Z,Martz W,et al. Quick assessment of literacy in primary care:the Newest Vital Sign[J].The Annals of Family Medicine,2005,3(6):514-522.

第六节　健康素养研究突破与难点

本次调研需突破的重点有四个方面,分别为:① 首次从健康传播的视野进行我国(五个城市)居民健康素养的调查研究工作;② 首次联合台湾地区学者参与本次调查与研究;③ 问卷内容契合居民健康的范畴,包括医学认知(医学词汇、用药/服药知识等)、社会认知(环境安全、医疗安全、食品安全等)、信息认知(信息获取、传播行为等)、保健认知(身体、心理、饮食等)等方面为题测的设计,并以系统化、生活化的方式进行分类和答序设计,而所有的问题也直指核心目标研究;④ 问卷内容的设计方面,不限以文字说明作为唯一的表述方式,同时包含图示等其他形式,共同列入问卷题型设计的范畴。此外,亦加强对受测者的基本资料,如网络信息、新媒体使用情况等相关信息进行的调查。

研究难点有二,具体表现为:① 因地域分散,人力、物力、财力、时程的安排是一大挑战;② 问卷调查设计的周延与善后的汇整方面,对于访查员的遴选、培训和调度以及受测者的配合度等问题,必须事前一一做好万全的准备与配套工作。

研究经验分享:纸本问卷调查

1. 访查员遴选过程中要注意地理区域的分配,同时要集中培训,要将问卷填写内容的过程中应注意的事项说明清楚,问卷发放与回收要有统一标准的作业模式;每一份问卷要编号,方便计数;发放与回收问卷数必须一致,不可遗漏;调查对象要预先告知年龄层分配问题,勿对某一群体过于偏向。

2. 对于每份填写好的问卷,访查员必须逐一检查是否有漏填的情况。回收完成后,若发现有漏填的问卷,则必须作废。为降低作废问卷的数量,访查员的培训与检查的工作必须做到位。

3. 本次调查问卷计50题,其中有10题为双题测(即一题有两个维度测评),合计为60题。每份问卷录入时需键入最大数量为89次(含限选3项复选题),本次调查问卷共计1655份,合计需键入147295次。此外,在处理数据时,每份问卷需有两位人员配合输入(一位负责审读数据,以协助另一位输入至Excel表中),这是一项大工程;输入后,需将Excel的数据调整成能打印为纸本的格式,方便人工进行2—3次的校对,五个城市共计20大张表格,每张表格长达2米,这又是一项校对难题;纸本校对后,再进行电脑数据校正,程序同前述,如此反复作业需进行2—3次,以防错误。这是纸本问卷耗费最大工程量的部分,亦是最大的难题。

4. 纸本问卷的优势在于题测可以较多,受测者的年龄层、居住区域、性别、职业等可以事前采用排除法进行,这是网络问卷无法达成的。

第七节　健康素养研究方法

本次调研系定量与定性研究的结合。定性研究系将国内外文献进行综述,借鉴国外健康素养的实证经验与测评工具的运用,对其进行梳理和分析,对国内健康素养和健康传播的实践与运用现况进行综合分析,根据实际情况提出研究问题,总结健康素养和健康传播等领域前沿的研究成果和文献资料。同时,汇集相关领域的学者或研究者的建议,针对当前提升我国居民健康素养的相关问题、有待加强的部分、可运用的传播渠道和资源,进行广泛且深入的探讨,为设计问卷内容奠定坚实的基础。

定量研究系以问卷调查方式进行,调查方法采取"三角交叉检视抽样"(triangulated sampling)调查[①],即抽样方法以三种方式进行。之所以采用此法,系经过评估可掌握的资源及其可行性,并确保能在有限的时程中完成调查。调查方法说明如下:

第一阶段:采用"志愿者抽样"(volunteer sampling),以遴选志愿者的方式,选取户籍在北京、天津、上海、重庆、台北等五个城市的 52 位在读学生,以及 10 位在职社会人士,合计 62 位志愿者担任"种子访查员",完成第一阶段在街头巷弄定点发放调查问卷的工作。

第二阶段:通过 62 名志愿者"种子访查员"(志愿者)的社群网络进行"链式抽样"(chain sampling),或称"滚雪球抽样"(snowball sampling)。

第三阶段:采取"机会抽样"(opportunistic sampling)是为弥补社群网络的不足,针对施测现场进行一对一的访查过程,采取意外机会拓展(指受测者的延伸引荐)方式,即此受测者不在访查员的社群网络名单之中,而在延伸名单中。本次因采用三角交叉检视抽样调查,所以保证了调研团队得以顺利完成 1831 份的问卷调查工作,回收有效问卷共计 1655 份。

第八节　健康素养研究样本选择、调研日程与样本数

1. 样本选择

(1)调研城市:北京、天津、上海、重庆、台北。

(2)调研对象:户籍在上述五个调研城市且年龄在 15 岁以上的居民(依照选择的城市进行三角交叉检视抽样调查)。

2. 调研日程

本次问卷采取一对一实地发放的方式,基于时间、效度的考虑,采取同步施测,说明如下:

---

① 普拉尼·利亚姆帕特唐·道格拉斯·艾子.质性研究方法:健康及相关专业研究指南[M].郑显兰,等译.重庆:重庆大学出版社,2009.

（1）预试调日程：

① 于 2014 年 11 月 19 日及 12 月 30 日、31 日分别进行三次预试调，回收有效样本 168 份问卷。

② 2015 年 1 月针对预试调后的问卷进行修改，并进行第四次预试调，之后再进行最后一轮修正，回收有效问卷 53 份。本次调查中，预试调前后共计四次，合计回收有效样本 221 份。

（2）正式调研日程：2015 年 2 月 1 日—4 月 30 日。

（3）数据录入与校对日期：2015 年 5 月 30 日前完成。

3．样本数

五个城市问卷发放共计 1831 份，经反复查核，回收有效问卷 1655 份，回收有效问卷率达 90.4%，详见表 3-1。

表 3-1　五个城市调查问卷的发放与回收统计

编号	城市	问卷发放数	回收有效问卷数	回收有效问卷率
1	北京	380	342	90.0%
2	天津	375	327	87.2%
3	上海	366	319	87.2%
4	重庆	360	343	95.3%
5	台北	350	324	92.6%
合计		1831	1655	90.4%

第九节　健康素养研究进度

（1）2011 年 11 月：收集、整理文献资料，并进行调研准备工作。

（2）2012 年 1 月—6 月：邀请相关领域的学者和研究者进行交流，针对当前健康传播和健康素养存在的问题进行讨论，为制定问卷题测内容提供参考依据。

（3）2012 年 7 月—12 月：阅读国外健康素养测评工具的相关文献。

（4）2013 年 1 月—12 月：汇整与梳理国内外的相关文献，并进行理论研究和运用的可行性分析。招募核心"联络员"。

（5）2014 年 1 月—12 月：进行健康素养指标建立与问卷调查内容题型设计，并做初步预试调及小规模预试调。召开"联络员会议"，招募"种子访查员"。

（6）2015 年 1 月—4 月：将预试调结果进行反复修改后，正式施测。同时展开"种子访查员"的遴选和培训工作，安排调研日程，并分配种子访查员所执行的调研地区，收集调研地区相关资料并熟悉地理环境。开始进行五个城市的问卷调查工作。

（7）2015 年 5 月—6 月：进行所有问卷的统计、汇整、归纳、比较分析等研究工作。

（8）2015 年 7 月后：文稿统整、撰写、投稿 CSSCI 和 CSCD 期刊。

第十节　健康素养研究词汇与说明

（1）健康素养：health literacy 的中文译词有"健康素养""健康知能"或"健康识能"等，为便于行文，将国内外文献均以"健康素养"为统一译文。

（2）阅读能力：为统一国内外引文和翻译，将"视读能力"均改以"阅读能力"为统一用词。

（3）问卷调查：题测内容分为两个版本，一为简体版（适用于大陆地区调研），一为繁体版（适用于台湾地区调研），其中医疗相关专有名词的转换详见表3-2。

表 3-2　两岸医疗相关专有名词转换

编号	大陆地区表述方法	台湾地区表述方法
1	阿尔茨海默病	阿兹海默病
2	乙肝	B 型肝炎
3	B 超	超音波检查
4	安全套	保险套
5	抑郁	忧郁

第四章　健康素养与健康传播

　　"健康素养"的英文译词是 health literacy,其中 literacy 的中文译词有"素养""知能"或"识能"等,一般采用"素养"为译词。部分地区采用"知能"或"识能"为译词,系基于 1991 年《美国国家素养(知能)法案》(*National Literacy Act*),根据 1985 年美国全国教育进步评量调查与会专家的共识,将知能(素养)定义为"个人读、写与说英文的能力,以及能熟练计算并解决问题,使其能足以在工作与社交上发挥功能、完成个人的理想、开发个人知识与潜在的能力"。[①] 因此,literacy 一词不再局限于学校教育中读、写、听、说的基本能力,进而指向该能力是否具有辨识能力,对其所搜寻(选择)的知识(信息)能否解决其健康问题。

　　近年来西方国家将素养的概念引介至健康领域中,并成为促进个体健康知识的一种潜能,甚至作为自我健康效能、健康动机与健康抉择的依据。健康素养的培养需要通过一连串复杂的分析与决策技巧,绝非仅指阅读能力,更希望将这些技巧和能力运用到所处的医疗保健系统中,并能充分解决生活中的健康问题,包括面对复杂难懂的医药信息和决定采取哪一种治疗方法,以及解读医疗检查的结果、理解医嘱信息和服药剂量等的能力,这些能力皆需涉及对健康信息的理解与认知、健康信息搜寻的技能,以及对健康风险与医疗保险利益的评估等,因此健康素养成为个体健康效能的综合指标。

　　总的来说,literacy 一词不仅是理解与辨识能力的呈现,更是个人执行力与判断力的综合体现。目前学界普遍采用"健康素养"一词,故本书以"素养"作为中文的译词,同时为便于行文,后文中将国内外文献均以"健康素养"作为统一译词。

第一节　健康素养的定义

　　健康素养的概念由美国学者西蒙兹(Simonds)于 1974 年发表一篇名为 *Health Education as Social Policy*(《健康教育作为社会政策》)的文章中率先提出,该文主要讨论健康教育作为政策议题时对卫生保健系统、教育系统和大众传播的影响。[②] 从西蒙兹的文章中了解,早期使用健康素养一词是为了表明健康素养和健康教育之间的联系,研究表明低健

---

　　① 苏哲能,张淑凤,陈荣基,等.台湾健康知能量表之初探性研究[J].台湾医学,2008,12(5):525-536.
　　② Ratzan S C. Health literacy:communication for the public good[J]. Health Promotion International,2001,16(2):207-214.

康素养来自健康教育的失败,然而健康素养不应仅是教育系统内存在的问题。① 在美国,健康素养最早被特别用来描述和解释病人的识字水平,以及其与遵守医嘱能力之间的关系。随着健康素养的研究和发展,健康素养逐渐被学界关注,40 多年来,相关问题被探讨于健康文献,期间不乏学者或组织对健康素养进行定义,试图能更全面地诠释健康素养的概念。

1995 年美国《国家健康教育标准》(*National Health Education Standards*)对健康素养的定义是"指个体获得、解释和理解基本健康信息与服务,并能运用信息和服务来促进个体健康的能力水平"。② 1998 年学者钮特宾(Nutbeam)在《健康素养测量的定义:我们可以从素养研究中学到什么?》一文中对健康素养提出的定义是"指有能力获取、理解和有效地使用信息,以促进和保持良好的健康"。③

世界卫生组织(World Health Organization,WHO)在 1998 年出版的《健康促进辞汇》将健康素养一词列入,对健康素养的诠释是"认知能力和社会技能的表现,决定个人的能力和动机去获取、理解与使用信息的方法,以促进和维护良好的健康"。此外,该辞汇更进一步对健康素养作出新的定义,认为"健康素养是借由知识水平、个人技能和信心去达成改变个人的生活方式和生活条件,以改善个人和社区健康所采取的行动"。④

1999 年美国医学协会(American Medical Association,AMA)对健康素养的定义是"有基本的阅读、理解与识数的能力,并可以在卫生保健环境下运作"。⑤ 此定义显然将焦点放在公众对医学用药知识的阅读与理解能力中,并将其高低作为测评健康素养的指标。该能力可区分为口语(oral)及文字类型(print)的能力,均涵盖对语言及数字概念的了解。与口语相关的能力包括听说能力、对于健康信息的理解及应用能力;而文字类型的部分是书写与阅读的能力,是对于健康信息的理解及应用与做出决定所需的技能。诚如前述,健康素养不仅涉及个人的阅读能力,还需具备算术、分析与决策制定的技能,是一种将这些技能实际运用到健康与医疗相关信息中的综合能力。

2000 年,钮特宾在 WHO 对健康素养定义的基础上作进一步的延伸,认为"健康素养应包括对促进知识和健康决定因素的理解,改变与健康行为有关的态度和动机,以及改进与此定义任务有关的自我效能"。⑥ 钮特宾将健康素养融入个体健康"自我效能"的概念,也使健康素养不仅是指能阅读健康小册子和预约门诊的能力,还是一种至关重要的能力,可以通过这种能力有效地改变个体的健康行为。

2000 年,塞尔登(Selden)等人为美国国家医学图书馆(National Library of Medicine)

① Ratzan S C. Health literacy:communication for the public good[J]. Health Promotion International,2001,16(2):207-214.

② 胡晓云,覃世龙,马丽娜,等.国内外居民健康素养研究进展[J].公共卫生与预防医学,2009,20(4):44-47.

③ Nutbeam D. Defining and measuring health literacy:what can we learn from literacy studies? [J]. International Journal of Public Health,2009,54(5):303-305.

④ Nutbeam D. Health promotion glossary[J]. Health Promotion International,1998,13(4):349-364.

⑤ Schloman B. Information Resources Column:"Health Literacy:a key ingredient for managing personal health"[J/OL]. Online Journal of Issues in Nursing. www. nursingworld. org/MainMenuCategories/ANAMarketplace/ANAPeriodicals/OJIN/TableofContents/Volume9200 4/No2May04/HealthLiteracyAKeyIngredientforManagingPersonalHealth. aspx.

⑥ Nutbeam D. Health literacy as a public health goal:a challenge for contemporary health education and communication strategies into the 21st century[J]. Health Promotion International,2000,15(3):259-267.

编制了一本参考书目,将研究出版文献中的理论、策略和战术作为定义和描述促进健素养计划的依据,认为健康素养是"在某种程度上,个人有权获取、处理和理解基本的健康信息和服务需求的能力,以作出适当的健康决策"。① 通过美国国家医学图书馆对健康素养的定义可以了解到,健康素养指个人在任何时间面对健康议题时的一种分析和处理能力,应体现在求医过程中以及平日促进健康行为的选择与执行中,其中特别强调个人在面对医疗问题时应具有自我"健康决策"的能力。

梳理健康素养定义的演进与脉络,从 1995 年美国《国家健康教育标准》与 1998 年钮特宾对健康素养的定义中可以窥见,两者先后指出个体需具备一些能力,这些能力包括"获取、解释、理解和使用健康信息的能力";1998 年 WHO 进一步指出健康素养是"认知能力和社会技能"的表现;1999 年 AMA 则明确提出个体需具备的能力是指"阅读、理解与识数"能力;2000 年钮特宾强调健康素养是能"促进知识与健康的决定",并提出"自我效能"的重要性;同期美国国家医学图书馆则认为健康素养的目的在于能做出适当的"健康决策",而这些定义的终极目标均在于促进和维护个体或社区的健康。

综合以上观点,本书重新为健康素养进行较全面的定义:"健康素养指应具备读、写、听、说、计算等基本能力,以及具有获取、理解、分析健康信息的认知能力和社会技能,并能够在医疗保健环境下充分运用,做出适当的健康行为与健康决策,以提升健康自我效能的一种综合能力。"而其核心内涵有三:一是健康知识,二是健康技能,三是健康自我效能。

第二节　健康素养的影响

健康素养本身取决于一般的识读程度,而低素养会影响人们的健康水平,同时直接限制个人、社会和文化的发展,亦阻碍健康素养的发展。② 特别是当个人面对复杂难懂的治疗方案和各种医疗服务时,因许多健康信息大多采取书面形式,所以阅读技能和较高的理解能力成为健康素养必备的条件。依据戴维斯(Davis)等人的研究,临床医生和研究人员在临床试验前必须获得患者的知情同意书(informed consent),为确保患者能充分了解他们关心的信息,美国食品和药物管理局(Food and Drug Administration,FDA)规定,同意文件中需包含有关知情同意的八项基本要素的详细信息,然而很少人会注意到如何让患者理解这些元素(信息),而标准的知情同意书对水平一般的多数患者而言,在阅读和理解上都具备一定难度。③

除了临床的知情同意书外,当填写保险单、理解签署手术同意书或参与教学研究的医疗研究计划同意书等书面文件时,都需要阅读技能和较高的理解能力。这其中还包括健康生

---

① Ratzan S C. Health literacy: communication for the public good[J]. Health Promotion International, 2001,16(2):207-214.

② Nutbeam D. Health promotion glossary[J]. Health Promotion International, 1998,13(4):349-364.

③ Davis T C, Holcombe R F, Berkel H J, et al. Informed consent for clinical trials: a comparative study of standard versus simplified forms[J].Journal of the National Cancer Institute, 1998,90(9):668-674.

活的应用,即个人是否有能力阅读并理解医院提供的病历资料、明白医生开立的诊断证明书、遵照用药与疗程指示、看懂医疗宣传手册、认识复杂的医疗保健体系等问题是现实存在的,而这些皆有赖于基本的阅读、理解与识数能力。

然而,为何会重视健康素养,起因于美国医学研究机构(Institute of Medicine,IOM)在曾发表的一份报告中指出,美国大约有半数成年人仅具有低功能性的识字能力,这意味着他们缺乏充分参与美国社会所需的素养技能。因此该报告提醒美国应注意低健康素养的病人对卫生体系可能将造成消极的后果。[1] 另有学者研究表明,病人若不能理解书面或口语的健康信息,可能对他们的健康产生不利的后果,因此只有了解病人的阅读局限才能提供有效的健康传播。[2]

爱尔汀(Altin)和司达克(Stock)的研究发现,各种调查表明,众多的欧洲和美国人因健康素养技能的缺乏而导致不良的后果,如遵守药物治疗不全面、自我管理能力的不足、频繁的住院治疗和紧急护理的利用等。德国的相关研究亦表明,一半以上的人口受到有限的健康素养(limited health literacy)能力的影响。[3] 美国教育部国家教育统计中心曾于1992年进行全美成人健康素养调查,该调查也是美国第一次大规模的功能性健康素养(functional health literacy)调查,结果发现,美国成年人中21%是半文盲,另有27%属于素养技能边际者(marginal literacy skills);[4]这些数据表明,有相当比例的成年人可能无法阅读或理解与健康相关的信息,因此近年来健康素养作为卫生产出的相关变量,开始受到国内外学术机构和各国政府的高度重视。

低健康素养带来的影响不容小觑,特别在成年人社群之中。患者往往羞于承认自己是低健康素养者,许多成年人尝试对别人隐瞒自己的阅读障碍。[5] 大卫(David)等人的研究也发现,低健康素养的病人较少接纳预防性的服务,且经常不遵守医疗指示服药,并有严重的健康问题。[6]2003年,美国联邦教育部针对全国成年人实施健康素养测评,调查显示,36%的美国成年人健康素养水平一般,甚至低于基本水平。初步估计,低健康素养给美国经济造成的损失每年为大约1060亿—2380亿美元,占全民健康保健支出的7%—17%。按照美国人口调查局最新估计,通过提升健康素养而节省下来的经费,足够为2006年在医疗保障体系之外的4700万多人提供医疗保障资金的支持。[7] 我国目前人口为14亿人之多,2013年《中国居民健康素养监测报告》公布,城乡居民健康素养水平为9.48%,[8]即按每

---

①⑥　Howard D H,Gazmararian J,Parker R M. The impact of low health literacy on the medical costs of Medicare managed care enrollees[J]. The American Journal of Medicine,2005,118:371-377.

②　Davis T C,Michielutte R,Askov E N,et al. Practical assessment of adult literacy in health care[J]. Health Education & Behavior,1998,25(5):613-624.

③　Altin S V,Stock S. The impact of health literacy,patient-centered communication and shared decision-making on patients' satisfaction with care received in German primary care practices[J/OL]. BMC Health Services Research,2016,16(1):450(1-10). https://doi.org/10.1186/s12913-016-1693-y.

④　Davis T C,Holcombe R F,Berkel H J,et al. Informed consent for clinical trials:a comparative study of standard versus simplified forms[J]. Journal of the National Cancer Institute,1998,90(9):668-674.

⑤　Chew L D,Bradley K A,Boyko E J. Brief questions to identify patients with inadequate health literacy[J]. Family Medicine,2004,36(8):588-594.

⑦　美国疾病控制与预防中心(CDC)[EB/OL].[2011-04-05]. http://www.cdc.gov/healthmarketing/healthliteracy/training.

⑧　国家卫生和计划生育委员会宣传司,中国健康教育中心.2013年中国居民健康素养监测报告[R].2014.

100 人中不到 10 人具备健康素养的数字推算,若不及时解决国人低健康素养的问题,那么国家未来医疗卫生的财政负担将日渐加重。

健康素养是一个比较新的健康促进概念,[①]近年来健康素养的发展与研究在卫生保健系统和公共健康领域中日益受到关注。全球许多国家,如美国、加拿大和澳大利亚,已将健康素养作为国家健康指标,[②]目的在于提升国民自我健康照护的行为能力、医疗服务资源的有效运用、减少卫生医疗成本的支出、杜绝健康不平等问题的出现。因此,有学者认为健康素养应是 21 世纪的共通货币。[③] 2005 年 WHO 在泰国曼谷召开促进全球健康大会,会中通过《促进健康宪章》,呼吁各国政府高度重视国民健康问题,把提高人们的健康水平纳入发展大纲,制定具有凝聚力的政策,并联合社会团体、私营企业和国际机构,共同提升人类的健康水平。[④] 这些举措说明,国际对提升公众健康素养日渐重视,并认为这是当前预防疾病和促进健康中一个至关重要的研究领域。

第三节　健康素养的内涵与层级

不同于教育程度指标,健康素养不仅指个人需具备匹配的教育程度所应有的阅读理解能力与数学运算能力,还指个人需在医疗体系中具备决策的行为,或在行动中应对复杂且特殊情况的技能。从健康素养的定义中了解,健康素养的核心内涵有三:一是健康知识,二是健康技能,三是健康自我效能。健康知识指个体具备临床医疗、药物和卫生相关的知识,以及健全身体与心理的相关知识;健康技能指个体具备识数与计算的技能,对健康信息的获取、利用与判断辨识的技能,如计算服药时间、计算个人身体质量指数(BMI)等,以及具备对健康信息的获取、利用与判断辨识的技能,如上网搜寻健康信息、网络预约挂号等;自我健康效能指个体具有一种强大的信心,能够影响促进和维持健康的行为,同时有信心去达成或改变个人的生活方式和生活条件,以改善个人和社区健康而采取行为或行动。从社会认知理论(social cognitive theory)的观点探讨,自我效能在与价值观的相互作用下,以及与身体、社会和心理的期望下,其在正面或负面之间所产生的结果被用来解释和预测行为。[⑤]

---

①　Nutbeam D. Health literacy as a public health goal: a challenge for contemporary health education and communication strategies into the 21st century[J]. Health Promotion International, 2000, 15(3):259-267.

②　Runsen Z, Yueying X, Tieguang H, et al. Cell phone-based health education messaging improves health literacy[J]. African Health Sciences, 2016,16(1):311-318.

③　Ratzan S C. Health literacy: communication for the public good[J]. Health Promotion International, 2001,16(2):207-214.

④　联合国.卫生组织召开"促进全球健康大会",通过《促进健康宪章》[EB/OL]. [2011-06-11]. http://www.un.org/chinese/News/fullstorynews.asp? newsID=4158.

⑤　Buckworth J. Promoting self-efficacy for healthy behaviors[J]. ACSM's Health & Fitness Journal, 2017,21(5):40-42.

　　健康知识和健康自我效能是个体健康认知能力的重要组建部分。在认知和技能层面上，2000 年钮特宾提出健康素养的三个层级，即功能性素养（functional literacy）、沟通互动性素养（communicative interactive literacy）、批判性素养（critical literacy），[①]作者将钮特宾三个层级通过分析与修正后，运用到健康领域之中，借以说明健康素养在个人认知能力和社会技能发展的阶段性体现，分析如下：

　　（1）功能性健康素养（functional health literacy）：指有足够的读、写等基本素养，并能有效地运用在日常生活中。这些基本技能属于传统健康教育的素养，能反映对健康风险真实信息的传达，具备该素养的个体知道如何运用健康医疗系统，以及对医嘱信息进行理解与服从。

　　（2）互动性健康素养（interactive health literacy）：指认知能力和社会技能，个体可以积极参与日常活动，并能从不同的传播形式所产生的信息里获取知识，以及能将新的信息运用到不断变化的社会环境中。目标是可以在支持的环境下获得发展，改善个人的行为能力，实践知识的独立性，特别是提高动机和自信，并接受对行为的建议。

　　（3）批判性健康素养（critical health literacy）：指较高层次的认知能力和社会技能的发展，可以应用到精确的信息分析和判断，并将这些信息的分析和判断结果应用在公共健康议题的事件或情况中。目标是实现有效的社会支持和政治行动的导向，以及个人的行为（行动），此层级的健康素养与群体利益有着明显的联系，而不仅只是个人利益。

　　这些不同类型素养的特征和范畴着实特色鲜明、内容广泛，从需要这些技能的实际应用，到能够有效地发挥作用于日常生活之中（功能素养），再从将较高的认知和素养技能（literacy skills）运用到日常活动，并积极参与和应用不断变化情况中的新信息（互动素养），进而通过更高的认知技能用于批判和分析信息，以及运用这些信息对生活事件和情况施以更强的控制能力（批判素养），这些都属于健康素养的不同层面。[②]

　　如前所述，依据 WHO 对健康素养的定义，"健康素养是认知能力和社会技能的表现，决定个人的能力和动机从而获取、理解与使用信息的方法，以促进和维护良好的健康"。由此解读，WHO 对健康素养的定义则是反映了钮特宾"互动性"与"批判性"的健康素养，借此开展健康教育与健康传播的具体实践方向，同时亦指出健康素养对个人健康促进的意义，兼具深层的教育与传播目标的意涵。

　　本书针对钮特宾健康素养三个层级进行解读与分析后发现，健康素养实际上与健康教育的发展有着密切关系。美国 IOM 对健康素养技能的测评系通过一系列的题测对个人素养进行测评，如文化和理性知识、口语和听力、写作和阅读能力以及计算能力等四种。这种将健康素养视为一系列概念化的能力，说明健康素养应作为基础知识的部分，并可以通过教育干预而发展。同时其亦强调，健康素养需针对具体情况，并受健康保健的相互作用和结构的影响，如服务的组织和提供方式的影响。[③]

　　以下针对 2000 年钮特宾对健康素养提出的三个层级进行解读、分析与修正，并据此提出阶段性的目标实践，详见表 4-1。

---

　　①　Nutbeam D. Health literacy as a public health goal：a challenge for contemporary health education and communication strategies into the 21ˢᵗ century[J]. Health Promotion International，2000，15（3）：259-267.

　　②③　Nutbeam D. The evolving concept of health literacy[J]. Social Science & Medicine，2008，67（12）：2072-2078.

表 4-1　健康素养层级

层级	定义解读	定义重点	目标	培养来源	目标实践
功能性健康素养	包含四种能力： (1) 文化、理性知识； (2) 口语、听力； (3) 写作、阅读能力； (4) 计算能力	强调健康知识和健康技能的应用	(1) 重视个人健康权益的获得； (2) 知道如何运用医疗卫生服务； (3) 理解健康风险信息，并产生健康风险意识	(1) 传统学校基础教育的学习； (2) 学校健康教育专业课程学习； (3) 医护人员的倡导； (4) 媒体健康传播的学习（如电视健康类节目等）	能遵照用药剂量与疗程指示，能看懂医疗宣传手册，能通过网络（预约）挂号，能理解病历资料、诊断证明书和签署手术同意书，能理解填写保险单的重要性，能理解知情同意书等
互动性健康素养	指个人的素养技能可以在支持的环境下发展	强调健康自我效能的发挥，能达成自我健康的管理	(1) 提高个人健康动机和自信行为的能力，并愿意接受健康行为的建议； (2) 实践知识的独立性（具有判断信息真伪的能力）； (3) 愿意分享健康信息	通过职场工作、家庭组建，完成个体认知行为和社会行为的发展	(1) 能与医疗服务提供者产生互动与信任，并愿意接受健康行为的建议； (2) 能判断健康信息的真伪，并愿意主动将健康信息分享给亲朋好友； (3) 能在健康照护系统中进行有效的协商与沟通，并能参与临床的决策
批判性健康素养	实现有效的社会支持、政治行动导向以及个人行为（行动）	重视公共健康决策的重要性	(1) 重视群体和社会利益； (2) 运用政治行动达成个人健康诉求与社会健康议题的支持	(1) 小区或社会教育； (2) 公共健康议题政治化的学习	能主动关注或支持公共健康议题，或参与表达健康决策的行动，如全民（社会）健康保险议题、食品安全议题、环境健康议题等倡导、支持和行动的参与

第四节 健康素养的调查

20 世纪 70 年代和 80 年代,健康素养的开创性工作中大部分源于健康教育和健康传播领域。许多基金会及医学研究机构相继聚焦在健康素养的研究议题上,如 2002 年美国 IOM 召开健康素养委员会议,该委员会由美国家庭医生基金会、加州卫生保健基金会、共同财富基金、国家癌症研究所、辉瑞公司等赞助,委员会成员包括公共健康、基层医疗保健、健康传播学、社会学、人类学、成人素养教育等领域的专业人士。[①] 此外,从美国《健康国民 2020》(*Health People 2020*)对未来 10 年的健康规划报告中可以了解美国对国民健康素养的重视,该报告是立基于四项倡议中逐步发展而来的,成因于 1979 年的一份名为《健康国民:外科医生对健康促进和疾病预防的总报告》的报告。自此,美国随即展开一系列健康规划,从《健康国民 1990》的"促进健康/预防疾病:为国家目标",到《健康国民 2000》的"全民健康促进与疾病预防目标",再到《健康国民 2010》的"促进健康为目标",直至现今的《健康国民 2020》。[②] 其他先进国家对健康素养同样给予重视,诸如 2000 年日本发布的《二十一世纪打造国民健康运动报告书》[③]和 2006 年英国健康局委托出版的《我们的健康》(*It's Our Health*)[④],从中可以窥见,提升公众健康素养、增进公众自我健康管理意识,已是先进国家提升综合国力的战略共识。此外,从国际会议的倡议中观察,2005 年世界健康促进大会于曼谷举行,会中通过《健康促进曼谷宪章》,呼吁把提高健康素养作为未来人类健康促进的重要行动和目标。[⑤] 以上案例表明,提升公众健康素养已被视为全球预防疾病和健康促进中的一个优先领域。

随着健康素养研究的深入,居民健康素养水平的调查逐渐引起各国政府的重视。我国健康素养的研究起步较晚,起始于 2005 年由卫生部中国健康教育中心承担的科技部国家级研究课题"中国公众健康素养调查与评价体系建立",该项目填补了国内健康素养领域研究的空白。[⑥] 为构建社会主义和谐社会,国家领导高度重视国民健康素养的发展,并将其视为国家发展的重要指标,立基于此,党的十六大报告将提高全民族健康素质列为全面建设小康社会的奋斗目标之一。党的十七大报告进一步指出健康是人全面发展的基础,关系千家万

---

① Nielsen-Bohlman L,Panzer A M. Health literacy:a prescription to end confusion[M]. Washington,DC:The National Academies Press,2004:19-30.

② History & Development of Healthy People[EB/OL]. http://www.healthypeople.gov/2020/about/history.aspx. 注:Healthy People 原中文译词为"健康人",经作者阅读全文后并参照他文,认为 Healthy People 中文译词为"健康国民"较适切,故将全文统一为此译词。

③ 项安波. 日本:7 件提高全民健康素养的大事[J]. 健康管理,2010:36-39.

④ National Social Marketing Centre. It's our health:realising the potential of effective social marketing[R]. National Consumer Council,2006:1-44.

⑤ 王萍. 国内外健康素养研究进展[J]. 中国健康教育,2010,26(4):298-302.

⑥ 张士靖,杜建. 健康信息素养应成为中国公众健康素养促进的关键点[J]. 医学信息学杂志,2010,31(2):45-49.

户的幸福。①

2007 年,我国正式启动健康素养的研究工作。依据国情,卫生部组织医疗卫生系统中各级领域的专家和学者进行多次研讨,并于 2008 年 1 月公告第 3 号文件,正式向全国发布了《中国公民健康素养——基本知识与技能(试行)》(以下简称《公告》),提出公民应具备的 66 项基本健康知识和理念、健康生活方式和基本技能,作为公民健康素养的基本内容。该《公告》是世界上第一份全面界定公民基本健康素养内容的政府文件。② 在"健康中国 2020"战略规划中,卫生部也以提高全民健康素养规划为当前的重要目标之一。

为落实这项目标,2008 年 8 月卫生部办公厅下发《中国公民健康素养促进行动工作方案(2008—2010 年)》,为中国健康素养促进计划工作奠定指导方针之后,由卫生部组织,中国健康教育中心和卫生部新闻宣传中心作为技术支持单位,在全国开展了"首次中国居民健康素养调查",该项调查覆盖全国 31 个省(自治区、直辖市)及新疆生产建设兵团,这是官方最具规模性的调查研究,为日后研究计划奠定立项的基础。调查内容依据 2008 年《公告》,将健康素养划分为三个方面,即"基本健康知识和理念素养""健康生活方式与行为素养"和"基本技能素养",以及五类健康问题,即"科学健康观""传染病防治素养""慢性病防治素养""安全与急救素养""基本医疗素养"。

2008 年我国居民具备健康素养的总体水平仅为 6.48%,其中"健康生活方式与行为素养"明显偏低,特别是城乡居民的差异、低龄和高龄人群健康素养水平较低。③ 之后,2012 年和 2013 年亦进行调查,内容承继了 2008 年《公告》中的三个方面,唯不同之处在于,将健康素养划分为六类健康问题,前五类与 2008 年《公告》相同,另新增一类(即第六类)"健康信息素养",说明随着数字媒体时代的来临,健康信息行为的测评则日渐受到关注。2013 年《中国居民健康素养监测报告》中公布居民健康素养水平,城乡居民健康素养水平为9.48%,意味着每 100 个 15—69 岁的人中,仅有不足 10 人具备基本的健康素养,比 2008 年的 6.48%提高 3 个百分点,比 2012 年的 8.80%提高 0.68 个百分点。由此可见,我国城乡居民的健康素养总体仍处于较低水平,且提升速度缓慢。此数据与《全民健康素养促进行动规划(2014—2020 年)》提出的"到 2020 年,全国居民健康素养水平提高到 20%"的目标相比,有较大差距。④

① 卫生部公布首次中国居民健康素养调查结果[EB/OL].(2010-01-13)[2016-11-21].http://news.163.com/10/0114/11/5T026MVM000120GU.html.
② 卫生部:我国居民具备健康素养总体水平为 6.48%[EB/OL].[2009-12-18].http://www.china.com.cn/news/2009-12/18/content_19091623.htm.
③ 卫生部.首次中国居民健康素养调查报告[R].北京:卫生部妇幼保健与社区卫生司,2009.
④ 国家卫生和计划生育委员会宣传司,中国健康教育中心.2013 年中国居民健康素养监测报告[R].2014.

第五节　健康素养的提升路径

如何改善国民健康素养的现状俨然已成为当下重要的研究命题。健康素养包括三个核心内涵,即健康知识、健康技能和健康自我效能,如何通过这三个核心内涵提升国民健康素养的水平? 有学者、专家建议,应大力推动健康教育和健康促进的工作。依据学者钮特宾的观点,健康素养是一个相对较新的健康促进概念,它是一个综合术语,用于描述健康教育和传播活动的一系列结果,从这个角度观察,健康教育是为了提高健康素养。[①] 这与国际目前普遍认同的观点是不谋而合的,健康教育与健康促进是改善人群健康素养水平的主要手段,并将健康素养的改善情况作为反映健康教育与健康促进行动效果的主要指标,[②]同时亦说明健康素养的提升路径有二:一是健康教育,二是健康促进。

一、健康教育路径

为何会从健康教育着手? 若将健康教育(health education)作为学习机会的结果,其目的是通过自发行为的改变来寻求改善或维护健康,包含个人教育与发展和大众媒体的信息与教育两个方面。个人教育与发展方面,主要关注的是提高健康知识水平、提供健康风险建议、提升自尊和自主权,如通过教师与学生、医生与病人的接触提供机会;大众媒体的信息与教育方面,往往是非个人的,通过媒体以提高公众意识、创造意见氛围,并以提供健康风险信息和建议为主,可以采取公关、广告、市场营销、新闻信息的形式和远程学习项目达成,如通过无线电、电视、报纸、其他出版物等,[③]其目的是降低或消除影响健康的危险因子,进而预防疾病、促进健康和提高生活质量。

从教育层面观察,教育是国家根本大业,传播的特点是以向下扎根为基础,而健康素养所需具备的基本知识与技能可以通过教育的方式获得。从钮特宾健康素养三个层级中了解,通过理解功能性健康素养发展到批判性健康素养的增能目标,对于健康教育的传播内容有着重要的意涵。健康教育不仅能提高人们的知识、理解和行为能力,指导改变个人的生活方式和改进符合疾病管理规定的战略,而且可以增强人们认识健康的社会决定因素,并直接引导促进或修改健康决定的行为,其内容能扩大到包括对自我疾病的管理,能如实地做出选择,所展现的技能能与医疗服务提供者产生互动与信任,并能在健康照护系统中有效地运用其协商能力。这对教育和传播的方法或形式将有明显的影响,因其是挑战健康教育工作者

①　Nutbeam D. Health literacy as a public health goal: a challenge for contemporary health education and communication strategies into the 21st century[J]. Health Promotion International, 2000,15(3):259-267.

②　中华人民共和国卫生部. 首次中国居民健康素养调查报告[R]. 2009.

③　Catford J, Nutbeam D. Towards a definition of health education and health promotion[J]. Health Education Journal, 1984,43(2/3):38.

交流的方式,①包括个人健康经验的借鉴与交流、受邀参与健康互动或健康结果的判断与分析。

此外,有越来越多的研究证明教育对健康素养的功能与效益,并认为教育与健康素养、健康成果之间存在普遍的正相关。② 这些研究结果强化了教育对提升健康素养的重要性,如马肯巴赫(Mackenbach)等人于2008年发表的一篇文章,从社会经济的视角中观察健康不平等状况,该研究比较了欧洲22个国家的死亡率和自我评估健康不平等的程度,发现这些健康不平等的现象,可以通过改善教育机会、收入分配、健康相关的行为,或者纳入健保的方式来降低。③ 范(Van)等人的研究亦发现,较低的教育水平和较差的健康结果之间具有强烈的关联性,同时健康素养在较低的教育程度中也比在较高的教育程度中发挥作用更大,且健康素养似乎对于较低的初级教育程度而言,是更重要的影响要素。④ 此外,从教育与癌症预防问题的调查中证实,一项针对女性健康的研究发现,教育水平或(健康)素养可能会影响乳腺癌早期筛检知识的落实。⑤ 而另有一些研究涉及健康素养与癌症相关的知识、态度与行为之间的调查,通过教育提高患者的信任、自我效能与决策参与。⑥ 除了癌症研究外,教育对于妊娠期糖尿病(Gestational Diabetes Mellitus,GDM)女性采取健康生活方式的行为具有积极的作用。⑦ 在南非,一项针对高血压患者进行健康教育理解的研究中发现,确定高血压患者的健康素养水平,将使医疗保健提供者能具体地为其提供个性化的健康教育;同时认为,提供给公众的健康教育计划必须简单易懂以便学习。⑧ 在传染病研究方面,针对艾滋病患者互联网健康素养的研究中发现,艾滋病毒感染者通过互联网健康信息教育(Internet health information educational)的干预后,处于低感知底线的艾滋病毒感染者在互联网健康素养方面明显增强了搜寻和使用互联网健康信息资源的信心。⑨ 除了教育因素外,影响公众健康的因素还包括其他很多方面,如松山(Matsuyama)等人认为,有限的教育程度、较低的社会经济地位和少数民族是导致有限的健康素养和癌症恶化结果的风险因素。⑩

---

① Nutbeam D. The evolving concept of health literacy[J]. Social Science & Medicine,2008,67:2072-2078.

② Yamashita T,Brown J S. Does cohort matter in the association between education, health literacy and health in the USA? [J]. Health Promotion International,2017,32(1):16-24.

③ Mackenbach J P,Stirbu I,Roskam A J R,et al. Socioeconomic inequalities in health in 22 European countries [J]. New England Journal of Medicine,2008,358(23):2468-2481.

④ Iris V D H,Wang J,Droomers M,et al. The relationship between health,education,and health literacy:results from the Dutch adult literacy and life skills survey[J]. Journal of Health Communication,2013(18):172-184.

⑤ Armin J,Torres C H,Vivian J,et al. Breast self-examination beliefs and practices,ethnicity,and health literacy:implications for health education to reduce disparities[J]. Health Education Journal,2014,73(3):274-284.

⑥ Simmons R A,Cosgrove S C,Romney M C,et al. Health literacy:cancer prevention strategies for early adults [J]. American Journal of Preventive Medicine,2017,53(3):S73-S77.

⑦ Sen E,Sirin A. Healthy lifestyle behaviors and self-efficacy:the effect of education[J]. Anthropologist,2015,21(1,2):89-97.

⑧ Mafutha N G,Sophie M,De S H C. Development of a hypertension health literacy assessment tool for use in primary healthcare clinics in South Africa,Gauteng[J]. African Journal of Primary Health Care & Family Medicine,2017,9(1):e1-e8.

⑨ Robinson C,Graham J. Perceived Internet health literacy of HIV-positive people through the provision of a computer and Internet health education intervention[J]. Health Information & Libraries Journal,2010,27(4):295-303.

⑩ Matsuyama R K,Wilson-Genderson M,Kuhn L,et al. Education level,not health literacy,associated with information needs for patients with cancer[J]. Patient Education and Counseling,2011,85(3):e229-e236.

通过上述的研究不难发现,教育实为公众健康素养水平的温度计。诚如钮特宾所言,健康教育不仅涉及信息的传播,而且涉及所采取的行动,用以改善健康所需的动机、技能和信心(自我效能)。健康教育还包括影响健康的潜在社会、经济和环境条件的信息传播,以及个人风险因素、风险行为和健康照护系统的使用。此外,健康教育还可能涉及信息的传播和技能的发展,表现出各种形式政治行动的可行性和组织的可能性,以成为社会、经济和环境中健康的决定因素。[①] 显然,健康教育是提升健康素养水平的路径之一。

二、健康促进路径

为何会从健康促进着手?从 WHO 对健康促进(health promotion)的定义中了解到,健康促进是"促进人们维护和提高他们自身健康的过程,是协调人类与他们环境之间的战略,规定个人与社会对健康各自所负的责任"。[②] 健康促进通过行为、生物、社会、经济和环境的变化寻求改善或维护健康,包括疾病预防的概念以及积极健康的概念以促进身心健康,重点是做出健康的选择,并且是简单的选择。其涵盖五项内容,分别是:① 健康教育;② 个人服务;③ 环境措施;④ 社区和组织发展;⑤ 经济和监管活动。其中健康教育是健康促进的核心组成部分,没有它,健康促进不可能成功;而专为促进健康设计的个人服务方面,包括预防医学服务(如免疫接种、计划生育、高血压的筛查和控制)和积极健康服务(如针对个人和团体计划中的戒烟、保持身材、减肥);环境措施方面,是指即使在家中、在工作中、在路上、在公共场所中都关注保护自然环境、有利于健康的、常见的传统公共卫生措施,如提供清洁饮用水、安全卫生、污染控制、加氟、防火措施、工业安全措施、更好的道路设计、非吸烟区;社区和组织发展方面,通常涉及人力资源和物理资源的调动,活动可包括组建自助和压力小组以及发展当地的设施和服务;经济和监管活动方面,主要关注创造与维护或改善健康的社会和经济环境,如财政措施、立法、自愿性行为守则、扩大有利于健康服务和产品的可用性。[③]

从健康促进的微观与宏观两个视角做进一步观察。微观视角下,可从家庭成员的健康促进切入,依据戴维斯(Davis)等人就家庭中父母对子女健康行为的影响的研究,成年人和儿童的各种健康结果与健康相关行为均与健康素养有关。换言之,健康素养因涉及对健康积极地参与和信息的采纳与使用,儿童患者的健康促进必须建立在健康生活的基础上,因此家长的健康素养可能对其遵守健康促进、疾病预防和子女疾病管理计划的建议至关重要。而低收入和(或)低教育水平的家庭与拥有更多资源的家庭相比,已经表现出健康差距,而父母的健康素养可能是导致儿童(健康)不良结果的一个可变因素。[④] 宏观视角下,健康促进是国家在医疗保健等相关领域制定的政策与支持,能够推动国民有效的参与(如健康投资等)和社区赋权的支持(如社区基础健康的建设等),甚至可以扩大至国际关系(如通过国

---

① Nutbeam D. Health promotion glossary[J]. Health Promotion International,1998,13(4):349-364.

② 吕姿之.健康教育与健康促进[M].北京:北京大学医学出版社.2002.

③ Catford J,Nutbeam D. Towards a definition of health education and health promotion[J]. Health Education Journal,1984,43(2/3):38.

④ Davis D W, Jones V F, Logsdon M C, et al. Health promotion in pediatric primary care: importance of health literacy and communication practices[J]. Clinical Pediatrics,2013,52(12):1127-1134.

际组织获取疾病传播的信息等），其政策拟定的过程中会襄视国际健康促进的趋势，并与之联合，如此才能从较宽广且远程的角度完成规划国民健康促进的策略与行动纲领；其传播形式倾向运用由上层构建健康促进策略和健康促进的传播模式，以达成全民乃至全人类促进健康的目标。而此所谓健康促进模式，代表了一个理论视角，探索促进健康行为的因素和关系，从而提高健康和生活质量。[①] 同时该模式强调，健康促进结合了健康教育与健康照护，在健康促进中，健康素养是健康教育的结果，其目的在于加强疾病的预防以及增强健康的意识。

从国际会议中了解到，1986 年第一届国际健康促进大会于加拿大渥太华召开，来自全球 40 多个发达国家以实现"人人享有卫生保健"的战略目标提出《渥太华宣言》，奠定了健康促进的理论基础。第四届健康促进国际大会于 1997 年 7 月在印度尼西亚首都雅加达召开，这是第一次在发展中国家举行的健康促进会议，会议以"新时期的新角色：将健康促进带进21 世纪"为主题，发表了《雅加达宣言》，此宣言在《渥太华宣言》的基础上，进一步思考如何有效的推展健康促进，重新审视健康的决定因素。对健康素养与健康促进的看法中，认为实现有效的参与以及赋予人民与社区权力至关重要的是教育和信息的获得。同时指出 21 世纪完成促进健康所需的策略和指导方向，以及明确健康促进的五个重点：① 促进健康的社会责任；② 增加健康的发展投资；③ 巩固和扩大健康领域的伙伴关系；④ 增强社区的功能并赋予个人权力；⑤ 确保健康促进基础设施的安全。[②] 综上，《雅加达宣言》与《渥太华宣言》明确指出，21 世纪是健康促进的世纪，亦说明国际普遍认同健康促进的重要性。

时至今日，2016 年于中国上海举办第九届全球健康促进大会，这是自《渥太华宪章》提出后的第 30 周年，亦是联合国 2030 年可持续发展议程实施的第一年。会中提出重申健康促进在增进健康和健康公平方面的重要性是前所未有的机遇。此次大会的主题是"可持续发展目标中的健康促进"，目标有三项：① 增进对健康促进的重要性及其作为变革性战略方法在实现 2030 年可持续发展议程和可持续发展目标方面所具有的潜力的认识；② 强调将健康促进在国家可持续发展目标中得到体现的必要性；③ 指明健康促进如何能够加快可持续发展目标中特定具体目标的进展。[③] 由此可见，健康促进是国家可持续发展目标中一个显著性的指标。

如何有效地执行健康促进？健康促进是为了改善患者的健康水平，彭德尔（Pender）将健康生活方式的行为定义为六类，即运动、营养、压力管理、精神改善、健康责任和人际关系。[④] 针对健康促进的有效性研究，杰克森（Jackson）等人总结回顾国际六项关键性的经验和策略，分别是：① 建立公共健康政策；② 建立支持健康的结构环境；③ 加强社区行动；④ 建立支持健康的社会环境；⑤ 发展个人技能；⑥ 建立支持个人健康决定的环境。这六项策略可归纳为三大类，分别是"结构导向""社会与团体导向"和"个人行为导向"等健康促进

---

① Srof B J，Velsor-Friedrich B. Health promotion in adolescents：a review of pender's health promotion model [J]. Nursing Science Quarterly，2006，19(4)：366-373.

② Heitkamp P. Promoting people's health：challenges and opportunities[J]. Health for the millions，1998，24 (4)：3-5.

③ 世界卫生组织媒体中心：第九届全球健康促进大会[EB/OL]. (2016-12-05) [2017-10-31]. http://www.who. int/mediacentre/events/2016/health-promotion/zh/.

④ Sen E，Sirin A. Healthy lifestyle behaviors and self-efficacy：the effect of education[J]. Anthropologist，2015，21(1/2)：89-97.

策略。^① 综上,无论是从健康教育还是从健康促进入手,均是提高人类健康素养水平的主要路径,其结果亦可视为提升健康素养水平的指标之一。

第六节　健康素养的提升方法——健康传播

健康教育和健康促进是提升健康素养的路径,而健康传播则是提升健康素养的方法。然而,体现健康教育和健康促进的整体方法,则是将健康附加到传播的定义之中,并视之为传播的资源,其目的是将健康信息(如预防疾病、感知风险)用于教育和预防疾病方面。诚如克雷普斯(Kreps)所言,传播是人类重要的进程,它使个人和集体能够应对来自许多不同层级的健康风险。健康信息至关重要的资源来自有效的健康传播,有效的传播能使消费者和卫生保健提供者搜集相关的健康信息,教育他们有关来自健康的重大威胁,并帮助他们找出避免和应对这些威胁的战略,^②而健康传播便具备此项功能。健康传播除了能运用传播不同的层级,包括个体(自我)健康传播、人际健康传播、组织健康传播、大众健康传播等渠道,更能体现健康教育与健康促进的整体。同时,健康传播针对健康素养三个层级可操作的方面,从媒介的角度出发,以大众阅读健康信息、了解健康信息、运用健康信息等三个视角观察,据此能充分了解媒介对健康信息的传播效果,有益于健康教育与健康促进策略的拟定。这些观点都说明健康传播是实践健康教育和健康促进的重要方法。

健康传播包含人际关系和大众传播活动,重点在改善个人和群体的健康。^③ 同时,健康传播可能涉及将大众传播和多媒体传播与更多的当地或个人的传统传播形式相结合。在过去,健康传播已经被用来实现对社区的支持或遵守预先确定的目标。传播媒体的持续进步推动了健康信息的获取,在这方面,健康传播已成为一个越来越重要的因素,以赋予个人和社区更多的权力。^④ 传播过程中,健康传播至关重要的技能是对有关健康议题的信息的了解和应用,其可能对健康行为和健康结果产生重大影响,而这些技能最近在健康素养方面被概念化了。^⑤ 同时,为实现健康的公共政策,或为创造健康的支持环境,健康传播作为健康宣传的一种形式,不仅针对政府人员,而且还可以来自群众。^⑥而这两个方向均可在健康促进(如政府健康政策的拟定与实施)与健康教育(如纳入国民的义务教育或提升国民健康素养水平)中落实。因此,舒尔茨(Schulz)和中本(Nakamoto)认为,健康传播(计划)必须包括促进

① Jackson S F, Perkins F, Khandor E, et al. Integrated health promotion strategies: a contribution to tackling current and future health challenges[J]. Health Promotion International, 2007,21(SI):75-83.

② Kreps G L. The impact of communication on cancer risk, incidence, morbidity, mortality, and quality of life [J]. Health Communication, 2003,15(2):161-169.

③ Ishikawa H, Kiuchi T. Health literacy and health communication[J]. BioPsychoSocial Medicine, 2010;4(18): 1-5.

④⑥ Nutbeam D. Health promotion glossary[J]. Health Promotion International, 1998,13(4):349-364.

⑤ Ishikawa H, Kiuchi T. Health literacy and health communication[J]. BioPsychoSocial Medicine, 2010,4(18): 1-5.

健康素养和赋予公众信息权力的参与能力，以便公众能做出明智的健康决策。[①]

健康传播包含两大核心命题，一是疾病预防，二是医患关系中了解，这两大命题是历来健康传播亟待攻克的目标，也是提升居民健康素养的核心目标。

在疾病预防方面，在健康传播研究领域中成为全球专注的焦点莫若 1971 年斯坦福心脏病防治计划（Stanford Heart Disease Prevention Program，SHDPP）。该计划是健康传播发展中一项重要的转折点，由于影响深远，被认为是健康传播领域发展的里程碑。[②③④] 而芬兰的北卡瑞利亚省（North Karelia）的社区心脏病防治计划的成功亦是有目共睹的，该计划于 1972—1982 年实施，10 年后评价结果显示，当地居民的吸烟率减少 28%，实验地区民众的冠心病死亡率比其他地区明显降低很多。[⑤]至此之后，运用健康传播中的理论进行疾病预防的计划则不断地涌现。在中国，1995 年底开始以电视肥皂剧方式宣导小家庭和艾滋病毒/艾滋病的预防；[⑥]在冈比亚、洪都拉斯、厄瓜多尔、印度尼西亚、秘鲁和斯威士兰等国家，为解决幼儿腹泻疾病，将推广焦点放在宣导口服电解质补充液（oral rehydration therapy）。[⑦]

疾病预防与健康生活计划方面，美国国家癌症研究所（National Cancer Institute，NCI）与健康产品基金会合作实施"每天 5 次更健康"策划行动，目的在于告诉美国人"每天吃 5 次以上水果或蔬菜，身体会更健康"。1991 年实施初期只有很少国人理解此一口号的含义，直至 1997 年美国 18 岁以上的成年人了解此运动后，比例由 2%增加至 18%；母乳喂养计划亦同，1995 年良好开端社会营销组织（Best Start Social Marketing）与美国农业部食品与营养服务中心（Food and Nutrition Services，FNS）共同达成合作协议，开展 WIC（Women，Infants and Children）全国促进母乳喂养运动，成效显著。[⑧] 以上案例，证实健康传播在疾病预防与健康促进的成效显著，并已在全球各地引起广泛的呼应和效法。

此外，从健康传播在疾病预防实践的历史脉络中可以发现，其范畴涵盖传染性疾病与非传染性疾病的研究与应用。在传染性病预防中包括众所周知的肺结核、艾滋病毒（HIV）/艾滋病（AIDS）、SARS、禽流感、流感、MERS、新型冠状病毒肺炎（COVID-19）等；在非传染性疾病中，除了慢性病（高血压、糖尿病等）、戒烟、禁毒、母乳喂养、健康膳食（每日五蔬果）、体重管理（肥胖）等议题外，还包括与公众健康生活与安全出行有关的议题，如垃圾分类、绿色环保包装、机汽车安全帽/安全带等研究。

---

① Schulz P J，Nakamoto K. Health literacy and patient empowerment in health communication：the importance of separating conjoined twins[J]. Patient Education and Counseling，2013，90(1)：4-11.

②⑥ Rogers E M. Up-to-Date report[J]. Journal of Health Communication，1996，1(1)：15-23.

③ Noar S M. A 10-year retrospective of research in health mass media campaigns：where do we go from here? [J]. Journal of Health Communication，2006，11(1)：21-42.

④ 秦美婷.台湾健康传播之研究：以《民生报》1985—2005 年肺结核、艾滋病、SARS、禽流感议题建构之内容分析为例[D].合肥：中国科学技术大学，2006.

⑤ Puska P，Koskela K，Mcalister A，et al. Use of lay opinion leaders to promote diffusion of health innovations in a community programme：lessons learned from the North Karelia project[J]. Bulletin of the World Health Organization，1986，64(3)：437-446.

⑦ Academy for Educational Development Social Development Division. A tool box for building health communication capacity[M]. Washington DC：AED Center for Global Health Communication and Marketing，1995.

⑧ 菲利普·科特勒.社会营销：提高生活质量的方法[M].俞利军，译.北京：中央编译出版社，2006：57-61. 书中有关美国国家癌症研究所简称为 NIC，经作者查证后应为 NCI(National Cancer Institute)，故在本书中自行修正.

在医患关系方面,从健康传播的早期文献中可以窥见,以医患关系的研究为主轴。1955年柏尔德(Bird)《与患者的对话》(*Talking With Patients*)、1957年沃哈斯(Vorhaus)的《改变中的医患关系》(*The Changing Doctor-Patient Relationship*)、1967年布朗和弗林(Brown and Freeling)的《医患关系》(*The Doctor-Patient Relationship*)等研究,确立了传播学在医疗领域中的学术地位,而1972年科尔施(Korsch)和尼格瑞特(Negret)于国际知名期刊中刊登的《医患传播》(*Doctor-Patient Communication*)一文更是最具影响力的文章之一,也是健康传播早期重要的研究之一。[1]

即便到了21世纪,医学科学的进步仍无法解决层出不穷的医闹事件,医患关系因沟通不良而产生矛盾与对立,以致关系紧绷。探究其因,患者的健康素养越来越被认为是影响医患沟通和健康结果的关键因素。[2]而变化莫测的疾病及其相关问题,促使患者被要求在复杂的医疗保健系统中承担更多的自我照护,或者承担签署医疗法律的责任与风险,而这些自我照护或签署的文件中,有诸多难以理解的医疗问题,以及必须承担不确定性的医疗后果,极易造成患者及其家属内心的焦虑与不安,期间若与医护人员的沟通有限或不畅,或沟通时因医患间的知识壁垒来自健康素养的不足,或是医疗/健康信息的不对称等因素,反易造成双方因情绪的紧绷而导致对立的局面出现。归根结底,这不仅是患者个人或其家属的健康素养问题,医疗从业人员的人文素养与情怀、医疗服务的观念与态度、沟通时的言语和语气等,均有可能成为触及双方对立的导火线之一。

为了打破医患间的知识壁垒,在过去的20年里,医学界持续敦促医生与患者分享信息,鼓励患者主动搜寻医疗信息,并建议参与自己的医疗护理。但是有许多研究表明,虽然大多数患者渴望信息,仍然有一些并不渴望,而且很多患者并不积极寻求参与到自己的医疗护理中,许多患者希望医生给他们提供关于自己的疾病和治疗的信息,为自己的治疗做决定,而非他们主动地寻求信息并参与决定治疗的方案。[3]此外值得关注的是,从过往的研究中也发现两个问题,一是医疗从业人员轻忽患者的健康素养水平。有研究显示,内科医生在护理过程中较少思考到患者的健康素养,反而高估患者的素养水平,因此对低素养水平的患者明显感到沟通无效。另有研究表明,居民很少使用明确的健康沟通(传播)技术。这些信息和已知的有限健康素养(limited health literacy)的不良后果,证明了居民在教育方面健康素养训练的需要。[4]二是忽略了医疗从业人员自身的健康素养。研究发现,"医生很少花时间与患者交流,可能高估了患者花费的时间(即花在健康信息搜寻的时间),也低估了患者对信息的期望"。医生可能会高估患者的信息量,患者与医务人员也可能对需要何种信息产生不同的

①　Kreps G L，Bonaguro E W，Query Jr.J L. The history and development of the field of health communication[M]//Jackson L D，Duffy B K. Health communication research：guide to developments and directions. Westport，CT：Greenwood Press，1998：1-15.

②　Williams M V，Davis T，Parker R M，et al. The role of health literacy in patient-physician communication[J]. Family Medicine，2002，34(5)：383-389.

③　Czaja R，Manfredi C，Price J. The determinants and consequences of information seeking among cancer patients[J].Journal of Health Communication，2003(8)：529-562.

④　Green J A，Gonzaga A M，Cohen E D，et al. Addressing health literacy through clear health communication：a training program for internal medicine residents[J]. Patient Education and Counseling，2014，95(1)：76-82.

看法,并且医务人员可能难以用患者清楚理解的方式解释事物。①

　　为解决医疗从业人员自身的问题,即便现今有许多健康素养测评工具针对公众而设计,但是为了承担患者有限的健康素养,美国医学研究所(IOM)健康素养保健组织(Health Literate Healthcare Organizations,HLHO)特别指出,可以通过鼓励医疗机构实施"以患者为中心"的照护方式来实现这种观念的转变。"以患者为中心的照护"被定义为"尊重并响应个体患者的偏向、需求和价值观",以确保"患者价值观引导所有的临床决策"。② 因此,除了以患者为中心外,亦有专家建议应采取"普遍的预防措施"(universal precautions)方法,对所有患者采取明确的健康传播方法,因为大多数患者容易接受的信息是以易于理解的方式呈现。建议明确的健康传播技巧包括:① 采用非医学语言的简单口语;② 让患者以自己的话重复信息;③ 鼓励使用开放方式提问"您的问题是……?"(What questions do you have?),而不是"你有任何问题吗?"(Do you have any questions?)。③ 说明解决医患关系的问题,不仅要"以患者为中心"进行思考,更重要的是医护人员与患者及其家属间的"换位"思考。

　　健康传播的研究之所以能在国际间广泛地作为健康策略的理论依据,其中不乏结合心理学、社会学、医学、健康学等多元学科的理论为基础,如认知理论、阶段步骤理论、营销理论、社会营销理论、知—信—行模式、娱乐—教育策略等方面的运用。此外,从美国《健康国民 2010》计划中亦见端倪,该计划明确表示,健康传播可以推动疾病预防和健康促进的各个方面,并且涉及一些领域,包括:① 健康专业与患者关系;② 个人接触、搜寻和使用健康信息;③ 个人遵守临床建议和方案;④ 建立公共健康信息和策划行动;⑤ 传播个人和人群健康风险信息,即风险沟通;⑥ 大众传媒和文化中的健康形象;⑦ 教育消费者如何获取有关公共健康和健康照护系统;⑧ 展开远程医疗保健的应用。④ 这一系列的健康领域,其实现程度均建立在开展有效的健康传播的基础之上。研究表明,健康传播是当前解决低健康素养的最佳方法。

第七节　健康素养与健康传播的研究

　　国民健康素养水平是体现健康传播的效果,当前国内外针对健康素养和健康传播的研究情况为何? 阿尔德律(Aldoory)研究发现,即便国家对健康素养的关心越来越多,其知识体系在健康传播文献中所占的比例也仍然相对较小。虽然健康素养的研究大多数在医学和

---

　　① Brashers D E, Goldsmith D J, Hsieh E. Information seeking and avoiding in health contexts[J]. Human Communication Research,2002,28(2):258-271.

　　② Altin S V, Stock S. The impact of health literacy, patient-centered communication and shared decision-making on patients' satisfaction with care received in German primary care practices[J/OL]. BMC Health Services Research, 2016,16(1),450(1-10). https://doi.org/10.1186/s12913-016-1693-y.

　　③ Green J A, Gonzaga A M, Cohen E D, et al. Addressing health literacy through clear health communication: a training program for internal medicine residents[J]. Patient Education and Counseling, 2014,95(1):76-82.

　　④ Ishikawa H, Kiuchi T. Health literacy and health communication[J]. BioPsychoSocial Medicine, 2010,4(18): 1-5.

卫生领域中进行,但在过去几年中健康素养已经成为健康传播研究人员关注的问题,同时成为发表在健康传播座谈会和健康传播学杂志《国际视野》的年度议题所关注的话题,编辑们认为,这些议题在他们的文章中说明了健康素养研究在填补健康传播的研究和理论方面的差距起到了关键作用。[①]

因此,为能了解国内外健康素养和健康传播的研究情况,以及探讨的核心问题,作者于2017年3月22日登录 Web of Science 核心合集数据库,检索词设置为期刊的标题中有"health literacy"(健康素养)和"health communication"(健康传播),检索时间段为1900年1月1日至2017年3月22日,检索结果为108篇,为聚焦健康素养与健康传播相关性较强的论文,故选取标题中含有"health literacy"和"health communication"等词的期刊,最终检索出9篇投稿在核心期刊的论文,详见表4-2。

表4-2 国外以健康素养和健康传播为标题的核心期刊论文

编号	年份	作者	论文	期刊
1	2003	Parker R M, Gazmararian J A	Health literacy: essential for health communication 健康素养:健康传播的基础	Journal of Health Communication 健康传播期刊
2	2009	St John 3rd B, Pitts M, Tufts K A	Disconnects between news framing and parental discourse concerning the state-mandated HPV vaccine: implications for dialogic health communication and health literacy 关于国家规定的 HPV 疫苗的新闻框架和父母话语之间的联系:健康传播和健康素养的对话影响	Communication & medicine 传播与医学
3	2010	Ishikawa H, Kiuchi T	Health literacy and health communication 健康素养与健康传播	BioPsychoSocial Medicine 生物心理社会医学
4	2011	Rubin D L, Parmer J, Freimuth V, et al.	Associations between older adults' spoken interactive health literacy and selected health care and health communication outcomes 老年人口语的互动性健康素养和医疗照护的选择与健康传播结果之间的关联	Journal of Health Communication 健康传播期刊
5	2013	Sentell T, Cruz M R D, Heo H H, et al.	Health literacy, health communication challenges, and cancer screening among rural native Hawaiian and Filipino women 健康素养、健康传播的挑战和夏威夷农村本地人和菲律宾妇女的癌症筛查	Journal of Cancer Education 癌症教育期刊

---

① Aldoory, L. The status of health literacy research in health communication and opportunities for future scholarship[J]. Health Communication,2017,32(2):211-218.

续表

编号	年份	作者	论文	期刊
6	2013	Schulz P J, Nakamoto K.	Health literacy and patient empowerment in health communication: the importance of separating conjoined twins 健康传播中健康素养和患者赋权：双胞胎分离的重要性	Patient Education and Counseling 患者教育和咨询
7	2014	Green J A, Gonzaga A M, Cohen E D, et al.	Addressing health literacy through clear health communication: a training program for internal medicine residents 通过明确的健康传播解决健康素养：内部医疗人员的培训计划	Patient Education and Counseling 患者教育和咨询
8	2017	Aldoory L	The status of health literacy research in health communication and opportunities for future scholarship 健康传播中健康素养的研究现况和未来学术机会	Health Communication 健康传播
9	2017	Paige S R, Krieger J L, Stellefson M L	The influence of ehealth literacy on perceived trust in online health communication channels and sources 电子健康素养对在线健康传播渠道和来源的感知信任影响	Journal of Health Communication 健康传播期刊

　　国内论文方面,作者于2017年4月2日登录CNKI数据库,检索时间段选择为1900年1月1日至2017年4月2日,检索以篇名中有"健康素养"并含"健康传播"(采精确检索)内容的论文,检索结果显示有8篇期刊论文以健康素养和健康传播为标题,其中有4篇是核心期刊;若检索改以篇名中有"健康素养"并含"健康传播"(模糊检索)的则有20篇。剔除精准检索的8篇,剩下12篇因采取模糊检索,故标题未能全面体现"健康素养"并含"健康传播"的研究,分析其内容,发现主题涉及较广,主要从健康素养中探讨健康教育、传播渠道、信息检索能力、健康促进等,或在健康传播中探讨媒介(体)素养等方面的研究。现仅将精确检索的8篇论文罗列于下,详见表4-3。

表4-3　国内以健康素养和健康传播为标题的期刊论文

编号	年份	作者	论文	期刊	期刊分类
1	2010	任正安	媒介视野中的城市健康素养与健康传播	西南政法大学学报	非核心
2	2011	秦美婷	健康传播对提升国民健康素养的理论运用与实证分析——以新加坡为例	现代传播	CSSCI
3	2012	江洁,杨金侠	基于健康传播视角的农村居民健康素养提高策略	卫生经济研究	非核心
4	2012	李文芳	论健康传播中媒体人的健康素养	新闻爱好者	非核心

编号	年份	作者	论文	期刊	期刊分类
5	2012	峣怡，任正安，贺加	健康传播中健康素养和媒介素养的教育反思	中国卫生事业管理	北大核心
6	2014	郑满宁	缺位与重构：新媒体在健康传播中的作用机制研究——以北京、合肥两地的居民健康素养调查为例	新闻记者	CSSCI
7	2015	杨金侠，徐静，耿晴晴	安徽省农村地区健康传播与健康素养关系的实证分析	卫生经济研究	北大核心
8	2015	李颖	略论健康传播中媒体人的健康素养	甘肃科技	非核心

依据对表4-2和表4-3的统计与分析，发现国外以健康素养和健康传播为标题的核心期刊论文中第一篇是2003年帕克（Parker）等人发表于《健康传播期刊》（*Journal of Health Communication*）中的《健康素养：健康传播的基础》（*Health literacy：essential for health communication*）；国内第一篇核心期刊则是作者于2011年发表于《现代传播》中的《健康传播对提升国民健康素养的理论运用与实证分析——以新加坡为例》一文。

投稿期刊方面，国外共有9篇健康传播相关论文，其中传播学类期刊有5篇，占55.6%，投稿在《健康传播期刊》（*Journal of Health Communication*）或《健康传播》（*Health Communication*）的论文合计4篇，占44.4%，这两类期刊均是健康传播的专业期刊，其后依序是《患者教育和咨询》（*Patient Education and Counseling*）2篇，《传播与医学》（*Communication & medicine*）、《生物心理社会医学》（*BioPsychoSocial Medicine*）、《癌症教育期刊》（*Journal of Cancer Education*）各1篇；国内暂无健康传播专业期刊，但8篇中有3篇（占37.5%）投稿在新闻传播学类期刊，分别发表在《现代传播》《新闻爱好者》《新闻记者》；医药卫生类期刊同样有3篇论文刊登，分别是《卫生经济研究》2篇、《中国卫生事业管理》1篇。以上数据表明，国外对健康传播的研究中，论文刊登于传播学类期刊的占比略高于国内。

研究方向方面，国外9篇核心期刊论文中除了综述性论文外，针对目标人群的研究有5篇，如父母、老人、妇女、患者、医疗人员等，占55.6%；国内8篇期刊论文中，针对城市和农村的研究有4篇，占50.0%，针对媒体人的研究有2篇。以上数据表明国内外健康传播研究方向的侧重点大相径庭。

综上，目前健康素养已成为健康传播、健康教育、健康促进等工作成效的重要评价指标之一，与国民慢性病防治、不良生活习惯的改善、酒精和烟草的控制、生命质量与期望寿命的提高、婴幼儿/孕产妇死亡率的降低等综合健康指标一样，成为衡量国民健康水平的重要参考依据。依据国外学者研究，健康素养的研究大致可分为两大方向，一是以临床研究为主，二是以公共卫生为主。由于两者在思考与方法上的不同，对健康素养的评估和发展将构成重大挑战。[①] 未来健康素养的研究与测评，除了将临床与公共卫生列入综合考虑外，亦应将健康传播纳入研究的范畴之中，这对提升公众健康素养水平具有正面且积极的作用。

---

① Pleasant A，Kuruvilla S. A tale of two health literacies：public health and clinical approaches to health literacy[J]. Health Promotion International，2008，23（2）：152-159.

第五章　健康素养测评

健康素养是国民健康教育的重要一环。国民健康素质的提升,是全面建设小康社会、推进社会主义现代化建设的重要目标,[①]也是国家综合实力的象征。近年来,健康素养的发展和研究在卫生保健系统和公共健康领域中日益受到关注,许多欧美国家已将健康素养列为未来卫生保健策略的重要指标之一,以提升国民自我健康照护的行为能力、推动医疗服务资源的有效运用、减少卫生医疗成本的支出、杜绝健康不平等问题的出现。今日,健康素养已成为公共卫生、健康教育与健康促进等工作成效的重要评价指标之一,与国民慢性病防治、不良生活习惯的改善、酒精和烟草的控制、生命质量与期望寿命的提高、婴幼儿/孕产妇死亡率的降低等综合健康指标一样,已成为衡量国民健康水平的重要参考依据。

世界卫生组织认为健康素养是认知能力和社会技能的表现,决定个人的能力和动机从而获取、理解和使用信息的方法,以促进和维护良好的健康状况。[②] 这说明健康素养是指个人需具备读、写、听、说、计算等技能以及理解、分析和社交能力,并将这些能力和技能运用到与健康有关的行为,作为健康的抉择与行为动机。若要达成上述任务,那么个人需要有基本的阅读能力(能理解医疗文件上的图文信息)、媒体知能(能分析、鉴别媒体信息)以及保健知能(能正确评估与应用相关医疗卫生体系下的健康信息)。这些均涉及对医疗信息的沟通与互动能力,同时涉及相关医疗风险与利益、计算服药时程与遵守用药剂量的指示、理解医疗检查结果和搜寻健康信息等能力的需求。

因此,本书针对当前国际和国内健康素养的测评进行梳理,目的在于全面掌握不同健康素养测评工具的特点、差异及其局限性,作为我国居民健康素测评工具的参考依据,通过归纳整理、截长补短,与我国医疗健康背景结合,设计适合于我国居民健康素养的测评工具,期能真实反映我国居民健康素养水平现况,从而进行重点行为的干预,为后续健康促进策略拟定周全的计划。

---

① 李媛媛.胡锦涛对国民素质思想内涵的新发展[J].魅力中国,2010(3):142.

② World Health Organization. Division of Health Promotion,Education and Communications[Z]. Geneva:Health Education and Health Promotion Unit. Health Promotion Glossary,1998:1.

第一节　健康素养分类

测评国民健康素养水平时，一般会采用综合性的测评量表进行研究，如本书采用的方法，即在健康素养中分别从六个维度展开探讨（详见第六章），而这六个维度基本上不脱离健康素养的三大核心内涵（健康知识、健康技能、健康自我效能）；同时另有研究系采取有针对性的测评，如下进行分类与说明。

（1）媒介健康素养（media health literacy）。研究显示，大众媒体被认为会对受众产生非常强烈且普遍性的不良影响，因此希望通过媒介教育的手段，以确保学生对大众媒体保持怀疑的态度，[1]而非对媒体传播的信息承受。因此，一些国外学者认为媒介素养中的"媒介素养教育"（media literacy education）是其重要的组成部分，在教育学研究中经常提及媒介素养教育一词，[2][3]并认为媒体教育是提升媒介素养的路径。此外，国内有学者认为，在社会化媒体时代，媒介素养应该包括媒介使用素养、信息生产素养、信息消费素养、社会交往素养、社会协作素养、社会参与素养等。[4]在健康传播领域中，大众媒体在健康促进中的作用，系归因其能够提供健康信息、促进健康行为与生活方式以及策划降低风险行为的活动。由于在日常生活中其具有广泛的作用与突出的特性，并发挥着深远的影响，因此需要深入了解大众媒体是如何促进或危及受众的健康行为的。而应用健康素养与媒介素养的概念与定义，为媒介健康素养提供了理论的基础。[5]换言之，从受众的角度而言，媒介健康素养即指使用或利用各种传播渠道，以便获取个体所需的健康与疾病相关信息，在获取与使用过程中，受众应该具备辨识信息真伪的能力，学会如何从传媒渠道中获取信息的技术能力，培养自己判断与选择正确传媒渠道的能力，以及审慎处理（传播）、避开或拒绝无法辨识的健康信息等媒介健康素养能力。

（2）药物素养（medication literacy）。药物素养是指个体在获得、理解和交流药物信息，并在正确评估药物信息的基础上，以安全和适当的方式进行自我治疗的能力，无论其内容以何种方式提供（如书面、口头和视觉）。[6]如果采用不正确的服药方式，可能会导致疾病发生，甚至死亡。为了让患者能够正确使用药物，患者除了需要阅读药物的标签及其相关的医疗

---

① Lauria M A，Borg J，Günnel T，et al. Attitudes of a sample of English，Maltese and German teachers towards media education[J]. European Journal of Teacher Education，2010，33(1)：79-98.

② Supsakova B. Media education of children and youth as a path to media literacy[J]. Communication Today，2016，7(1)：32-50.

③ Nupairoj N. The ecosystem of media literacy：a holistic approach to media education[J]. Comunicar，2016，24(49)：29-37.

④ 彭兰. 社会化媒体时代的三种媒介素养及其关系[J]. 上海师范大学学报（哲学社会科学版），2013，42(3)：52-60.

⑤ Levin-Zamir D，Lemish D，Gofin R. Media Health Literacy（MHL）：development and measurement of the concept among adolescents[J]. Health Education Research，2011，26(2)：323-335.

⑥ Ma G，Luo A，Shen Z，et al. The status of medication literacy and associated factors of hypertensive patients in China：a cross-sectional study[J]. Internal Emergency Medicine，2020，15(3)：409-419.

信息外，同时还要理解药物说明书的内容，甚至需要学会计算服用药物的剂量，一旦发现服药剂量错误或副作用发作时，知道应该采取何种方式应对，而这些知识包括"药物知识"（medication literacy）、"药学健康知识"（pharmacy health literacy）和"药物治疗知识"（pharmacotherapy literacy）。[①]

（3）心理健康素养（mental health literacy）。对心理健康问题的认识是心理健康素养的一个关键组成部分。[②] 而心理健康素养的创建则来自健康素养领域。[③] 通过引用健康素养的定义，乔姆（Jorm）提出心理健康素养的定义为：指有关精神障碍的知识和信念，这些知识和信念有助于识别、管理或预防精神障碍，其包括识别特定的疾病能力，了解如何寻求心理健康信息，了解风险因素和原因，自我治疗和可用的专业协助，以及促进认知态度与适当寻求帮助的态度。[④] 在此基础上，学者们再次诠释与定义其为：了解如何获得和保持良好的心理健康、了解精神障碍及其治疗、减少耻辱感，并提高寻求帮助的效能（知道何时何地获得循证心理保健，并具备增强自我保健的能力），[⑤]此与前者的差异是对精神障碍中"减少耻辱感"的重视。在乔姆等研究的基础上，奥康纳（O'Connor）等进一步将构成心理健康素养的概念归纳总结为三个核心结构与七个关键属性，三个核心结构为：识别（recognition）、知识（knowledge）与态度（attitude）。"识别"指具备甄别特定疾病的能力；"知识"则包含五个关键属性：具备如何寻找信息的知识、风险因素的知识、精神疾病病因的知识、自我治疗的知识、提供专业协助的知识；"态度"指鼓励承认或适当寻求协助行为的态度。[⑥]

（4）健康素养知觉（health literacy perception）。个体在选择健康行为时需考虑社会和环境因素。一个人是否能选择最好的生活形态，在于其是否能知觉和提防从社会、经济和环境而来的负面影响。于是，健康素养知觉便成为影响健康结果的关键角色。健康素养知觉量表是由香港的信息及研究机构建构的一种自我评估量表，其包括健康消费（health consumption）、生活形态（life style）与两性和美感（gender and beauty）三个层面。[⑦]

媒介健康素养、药物素养、心理健康素养、健康素养知觉等均有其侧重点，但不可否认的是，任何一种素养类型所欲探究、解决的问题，均与其背后测评的目标有着十分重要的联系，因此，如何设计一个适合于本国居民的测评工具是至关重要的。

---

① Pouliot A，Vaillancourt R，Stacey D，et al. Defining and identifying concepts of medication literacy：an international perspective[J]. Research in Social and Administrative Pharmacy，2018，14(9)：797-804.

② Fulcher E，Pote H. Psychometric properties of global mental health literacy measure[J]. Mental Health Review Journal，2021，26(1)：87-99.

③ Kutcher S，Wei Y，Coniglio C. Mental health literacy：past，present，and future[J]. Canadian Journal of Psychiatry，2016，61(3)：154-158.

④ Jorm A F，Korten A E，Jacomb P A，et al. "Mental health literacy"：a survey of the public's ability to recognise mental disorders and their beliefs about the effectiveness of treatment.[J]. Medical Journal of Australia，1997，166 (4)：182-186.

⑤ Kutcher S，Wei Y，Hashish M. Mental Health Literacy for Students and Teachers：a "school friendly" approach [J]. Positive Mental Health，Fighting Stigma and Promoting Resiliency for Children and Adolescents，2016，161-172.

⑥ O'Connor M，Casey L，Clough B. Measuring mental health literacy：a review of scale-based measures[J]. Journal Mental Health，2014，23(4)：197-204.

⑦ 锺燕宜.民众健康知能的发展与衡量[J].医药产业管理与教育论丛，2007，1(1)：51-70.

第二节　国外健康素养测评

1993 年美国全国成人素养调查(National Adult Literacy Survey,NALS)报告中指出,美国成年人的平均受教育程度在 12 年级以上,然而教育水平并不一定能转化为相应的阅读或理解水平,特别是在老年人群体中识字的能力不足尤为普遍、有近一半的人得分最低、即便是今日的美国人受教育程度比历史上任何时候都高的情况下。从美国医学会(American Medical Association)科学事务委员会于 1999 年发布的一份报告中可以说明情况的严重性,该研究通过两所公立医院的调查显示,有 1/3 的讲英语的患者无法阅读基本的健康材料,42%的患者无法理解空腹服药说明,26%的患者无法理解预约单上的信息,43%的患者不知医疗补助申请的权利和责任,60%的患者无法理解知情同意书的内容。同时针对四个城市的社区居家医疗管理护理的患者进行一项研究发现,34%的讲英语的患者和 54%的讲西班牙语的患者的属于低健康素养者或处于健康素养边缘者。[1] 因此美国医学研究机构(IOM)报告指出,这意味着他们缺乏充分参与美国社会所需的素养技能,提醒美国应注意低健康素养的病人对卫生体系将造成消极的后果。[2]

由此了解,为了检测国民健康素养水平,为健康措施介入提供评价,国外已陆续研发了一些信效度较好的测评工具,特别是测评阅读类型的功能性健康素养工具。然而,如何测评健康素养? 设计适合我国居民健康素养的测评工具,除了可以评估当下义务教育中健康教育的教学质量与教学措施的效果外,同时亦能进一步理解成人健康素养现存的问题,并能及早发现低健康素养群体素养存在的不足与需要加强的部分。

目前在国外有关健康素养的测评工具种类较多,经归纳整理后,经常被采用的或在其基础上研发的测评工具主要有以下七种方法:① 快速预测成人医学素养(REALM)测评工具;② 成人功能性健康素养(TOFHLA)测评工具;③ 健康素养评估分量(HLC)测评工具;④ 成人快速甄别健康素养(STOFHLA)测评工具;⑤ 大范围的阅读分级(WRAT)测评工具;⑥ 健康素养活力量表(HALS)测评工具;⑦ 最新关键信息(NVS)测评工具等方法,这七种方法由于实施的目标、运用和功能的不同,各具特色,分别说明如下:

(1) 快速预测成人医学素养 REALM(Rapid Estimate of Adult Literacy in Medicine)测评工具:属阅(视)读类健康素养的测评,是通常用于成人医学素养的一种快速测评方法。REALM 是专用于临床医疗环境中的一种甄别阅读识别的能力。REALM 不评估读者的理解力,仅能甄别读者自己朗读单词的能力。REALM 的分数对一般的阅读能力具有较好的预测作用,并且是功能性素养能力的一个指标。REALM 与其他标准化的阅读识别测试具有高度的相关性,如同成人功能性健康素养的测试。REALM 的分数范围从 0 到 66,并且可

---

① Patrias K. Current bibliographies in medicine:health literacy[M/OL].[2019-08-07]. National Library of Medicine. http://www.nlm.nih.gov/pubs/resources.html.

② Howard D H, Gazmararian J, Parker R M. The impact of low health literacy on the medical costs of Medicare managed care enrollees[J]. The American Journal of Medicine,2005,118(4):371-377.

以分成四个阅读等级水平：3 级及以下（0—18 分），4—6 级（19—44 分），7—8 级（45—60 分），9 级以上（61—66 分）。[①]

（2）成人功能性健康素养 TOFHLA（Test of Functional Health Literacy in Adults）测评工具：属理解类健康素养的测评，通常测评成人功能性健康素养，旨在测评病人的阅读和理解能力，如药瓶说明和预约单的健康素养。TOFHLA 由两部分组成：一是 50 题阅读理解测试（reading comprehension test）；二是 17 题计算测试（numeracy test）。阅读理解测试有三个与健康相关的文字段落，因采用完形填空（cloze）的方式，每个段落都有 5—7 个字被删除，在每个空白处，答题者必须从列表中四个单词中选出一个最适合的填入，以完成句子。计算能力测试是用以评估医疗机构所需的量化素养（即阅读和理解处方药瓶、预约单或其他健康相关材料形式的数字信息能力），患者被给予提示卡或阅读药瓶上信息，然后口头询问有关信息的问题，之后对这 17 题的计算测试进行加权，得出 50 分的算术分数，加上这 50 题填空项目，TOFHLA 总分为 100 分。[②]

（3）健康素养组合 HLC（Health Literacy Component）测评工具：属理解运用类健康素养的测评。2003 年由美国国家成人素养评估（National Assessment of Adult Literacy，NAAL）研究者开发健康素养组合表，作为健康素养的测评工具。这是全球范围内第一种用于全国性大样本的健康素养测评工具，测量的是成人对健康相关材料的阅读理解和计算等素养水平。评估问卷中使用 28 项与健康相关的信息（包括药品说明、医疗指令、健康保险、疾病预防和卫生福利等），考察了语言、文件及计算素养等技能。[③]

（4）成人快速甄别健康素养 STOFHLA（the Short Test of Functional Health Literacy in Adults）测评工具：能快速找到健康素养的边际者或不足者。特点是注意问题的修辞，不让患者感到尴尬，有别于过去测评题数太多或偏向临床护理方面的问题，16 题内容包括浏览医疗保健系统、完成体检表格、解释药物说明书、与提供者的互动、阅读预约单等。[④]

（5）大范围的阅读分级 WRAT（Wide Range Achievement Test reading subtest）测评工具：是一种使用比较广泛的测评工具，用以测量评估个体基本的学习技能所需具备的阅读、拼写和算术能力。缺点是未对理解能力进行评估，因此常常需要辅以理解能力的评估，以确定学习障碍。测试年龄范围在 5—75 岁，测试包括阅读、拼写和算术三类，测试时间大约需要 30 分钟，不同年龄层的测试时间会因测试的项目数量而有所不同，譬如儿童测试时间较短。[⑤]

（6）健康活动素养量表 HALS（Health Activity Literacy Scale）测评工具：是美国近年来采用的一种测评工具，能够更全面测评与健康有关的五项能力，包括健康促进、健康照护、疾病预防、卫生保健和维护以及系统导航，以甄别健康素养任务和技能的不同。HALS 在美国以及其他国家如加拿大、澳大利亚和瑞士的测评工作进展良好，但仍有许多要开发的工作

① Davis T C, Holcombe R F, Berkel H J, et al. Informed consent for clinical trials: A comparative study of standard versus simplified forms[J]. Journal of the National Cancer Institute, 1998,90(9):668-674.

② Baker D W, Williams M V, Parker R M, et al. Development of a brief test to measure functional health literacy[J]. Patient Education & Counseling, 1999(38):33-42.

③ 王萍. 国内外健康素养研究进展[J]. 中国健康教育,2010,26(4):298-302.

④ Chew L D, Bradley K A, Boyko E J. Brief questions to identify patients with inadequate health literacy[J]. Family Medicine, 2004,36(8):588-594.

⑤ Wilkinson G S. Wide Range Achievement Test: WRAT3[M]. Wilmington, D E: Wide Range, 1993.

要做,如界定健康内容和内涵的指标工作,针对不同层次的知识和技能,以及体现功能性、互动性和批判性健康素养之间的区别工作。即使这一概念的架构保持不变,针对被测试者不同的年龄和生活阶段,仍可能需要采用不同的测量工具。[①]

(7) 最新关键信息 NVS(Newest Vital Sign)测评工具:系由美国魏斯(Weiss)医师等于 2005 年研发完成。NVS 量表发展过程是经由分析各种健康素养测评工具后,研发五种测试版本,每个版本设置 3—6 题,共有 21 个问题,包括:头痛药的服药指示、冠状动脉造影术同意书、心脏衰竭自我照护说明、冰淇淋包装的营养标签、哮喘药物说明书(包括类固醇用药减量)等。[②] 其量表内容以冰淇淋营养标示为主,测试个人读、写、计算、理解、应用等。

第三节　国内健康素养测评

我国健康素养的研究起步较晚,以卫生部中国健康教育中心 2005 年承担的科技部国家级研究课题"中国公众健康素养调查与评价体系建立"为起点,该项目填补了国内健康素养领域研究的空白。[③] 为构建社会主义和谐社会,国家领导高度重视国民身体素质的发展,并将其视为国家发展的重要指标,基于此,党的十六大报告中特将提高全民族健康素质列为全面建设小康社会的奋斗目标之一。党的十七大报告更进一步指出健康是人全面发展的基础,关系千家万户的幸福。2007 年正式启动健康素养的研究工作,依据国情,于 2008 年 1 月公告第 3 号文件,正式发布了《中国公民健康素养——基本知识与技能(试行)》(简称《公告》),提出公民应具备的 66 项"健康知识和理念""健康生活方式"和"基本技能",作为公民健康素养的基本内容。该份《公告》可谓世界上第一份全面界定公民基本健康素养内容的政府文件。

在"健康中国 2020"战略规划中,卫生部也以提高全民健康素养规划为当前重要的目标之一。为落实这项目标,2008 年 8 月卫生部办公厅下发《中国公民健康素养促进行动工作方案(2008—2010 年)》,为我国健康素养促进计划工作奠定指导方针,在全国开展了"首次中国居民健康素养调查",该项调查覆盖全国 31 个省(自治区、直辖市)及新疆生产建设兵团,是目前官方最具规模性的调查研究,为日后研究计划奠定立项的基础。

调查方式采用全国统一的《中国公民健康素养调查问卷》,测评内容基于《公告》发布的健康素养 66 条要点,包含现阶段城乡居民必须理解或掌握的最基本的健康相关信息,并将健康素养划分为"基本知识和理念""健康生活方式与行为"和"基本健康技能"三个方面,在健康素养的内涵界定方面,以符合健康行为与健康促进需要、健康知识普及和健康信念形成为基础;此外,根据我国当前存在的主要健康问题,将调研内容围绕在"科学的健康观""传

---

① Nutbeam D. Defining and measuring health literacy: what can we learn from literacy studies? [J]. International Journal of Public Health, 2009,54(5):303-305.

② Weiss B D, Mays M Z, Martz W, et al. Quick assessment of literacy in primary care: the Newest Vital Sign [J]. The Annals of Family Medicine, 2005,3(6):514-522.

③ 张士靖,杜建.健康信息素养应成为中国公众健康素养促进的关键点[J].医学信息学杂志,2010,31(2):45-49.

染病预防素养""慢性病预防素养""安全与急救素养"和"基本医疗素养"等五类健康素养,[1]目的是能深入理解影响健康的主要成因,掌握居民普遍关注的健康问题,为今后开展健康促进工作、奠定健康素养促进和行为干预提供明确的指示和重点方向的依据。

从《中国公民健康素养调查问卷》中观察,测评内容主要围绕政府发布的健康素养66条要点,健康素养评估建立在公共卫生的视角上,侧重于日常生活中公众对健康信息的认知和实践能力的测评,相较而言,缺乏如同国外测评量表中对受测者在计算能力和信息理解能力的测评,同时也缺少医疗临床环境下健康知识内容的测评。诚如王萍于2010年发表的《国内外健康素养研究进展》中指出的,国外对健康素养的评估方法侧重于对患者健康信息的阅(视)读能力、理解能力、运用能力以及计算能力等功能性健康素养的评估。在测试中讲求健康情境的设置,进而更加有效地评估人们对于情境的理解以及对所传递信息的运用。国外大部分健康素养评估体系是基于临床医学环境建立的,所涉及的测评内容与临床环境有着密切的联系,缺乏对日常生活中健康素养的测试,并且没有考虑到社会、文化等因素对健康素养的影响。[2]基于以上因素,因我国幅员辽阔、人口稠密、医疗资源分配悬殊,遂而形成极具特色的健康素养测评方法。

台湾地区全民健康保险(简称"健保")自1994年开办以来,每年健保支出金额均超过同年居民生产总值。自1998起,台湾地区健保财务首次出现赤字,次年赤字则高达210亿元新台币。在财政日益紧缩的情况下,健保入不敷出的情势如雪上加霜,更加严峻。2003年,台湾地区首度调高健保费率,健保财务吃紧的状况引发各界广泛的讨论,声讨之音风涌云起。台湾地区多年来为解决健保的财政赤字问题,不断地进行各种可行性方案的探讨,除了对健保给付和医疗支出重新评估外,还对医保费率、所得税率的提高等相关问题和措施进行全面性的讨论,其中医疗资源是否有效地被运用为其关注的焦点。许多研究显示,民众健康素养与医疗资源浪费之间有着相当紧密的关系,这促使台湾地区一些学者开始积极投入研发适合台湾地区居民健康素养的测评工具。

林纯雯于2010年一文中指出,台湾地区在健康素养方面的研究相形见绌,举凡REALM是早年研发的健康素养评量工具,直至2008年苏哲能等学者才将其中文化。[3] 以下分述台湾地区的测评工具:

(1)台湾健康素养(知能)量表[4]。苏哲能的"台湾健康素养(知能)量表"(Taiwan Health Literacy Scale,THLS)以WHO的定义为基础,以台湾地区的健康议题为主题,发展出类似REALM包含66项目标的台湾地区健康素养量表。THLS量表分为健康词汇、健康知识、健康认知评估等三个部分。

健康词汇依据目前台湾地区健康主管部门的网站,从五个方面搜集信息:① 基本健康教育有关器官、生理及生化的简单常见议题与词汇;② 台湾地区十大死亡原因有关的议题;③ 民众常见疾病;④ 台湾地区主要残障疾病的防治;⑤ 当代医疗与公共卫生热门的话题。初步选取100个较常出现的健康词汇,经专家建议增减后,由100项健康词汇增加到125

① 中华人民共和国卫生部.首次中国居民健康素养调查报告[R].2009.
② 王萍.国内外健康素养研究进展[J].中国健康教育,2010,26(4):298-302.
③ 林纯雯.Newest Vital Sign健康素养量表中文版之信效度检验与应用:以幼儿职前教师为例[J].健康促进与卫生教育学报,2010(34):1-31.
④ 苏哲能,张淑凤,陈荣基,等.台湾健康知能量表之初探性研究[J].台湾医学,2008,12(5):525-536.

项,之后经测试再将原来的 125 项缩减为 66 项。

为了评估受测者个人对自我评价的正确性以及量表的效度,该研究同时设计一组健康素养问卷,共包含 10 题选择题以及一组《健康素养评估问卷》,以李克特量表(Likert scale)五分量法测评,共 25 题。这两组问卷参考苏清菁硕士论文的老人癌症知识量表、美国的中风知识量表以及台湾健康主管部门的健康网站的正确卫教议题,内容包含癌症、脑中风、高血压、高血糖与高血脂。正式施测的量表有健康素养(知能)词汇 125 项、健康知识问卷 4 题、健康认知评估 6 题,另外包括个人基本资料与嗜好、教育程度、接受健康知识的渠道以及个人疾病史。

(2) 中文健康素养(识能)评估表①。中文健康素养(识能) 评估表(Mandatin Health Literacy Scale,MHLS)是台湾地区卫生主管部门面向台湾地区民众进行的健康素养抽样调查,于 2007 年成立健康素养研究团队,开始展开具有台湾地区特色的健康素养测评工具。其目的在于了解台湾地区民众的健康素养现况,以及其对台湾地区整体健康照护体系的影响,进而制定相关政策,以提高台湾地区民众的健康素养,有效地利用医疗资源,促进民众健康。

台湾地区 MHLS 评量标准的产生始于 2007—2008 年,共召开三次专家会议,经由专家学者达成共识,决定沿用美国医学研究机构(IOM)对健康素养的定义"健康识能(素养)是对基本健康信息及医疗服务的取得、理解、应用的能力"。在此基础上,纸本阅读的测量需考虑两个重要方面:一是阅读历程,二是内容类型。在阅读历程中,包括撷取、理解、评价内容三个步骤,而纸本内容部分可分类为阅读文字类(叙述文、文件表格)和数字类(概念、运算、统计、分析)的能力。为构建台湾地区民众及医疗系统的本土化概念,对于所需具备的基本健康信息及医疗服务内容,专家学者建议应涵盖三段五级的健康照护概念以及疾病治疗发展过程,因此归纳为预防保健、自觉症状、诊断筛检、治疗及自我照顾五个部分。除此之外,专家学者认为发展的量表应反映台湾地区常见的健康问题以及民众所需的基本健康信息和医疗服务,因此建议参考台湾地区健康主管部门所编辑的《健康达人 125》作为发展题型的架构。经讨论,最终决定以健康信息、看诊对话、用药指引以及医疗服务文件四大方面为范围,每个题目设计的考虑需包括:① 基本健康信息及医疗服务;② 难易度;③ 医学字汇及相关概念;④ 阅读历程;⑤ 纸本阅(识)读能力的评量。

题库首先由台湾地区三位临床医师及研究小组共同发展,共计 183 题。接着以德尔菲法(Delphi Method)邀请专家学者进行题目的审定及修整。参与德尔菲法的专家共计 22 位,包括临床医师、公共卫生学者、医疗决策者、药学及护理领域的专家。经过三次反复的问卷调查、数据统计、数据回馈,最后量表的题目选择共计 63 题。这是目前台湾地区在健康素养检测中较为完整的测评工具。

---

① 蔡慈仪.中文健康识能评估表的发展与测试[J].医学教育,2010,14(2):122-136.

第六章 CHLS 测评的理论运用与指标建立

从世界疾病防治史观察，人类从控制病媒传播，到消灭病原体、阻断传播途径、改善环境卫生为初始阶段；运用国家集体力量倡导个人卫生、预防接种、定期组织体制内健康检查，以监测国民健康状况为第二阶段；1992 年世界卫生组织（WHO）报告指出，全球约有 60% 的死亡与不良的生活习惯和行为有关，随着 20 世纪医学科学的进步，世界卫生组织普遍认为改变个体不良的生活习惯与行为，才是促进全人类健康的核心策略，因此促进个人身心健康、预防非传染性疾病的发生成为全球诉求的目标是第三阶段。而今，如何改变不良的生活习惯和行为？有学者建议，提升国民健康素养，运用健康传播理论，有助于协助改善国民身心健康。

如何提升国民健康素养水平？首先要明白现阶段有哪些测评健康素养水平的工具，特别是要考虑这些测评工具的测评指标、内容、对象、维度等问题是否适用于本国居民，这是至关重要的科学问题。以下针对国内外医疗科研单位和学者研发的测评工具进行分析，取长补短，运用健康传播原理和"知—信—行模式"理论作为测评指标的立论依据，希冀在此基础上研发、设计适合检测我国居民健康素养的测评工具。

第一节 健康素养测评工具分析

基于测评国民健康素养的重要性，欧美国家早已陆续研发一些测评工具，如 TOFHLA、REALM、HLC、STOFHLA、WRAT、HALS 及 NVS 等测评工具（第五章已进行分析）。近年来，我国一些学者和医疗专业研究员开始正视健康素养的研究，并陆续研发中文版的测评工具。这些测评工具基本上是建立在 REALM 测验 66 个健康词汇的基础上而研发的中文版健康素养测评工具，或是以 TOFHLA 为版本进行修订后的健康素养测评工具。在运用上，部分学者研究认为，引用这些测评工具将会导致跨文化与医疗体制的差异，从而制约测评工具的效能和适用性的情况。

其因在于，国外行之有年的 REALM 及 TOFHLA 是以阅（认）读[①]方式来评量对医学词汇的认知程度，TOFHLA 则偏向词句及数字的测评。依据学者分析，REALM 为阅读字汇

---

① 为统一行文，本书将引文中有关"认读""视读"等词汇，均改为"阅读"一词。

（词汇）评量,在英语及西班牙语法中,常以发音及音节来判断字汇（词汇）的难易度,但这种认读及发音系统应用于中文字汇（词汇）的读解是不合宜的,[1]同时,REALM 受限于字汇（词汇）理解及计数能力方面的测量,对于高中程度以上的受试者缺乏鉴别力,存在研究空间,[2]因此,即便翻译成中文量表,仍然无法实际评量阅读能力。TOFHLA 虽然以就医时的医疗作业须知作为测量内容,但以完形填空填答句子的测验方式,并无法实际测量出受试者的阅读能力,而只能测试其所具备的背景知识。再者,TOFHLA 针对的是美国的就医情境,不全然适用于我国的医疗体系。除此之外,TOFHLA 着重于临床医疗照护方面,而未涵盖公共卫生方面。[3]同时,TOFHLA 测评量表亟待克服的是文化及语言隔阂与测试时间过长,而影响临床使用意愿的难题。[4]

　　基于上述考虑,若将 REALM、TOFHLA 或其他测评工具直接嫁接,翻译成中文量表,贸然作为居民健康素养的评量标准,难免会因文化差异而产生偏差,因此,《中国居民健康素养调查评量》《台湾健康素养评量》（THLS）、《中文健康素养评量》（MHLS）以及香港地区《健康素养知觉量表》的陆续发表,充分显示研发出适宜我国居民健康素养测评工具的重要性与迫切性。

第二节　理 论 运 用

　　本书运用健康传播原理及"知—信—行模式"理论进行问卷内容的题型设计,并作为指标建立的立论依据,说明如下。

一、健康传播原理运用

　　传播学者按照传播规模、传播渠道的不同,将传播分为四个层面,即个体（自我）传播、人际传播、组织传播和大众传播。健康传播作为传播学的一个分支,亦依照此四个层面从健康的视角进行阐述,并将此应用到《中国健康素养量表》（Chinese Health Literacy Scale, CHLS）问卷调查中有关信息传播渠道的测评选题之中。

（一）健康传播的传播层面运用

　　健康传播从传播的过程可分为四个层面,分别是:个体（自我）健康传播、人际健康传播、组织健康传播和大众健康传播,以传递健康相关的信息为主。应用说明如下:

　　第一个层面为个体（自我）健康传播,指个体基于自我的生理或心理健康需求而言,在健康信息需求或搜寻方面,偏向对健康或疾病的信息采取主动需求或利用的一种自发性搜寻

　　[1][3]　蔡慈仪,李守义,蔡忆文,等.中文健康识能评估表的发展与测试[J].医学教育,2010,14(2):122-136.
　　[2][4]　林纯雯.Newest Vital Sign 健康素养量表中文版之信效度检验与应用:以幼儿职前教师为例[J].健康促进与卫生教育学报,2010(34):1-31.

行为。此层面将应用在本次问卷的"信息传播渠道"调查选项中,以"发现健康问题时,主动搜寻健康信息来源"作为相关题测内容的设计。

第二个层面为人际健康传播,指医生与患者间的互动关系、医生与护士或社工人员间的互动关系、医生与患者及其家属间的互动关系等。同时,为呼应互联网与新兴媒体的特征,此部分亦包括医生、护士、社工人员等医疗从业人员与网民间的互动关系。此层面将应用在本次问卷的"信息传播渠道"调查中,设计"亲朋好友"选项作为人际健康传播来源的理论依据。

第三个层面为组织健康传播,指医疗院所与医护人员间的关系、医疗院所与患者及其家属间的互动关系、医疗院所与社区间的互动关系、医疗院所与医疗卫生主管机关间的互动关系等。需要注意的是,组织健康传播中有时亦包含人际健康传播,如在医院里举办的健康(卫教)宣传讲座中传播者与患者及其家属或参与者间的互动关系等。此层面将应用在本次问卷的"信息传播渠道"调查中,设计"学校""医院""办公室"等选项作为组织健康传播渠道来源的理论依据。

第四个层面为大众健康传播,指医疗院所与传播媒体间的互动关系、医护人员与传播媒体间的互动关系、医疗院所中媒体部门(宣传/宣教)与受众间的互动关系、新闻媒体与受众间的互动关系,甚至是"医院—医护人员—患者—家属—受众—医疗卫生主管机关—新闻媒体"之间的循环互动关系。此层面将应用在本次问卷的"信息传播渠道"调查中,设计"电视""报纸""杂志""图书""广播""电脑""手机"等选项作为大众健康传播来源渠道的理论依据。

(二)传播效果

传播效果是指受传者接受信息后发生的心理、行为反应。传播对受传者的影响发生于受传者"接收信息—接受信息—转变态度—采取行动"的过程之中。[①] 将健康传播四个层面运用在健康知识方面的传播效果,本书称为"健康传播效果",此部分将应用在"知—信—行模式"理论中。依照对受传者的影响程度,将健康传播效果亦分为四个层面。分述如下:[②]

第一个层面为"知晓健康信息"(接收信息):这是健康传播较易达成的目标,指健康信息传递到受众,视为受众获得"初步知晓"的一种信号。

第二个层面为"健康信念认同"(接受信息):受众在接受健康信息后,加以自我理解,由此产生观念上的认同,并对自我已有的观念进行修正和批判,或者进一步加固。

第三个层面为"健康态度转变"(转变态度):对知识的理解到态度的改变,是一个由量变到质变的心理过程,是认知积累到一定程度后发生的自然转变。一旦态度形成,就会相对比较稳定,不易再发生改变。

第四个层面为"采纳健康行为"(采取行动):态度是行为的先导,一旦发生了态度的转变,基本就会体现在行为上,这是健康传播效果的终极目标。有效的健康传播可促使受众愿意采纳健康的行为,而健康传播效果越好,提升受众(居民)健康素养的目标越容易实现。

① 米光明,王官仁.健康传播学原理与实践[M].长沙:湖南科学技术出版社,1996:148-157.
② 秦美婷,张蕾.大众媒体健康传播之调研:以日本核泄漏事件为例[J].西南民族大学学报(人文社会科学版),2013(4):153-158.

二、"知—信—行模式"理论运用

"知—信—行模式"理论是指"知识—信念—态度—健康行为的实践"(knowledge，attitude，belief，and practice)，简称 KABP 模式，或指"知识—态度—健康行为的实践"(knowledge-attitude-practice)，简称 KAP 模式。此理论于 20 世纪 70 年代由英国学者乔治·柯斯特(George Cust)提出，最早应用于教育领域，之后在健康教育中应用，用于测评或评估健康教育的效果。

(一)"知—信—行模式"理论定义

"知—信—行模式"理论的应用在学术界有一定的发展脉络，其理论的应用目前尚无统一的定论。如前文所言，"知—信—行模式"理论的运用和诠释主要分为两类，一类为 KABP 模式(知识、态度、信念和行为)①，另一类为 KAP 模式(知识、态度和行为)②。KABP 模式将人类行为改变分成知识、态度/信念、行为三个连续体，其中"知"(知识和学习)是基础，"信"(信念和态度)是动力，"行"(包括产生促进健康行为、消除危害健康行为等行为改变过程)是目标。③ 个体从获得知识到态度的改变、到最后对行为产生影响是一个复杂而漫长的历程，因此无论是 KABP 模式还是 KAP 模式，两者对"知"和"行"的理解观点基本相同，唯独 KABP 模式中对"信"的诠释更加细化，认为"信"应该兼具信念与态度的双重意涵，同时在知识、态度、信念和行为之间存在联动关系。其中知识是基础，态度是转变的标志，建立健康行为是目标。④ 因此，健康知识是建立积极健康信念与态度、改变健康行为的基石，而信念与态度则是改变行为的主要动力。⑤

KABP/KAP 模式经常被用于健康行为干预的研究，但亦可用于现阶段知识、信念、态度、行为的理解，诚如汝骅在《学校健康教育——"知信行模式"理论与实践》一书中对该模式的运用提出知信行(KAP)问卷研制、知信行(KAP)调查，常被作为了解目标人群健康知信行现状及其变化以及对健康教育主观需求等的重要手段，"知信行(KAP)效果研究"也被作为健康教育效果评价的常用方法。研制知信行(KAP)问卷、展开知信行(KAP)调查与知信行(KAP)效果研究，其理论依据均为健康教育知信行模式。⑥

KABP/KAP 模式中每一阶段的转变具有环环相扣的递进关系，每一转换(如知识转化为信念/态度)都需要经过时间的历程，通过个体内化作用后才会有具体的健康结果。将此

---

① 曾桂群.知信行理论对 334 名农村妇女健康教育的影响[J].中国卫生统计，2007，24(3)：285-286.

② 闫抗抗，杨世民，方宇，等.377 名基层医师对国家基本药物制度认知情况的 KAP 调查[J].中国药房，2010，21 (44)：4209-4212.

③ 许欣，姚家新，杨剑，等.基于知信行理论的父母-儿童运动参与的关系[J].北京体育大学学报，2014，37(10)：89-95.

④ 谢玉兰，肖泽兰，张继红，等.采用知信行模式进行健康教育对原发性高血压病患者不良生活方式的干预效果[J].中华护理教育，2013，10(2)：74-77.

⑤ "知—信—行模式"理论中的"行"(practice)，本书认为应是"健康行为的实践"，而非"行为"(behavior)之意，由于国内学者普遍将其翻译为"行为"，为遵守引文的学术规范，本书未将引文内容擅自更改。另有关"知—信—行模式"理论中的"行"的解释与说明，请详见后面章节。

⑥ 汝骅.学校健康教育："知信行模式"理论与实践[M].北京：中国轻工业出版社，2011：29-33.

模式运用于本次问卷调查中题测内容的指标设计,虽非是对受测者进行时间历程的追踪研究,而是通过问卷中 50 题的问答内容,期能具体且充分呈现受测者现阶段所拥有的健康知识、所持的健康信念/态度以及已采取或将采取的健康行为。

健康素养的核心内涵有三:一是健康知识,二是健康技能,三是健康自我效能。健康知识指个体具备临床医疗、药物和卫生相关的知识以及健全身体与心理的相关知识;健康技能指个体除具备识数与计算的技能外,还具备对健康信息的获取、利用与判断辨识的技能,如计算服药时间、计算个人身体质量指数(BMI)、上网搜寻健康信息、网络预约挂号等;健康自我效能指个体除具有一种强大的信心,能够影响采取和维持健康的行为,同时有信心去达成或改变个人的生活方式和生活条件,以改善个人和社区健康所采取的行为或行动。由此观之,若要建设健康素养的三大核心内涵,"知—信—行模式"理论是适合作为本次健康素养指标的立论依据。

为此,本书为"知—信—行模式"理论作出定义:指个体面对卫生医疗保健的知识和信息时,持以积极正向的信念与态度,通过知识内化为信念与态度的作用,进而强化为动力,以改变个体不良于健康生活习惯的一种行为实践,而此一蜕变的认知过程,即"知—信—行"。①

换言之,当人们了解有关自我健康知识的重要性,则会产生正面的信念,进而形成积极的态度,愿意改变危害健康的行为,才有可能形成有益于健康的主动行为。后文将针对"知—信—行模式"理论中"知识""信念/态度"与"健康行为的实践"进行分析说明。

(二)"知—信—行模式"中的"知识"

"知—信—行模式"中从"知识"转化为行为的改变不是一蹴而成的,而是需要进行知识内化的一个复杂过程,有许多内在或外在因素会直接或间接影响到由知识内化到行为的实践。因此,知识、信念/态度、行为之间存在着因果联系,而非必然联系。倘若行为是改变的目标,为达到行为的转变,以知识为基础是必要的,同时以信念/态度为动力,才能事半功倍。此时的知识成为行为转变的必要条件,而非充分条件,只有强化知识的认同,个体对自我产生强烈的责任感意识,才能逐步形成坚定的信念,当知识升华为一种信念,就有可能采取积极的态度去进行行为的转变。

"知—信—行模式"中经常被混淆的"知"是"知识"(knowledge),而非"认知"(cognition)。知识与认知是两种不同层面的概念。认知指通过心理活动获取知识,指人在获取知识的过程中,经过一段心路历程,是通过心理活动完成的。从心理学角度而言,所谓心理活动包含概念形成、知觉、判断或想象等。一般习惯将认知与情感、意志相对应。认知也称之为认识,是指人认识外界事物的过程,换言之,指作用于个体的感觉器官对外界事物进行信息加工的过程,包括感觉、知觉、记忆、思维等心理现象。

认知心理学将认知过程视为个体借由一系列的信息获取、编码、贮存、译码、提取和使用等的连续操作过程所组织而成的,并按照一定的程序进行信息加工的一种系统工程。言下之意就是,认知过程应指个体通过心理活动,以获取和利用信息的全部过程,包括接收外界信息的刺激、解读信息、做出反应、采取行动。认知理论(cognitive theory)认为只有在人们

---

① "知—信—行"的定义是本书参阅一些文献资料后,为弥补不足之处而重新界定的。

感知信息,认同信息内容,产生行为意愿,并具有行为所需技能后行为才能得以实现。[①]因此,"认知"一词,实际上是广义地涵盖"知—信—行"的一个概念,而"知—信—行模式"中的"知"仅指"知识"(knowledge)。

(三)"知—信—行模式"中的"信念/态度"

所谓"信念"(belief)指对人或事件持以信任或信心的一种心理状态或习惯,或对某件事持以信任的观点,认为是真的并接受,特别是基于对证据的审查,对某些陈述的真实性或某些存在(或现象)的真实性的确认(或深信不疑)。[②] 而"态度"(attitude)则是一种倾向或趋势,对某个特定的想法、目标、人或情况,持正面或负面的反应,影响个人行为的选择,会对挑战、激励和奖励(统称刺激)作出回应。态度和行为是社会心理学研究的核心领域。起初,大多研究者致力于探讨态度与行为相关,以揭示态度对行为的预测力。[③] 1961 年,凯尔曼(Kelman)提出了态度形成过程的三个阶段——服从、同化、内化,[④]其主要组成部分有:① 情感(affective):情绪或感受;② 认知(cognitive):持有信念或观点的意识;③ 意动(conative):倾向采取的行动;④ 评价(evaluative):回应刺激的肯定或否定。[⑤]

黄敬亨在其主编的《健康教育学》中提出,态度是转变行为的前奏,要转变行为必先转变态度。影响态度转变的因素有四种[⑥],分别如下:

(1)信息的权威性。权威的信息号召力大、说服力强。信息的可靠性和说服力越强,态度转变的可能性越大。

(2)传播的效能。传播的感染力越强,越能激发和唤起教育对象的情感,有利于态度的转变。

(3)恐惧因素。恐惧使人感到事态的严重性,但需注意恐惧因素若使用不当,有时会引起极端反应或逆反心理。

(4)行为效果和效益。这是很有吸引力的因素,不仅有利于强化自己的行为,同时常能促使信心不足者态度的转变。

健康传播者在推动人们改善不良的生活习惯或危害健康行为的运动过程中,常会遇到"不知所行"或"知而不行"的受众,前者是因健康知识的薄弱,后者是基于缺乏持之以恒的决心或难以割舍的习惯或爱好所致,担心某行为的改变会影响其社交关系,或因改变的信念不足,难以产生认同的态度,以致认为对个体意义不大或心存侥幸。因此,只有掌握全面的"知—信—行模式"的过程,才能有助于弱化或消除不利的内外影响因子,塑造有利的环境,进而达成转变行为的目的。

(四)"知—信—行模式"中的"行"

"知—信—行模式"中的"行"英语为 practice,应指健康行为的"实践",按照人类行动学

① 吕姿之.健康教育与健康促进[M].2 版.北京:北京大学医学出版社,2002:40.
② Definition of belief[EB/OL].[2019-08-05].https://www.merriam-webster.com/dictionary/belief.
③ 周洁,冯江平,王二平.态度结构一致性及其对态度和行为的影响[J].心理科学进展,2009,17(5):1088-1093.
④ 杨艳茹,胡羽.态度理论视野下的自我教育[J].思想政治教育研究,2008,24(6):29-32.
⑤ Definition of attitude[EB/OL].[2019-08-05].http://www.businessdictionary.com/definition/attitude.html.
⑥ 黄敬亨.健康教育学[M].4 版.上海:复旦大学出版社,2007:36-37.

定义,行动(action)就是有意识或有目的的行为(behavior)。① 因此本书认为,实践应是指个人执行有意识或有目的的行为。但经过查阅中文书籍后发现,国内许多作者均将"知—信—行模式"中的"行"统一译为"行为",为免除读者混淆,以及遵守引文的学术规范,本书在引用他人文献之处将尊重原作者的行文,以"行为"作为统一译词。但需知,此行为应该是指"健康行为的实践",即个人执行有意识或有目标的健康行为。

由于行为是可能有意识或有目的(目标),或是无意识或无目的(目标)的行为,而健康传播中健康效果的达成,在于"健康行为的实践"。行为通常系指人具有的认知、思维、情感、意志等心理活动的能力,对内外环境因素能做出反应,这种反应可能是外显的,能被他人直接观察到;也可能是内隐的,不能被直接察觉,而需要通过测量及观察外显行为来间接了解。人类的行为由五个基本要素构成:① 行为主体:人;② 行为客体:人的行为的指向目标;③ 行为环境:行为主体与行为客体发生联系的客观环境;④ 行为手段:行为主体作用于行为客体时所应用的工具或使用的方法;⑤ 行为结果:行为主体预期的行为与实际完成的行为之间相符合的程度。②

美国心理学家罗伯特·塞申斯·武德沃斯(Robert Sessions Woodworth)针对行为主义的"S-R"提出"S-O-R"(见图 6-1),即在刺激和反应之间增加有机体的作用。其中 S(stimulus)代表内外环境中的刺激源;O(organization)代表有机体,即行为的主体"人";R(reaction)代表人的行为反应。

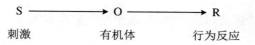

S —————→ O —————→ R

刺激　　　　　有机体　　　　行为反应

图 6-1　S-O-R 模式

美国社会心理学家库尔特·勒温(Kurt Lewin)提出人类行为是人与环境交互作用的函数,即人的内在因素和环境影响共同作用的结果,并提出公式:B = f(P·E),其中 B(behavior)指的是行为,P(person)代表个人,E(environment)代表环境。

库尔特的公式说明,人与环境交互作用下呈现出错综复杂的结果,譬如不同个体在相同环境或不同环境的条件下,或相同的个体在相同环境或不同环境的条件下,其交互结果必有所差异。当然,行为的表现亦涉及个体生理、心理等因素的制约与影响,使其行为的表现差距更大。

依据学者研究,将人类行为基本划分为"本能行为"和"社会行为"两大类。所谓人的"本能行为"是与生俱来的行为,是遗传作用的结果,建立在个体生理活动基础上。主要包括三方面:

(1) 生存有关的本能行为,如饮食、睡眠等行为。

(2) 种族存续有关的本能行为,如性、搏斗等行为。

(3) 攻击与自我防御行为,如对外来威吓的恐惧、逃避、反抗、妥协等行为。

"社会行为"的涵盖范围则十分广泛,如集体创作、小区环境卫生维护、公共健康与安全的关注等。研究显示,社会行为是人在社会化过程中为了自身的生存和发展而形成的一系

① 张立英.信念、知识和经济学:米塞斯经济学思想中的认识论基础[J].福建广播电视大学学报,2013(4):41-43.
② 常春.健康相关行为[J].中国健康教育,2005,21(9):662-665.

列的互动性行为,受社会心理因素的影响和驱动。

个体如何达成"促进健康的行为"? 所谓促进健康行为指个体或群体表现出客观上有益于自身和他人健康的一系列行为。这些行为是朝向健康或被健康结果所强化了的行为。促进健康行为具有以下五个特征:

(1)规律性:指对自我的健康行为具有持之以恒的心态,如定期身体锻炼、规律的生活作息。

(2)有利性:指选择有利于自身和他人的健康行为,如拒吸二手烟行为、不随地乱吐痰、不随意丢垃圾行为。

(3)和谐性:指个体的健康行为与其所处的环境达成和平共融的状态,如支持环境保护的行为、实施垃圾分类行为。

(4)一致性:指个体外在的健康行为表现与内在心理一致,如糖尿病患者遵守规律的饮食行为以达血糖控制、对内对外均恪守医嘱的行为。

(5)适宜性:指选择适合自己身体状况的健康行为,勿矫枉过正,如适当的体重控制、适宜的身体锻炼。

此外,学者普拉特(Pratt)将广泛的健康实践分为七类(睡眠、运动、排泄、消除、牙齿卫生、吸烟、饮酒和营养)。[1] 此外,贝洛克(Belloc)等人以6928人为样本,考查健康习惯与死亡率和健康状况之间的关系,其研究结果显示:拥有良好健康习惯的人通常睡眠时间为7或8小时;几乎每天都吃早餐,或从不在两餐之间吃一次加餐;经常或有时从事积极的运动、游泳或长距离散步,经常逛花园或做体育锻炼;一次饮酒不超过四杯;从不吸烟。[2]

第三节　CHLS 的研发与设计概念

健康素养正处于结构性的发展态势,对这一概念及其组成部分没有一致的定义。[3] 诚如前文所述,建立一套于我国居民适宜的健康素养测评工具极为重要。本书依据我国居民健康素养认知和健康信息需求的发展,并与当下互联网新兴媒体的蓬勃发展相契合,研发适合于我国居民,且具共性的测评工具,称为"中国健康素养量表"。CHLS的研发与设计概念的产生,系从媒介信息角度、健康行为角度、健康教育角度、健康信息传播等四种角度切入。

---

① Pratt L. The relationship of socioeconomic status to health[J]. American Journal of Public Health, 1971, 61(2):281-291.

② Belloc N B, Breslow L. Relationship of physical health status and health practices[J]. Preventive Medicine, 1972,1(3):409-421.

③ Chinn D, McCarthy C. All aspects of health literacy scale (AAHLS):developing a tool to measure functional, communicative and critical health literacy in primary healthcare settings[J]. Patient Education & Counseling,2013(90):247-253.

一、从媒介信息角度切入

依据 2000 年 11 月皮尤互联网和美国生活项目报告（*Pew Internet & American Life Project*），有 5200 万美国成年人面临关键的健康决定时会依赖互联网。四年后（2004 年），发现有 7300 万美国成年人会应用互联网搜寻处方药，探索控制体重的新方法，并为预约医生做好事前准备等。此外，针对互联网对人们的健康行为会产生何种影响，在调查人们为什么喜欢在互联网搜索健康信息时发现，有 93% 的健康信息搜寻者表示，在互联网上可以随时获取自己需要的健康信息；83% 的人表示，在互联网上可以获得比其他来源更多的健康信息；80% 的人表示，匿名获取健康信息是互联网非常重要的特点；61% 的人表示，互联网已经改善照护自己的健康方式。[①] 研究显示，通过互联网搜寻健康或疾病相关信息的行为已成为不容小觑的趋势。

除了依据上述研究结果外，还在 CHLS 测评中加入了健康信息的媒体信息传播渠道。中国互联网络信息中心（China Internet Network Information Center，CNNIC）统计报告中指出，截至 2013 年 6 月底，中国即时通信网民规模达 4.97 亿，比 2012 年底增长了 2931 万，在各应用中增长规模位居第一；使用率为 84.2%，较 2012 年底增加了 1.3 个百分点，使用率保持第一且持续攀升，尤其以手机端的发展更为迅速。手机即时通信网民规模为 3.97 亿，较 2012 年底增长了 4520 万，使用率为 85.7%，网民规模增长率和使用率均超过即时通信整体水平。其次，在搜索引擎方面，截至 2013 年 6 月底，我国搜索引擎网民规模为 4.70 亿，较 2012 年底增长了 1928 万人，半年增长率为 4.3%，网民使用率为 79.6%，与 2012 年底基本持平。整体上，搜索引擎网民增长已进入平稳发展期，但更加多元化：首先是搜索网站的多元化，除了传统综合搜索外，还有微博搜索、社交网站搜索、电商网站搜索以及其他垂直搜索方式，这些搜索分流了部分原本在传统综合搜索网站上的搜索行为。搜索引擎作为互联网的基础应用，是网民获取信息的重要工具，其使用率自 2010 年后始终保持在 80% 左右，使用率在所有应用中稳居第二。[②]

综合国外研究结果，加上我国网民增长的速度，说明通过互联网等新兴媒体进行传播将是健康信息传播重要的发展趋势。

二、从健康行为角度切入

健康行为是个体为了预防疾病、保持身心健康所采取的行为措施，包括改变不良的生活习惯与态度、避免陷于不健康的风险因素和行为，如酗酒、药瘾、毒瘾、吸烟、不当的饮食，以及不安全的性行为等；同时采取促进个体健康的积极行为，如保持健康的生活作息、健康的饮食、规律的运动等行为。

对于促进健康的行为，吕姿之和黄敬亨等学者将其分为五类：① 基本健康行为；② 预警

[①] Fox S，Rainie L. E-patients and the online health care revolution[J]. Physician Executive，2002，28(6)：14-17.

[②] 第 32 次中国互联网发展状况统计报告：网民互联网应用状况［EB/OL］. (2003-07-17)［2014-12-19］. http://www.199it.com/archives/132781.html.

行为；③ 保健行为；④ 避开环境危害；⑤ 戒除不良嗜好。此外,另有学者认为健康行为应该包括：① 保持良好的生活方式,包括规律的生活作息,正常的饮食习惯,定期的身体锻炼,注意安全的行为(如性行为、汽车安全带的使用等)；② 妥善情绪的管理,包括维系良好的人际关系,保持乐观进取的态度(远离抑郁或焦躁)、消除恐惧不安的情绪等；③ 避免危害健康的行为,包括不吸烟、不吸毒、不酗酒、不暴饮暴食等；④ 定期身体和医学检查,包括健康检查、预防龋齿检查、预防接种、医学筛查等行为。

因此,经本书归纳整理后,认为健康行为可分为以下八类,以此作为我国健康素养测评工具的指标依据：

(1) 基本健康行为：指日常生活中一系列有益于健康的基本行为,如适当营养、均衡膳食、定期运动、充足睡眠与休息等。

(2) 戒除不良嗜好：指戒除危害个体健康的行为,如吸烟、酗酒、药物滥用等。

(3) 预警行为：指对有可能发生危及健康的事而预作防备,当不幸意外事故发生时能自救亦能他救的正确行为。如行车时使用安全带、家中常备灭火器以防火灾、熟悉交通或医疗安全标志、学习基本急救能力、关注食品包装上图文信息和食品安全标志等。

(4) 避开环境危害：泛指在日常生活或工作中能避开危害个体健康的各种因素,包括自然、心理与社会环境。采取一定的行为措施,如积极或消极地远离污染的环境,采取一定的措施以降低对环境的污染,避开引起心理过激的焦虑或紧张生活的环境等。

(5) 保健行为：指充分利用现有的医疗卫生保健服务,以实现三级预防,维护自身健康的行为,包括预防接种、定期体检、遵从医嘱、配合治疗、积极康复等。

(6) 求医行为：指当个体感到不适,或察觉自己罹患疾病时,主动寻求正规的医疗服务机构或向具备医学科学背景的专业人士寻求协助的行为。

(7) 遵医行为：指个体在服药或治疗过程中,确实遵从医师嘱咐与叮咛,并配合治疗等一系列的行为。

(8) 情绪管理：指在人际交流时,随时保持乐观的心态与稳定自我的情绪等良好的交流行为。

三、从健康教育角度切入

2000 年钮特宾(Nutbeam)在认知和技能层面上,对健康素养提出三个层级,其中一个层级是"功能性健康素养",指具有阅读、写作和识字能力,以及健康状况和健康系统的知识,这是传统健康教育措施中理想的成果。[①] 因健康教育能提高人们的知识、理解和行为能力,不仅能指导改变个体的生活方式和改进符合疾病管理规定的战略,也可以提高人们认识健康的社会决定因素,并直接引导促进修改决定的行为。[②] 而健康教育的目的或内容包含下列九种：① 疾病防治健康教育；② 人生三阶段的健康教育；③ 营养健康教育；④ 环境保护健康教育；⑤ 心理卫生教育；⑥ 生殖健康教育(包括性传播疾病、艾滋病、安全性行为等)；⑦ 安全

---

① Chinn D. Critical health literacy：a review and critical analysis[J]. Social Science & Medicine，2011，73(1)：60-67.

② Nutbeam D. The evolving concept of health literacy[J]. Social Science & Medicine，2008，67(12)：2072-2078.

教育;⑧ 控制吸烟、酗酒和滥用药物(吸毒)的教育;⑨ 死亡教育。[①]

四、从健康信息传播角度切入

钮特宾对健康素养提出的三个层级之二是"沟通/互动素养"(communicative/interactive literacy),指沟通和社交的技能,可以用来提取信息,并从中获得不同形式的传播意涵和新信息的应用从而得到改变。[②] 这其中关键信息的获取,特别是求医者经常面对复杂难懂的医药与治疗信息或是卫生保健方面的信息,决定采信哪一种治疗的方法,求医者除了须具备清楚的沟通与社交能力外,对信息来源的可信度、风险与利益分析、计算服药时间与药量、解读医疗检查结果等能力,此均与人际互动和健康信息搜寻能力有密切的关系。

因此,个人需要具备基本的识字与阅读能力,要有基础的计算能力,特别是随着互联网时代的来临,个人须会使用计算机,具备分辨网络信息的能力,以及搜寻与评估网站信息可信度的能力。此外,口语表达能力亦十分关键,个人要学会如何清楚描述自我病情的症状,同时也要培养学习与组织如何询问相关医疗问题的能力,对于不了解的手术建议或医疗程序,要学会如何与医护人员沟通,寻求理解协助。

基于上述健康信息的获取和理解的重要性,本次调研的核心重点亦是 CHLS 测评的特殊之处在"信息媒介素养"的测评。依据 Breakthrough 量表,将媒体(media)分成三个大方向:叙述性媒体型态(the narrative media)、信息性媒体型态(the information media)以及互动性媒体型态(the interactive/communication media)。[③] 其中叙述性媒体型态涉及三个部分(质量部分、意图部分、真实性部分);信息性媒体型态涉及三个部分(说服性、真实性、意图);互动性媒体型态由四个部分(安全性、真实性、来源、服务)组成。

本次调研仅针对互动性媒体型态中信息来源部分进行信息搜寻辨识能力的测评。来源指标依据前文中的健康传播原理,从传递的层级可分为四个层面,分别是个体(自我)健康传播、人际健康传播、组织健康传播和大众健康传播等建立指标的分层。同时在题测中增添医药图文信息的测评指标,以强化互动性媒体型态中信息来源的内容。

综上,本次 CHLS 问卷的题测内容包含以下五项能力的测评,分别是: ① 健康知识与判断能力分析;② 媒体与图文信息分析;③ 健康行为实践与健康决定(判断能力)分析;④ 医学词汇知晓程度与信息传播渠道分析;⑤ 识读与计算能力分析。

---

① 吕姿之.健康教育与健康促进[M].2 版.北京:北京大学医学出版,2002:4.

② Chinn D, McCarthy C. All aspects of health literacy scale (AAHLS): developing a tool to measure functional, communicative and critical health literacy in primary healthcare settings[J]. Patient Education & Counseling, 2013,90 (2):247-253.

③ 锺燕宜.民众健康知能的发展与衡量[J].医药产业管理与教育论丛,2007,1(1):51-70.

第四节　CHLS 指标的建立

一、CHLS 中三级指标的建立

　　CHLS 指标的建立是基于过往经验中健康素养测评工具在常规使用下偶有造成潜在的不利影响因素,因此 CHLS 指标的产生与设计过程中,除了依据上述八类健康行为外(基本健康行为、戒除不良嗜好、预警行为、避开环境危害、保健行为、求医行为、遵医行为、情绪管理),其内容还依照 2008 年首次中国居民健康素养调查中的"基本知识和理念"(25 条)、"健康生活方式与行为"(34 条)、"基本技能素养"(7 条)等,共 66 条为参考基础,同时,CHLS 评量亦结合"媒体健康素养"(media literacy in health),并参酌"全国居民健康素养监测调查问卷"、苏哲能等"台湾健康知能(素养)量表"、锺燕宜"民众健康知能(素养)量表"、蔡慈仪等"中文健康识能(素养)评估表"等测评工具,对其进行引用、修改、增加与创新,同时对题测内容已调整和修改为适合我国居民共同理解的语境和医药用词,所有问卷的题测亦将围绕当前主要的健康议题,并在健康传播的视角下,针对居民健康素养水平的测评,通过六个维度(即一级指标)的测评,分别是:① 生活与保健素养(14 题);② 信息媒介素养(10 题);③ 安全与心理素养(6 题);④ 医学词汇素养(10 题);⑤ 医疗与药物素养(5 题);⑥ 健康基本技能素养(5 题)等,共 50 题。

　　健康素养问卷内容针对 CHLS 量表中一级指标所涉及的六个维度进行测评。问卷调查设计中第四项"医学词汇素养"为双题测,即一题有两个测评维度。整体问卷设计采用测验题与非测验题两种题型,前者有标准答案,计 21 题,满分为 21 分;后者为受测者的知识知晓程度与信息传播渠道分析。CHLS 测评与问卷施测过程中,已经传播学相关研究者进行预试调的表面效度检测,并通过 SPSS Statistics V21.0 软件进行信度与效度检测。

　　在理论应用方面,"知—信—行模式"理论中,知识是行为转变的必要条件,虽然知识转化行为的改变是一个漫长而复杂的过程,而行为改变是健康的目标,为达到行为转变,必须以知识为基础,以信念为动力。因此,CHLS 指标中会以知识作为改变个体行为的调研基础,故将上述八类健康行为的部分内容转换为知识类的题测,如预警行为中,改题测为"预警知识";预防行为中,改题测为"预防知识"。其次为行为与技能方面,毕竟行为改变的效果评估需要中长期的追踪调研才能获得,而健康知识的储备是行为转变的必要条件,因此 CHLS 测评在健康知识类的题型设计中占比略高。

　　此外,健康素养的核心内涵是健康知识与健康技能。在认知和技能层面上,健康素养有三个层级:① 功能性健康素养(functional health literacy);② 互动性健康素养(interactive health literacy);③ 批判性健康素养(critical health literacy),此三个层级说明个人的认知发展和信息理解程度的等级,故本次调研在此基础上建立二级指标,即知识类(28 题)、行为类(17 题)、技能类(5 题)为题测的三大方向,详见表 6-1。二级指标的形式和范围分别阐述如下：

（1）知识类：采用选择题（认知题）和是非题（判断题）两种题型。包括传染病预防知识、慢性病预防知识、癌症预防知识、老龄疾病预防知识、身心健康知识、预警知识、饮食安全知识、医药与保健知识等，共 28 题。

（2）行为类：采用选择题（倾向题）和是非题（判断题）两种题型。包括健康行为、求医/遵医行为等，共 17 题。

（3）技能类：属健康技能方面的测评，采用"情景题"题型，以测评阅读历程方式进行。相对于前述题型，因作答所需时间较长，设计题数为 5 题。第 1—3 题中，先阅读短文"阿莫西林胶囊服药说明书"后，再进行答题；第 4—5 题为计算题，以测评识数技能，计算成年人身体质量指数。

表 6-1　CHLS 指标与题数

编号/一级指标	题数	编号/二级	题数	编号/三级	题数
1. 生活与保健素养	14			1. 传染病预防知识	5
2. 信息媒介素养	10			2. 慢性病预防知识	5
3. 安全与心理素养	6			3. 癌症预防知识	2
4. 医学词汇素养	10	1. 知识类	28	4. 老龄疾病预防知识	2
5. 医疗与药物素养	5			5. 身心健康知识	2
6. 健康基本技能素养	5			6. 预警知识	3
				7. 饮食安全知识	5
				8. 医药与保健知识	4
		2. 行为类	17	9. 健康行为	6
				10. 求医/遵医行为	11
		3. 技能类	5	11. 健康技能	5
合计	50		50		50

二、CHLS 中健康素养测评指标

本书将 CSHILS 测评健康素养水平的六个维度作为一级指标，即：① 生活与保健素养（14 题）；② 信息媒介素养（10 题）；③ 安全与心理素养（6 题）；④ 医学词汇素养（10 题）；⑤ 医疗与药物素养（5 题）；⑥ 健康基本技能素养（5 题）等，分述如下。

（一）生活与保健素养

二级指标包含知识类（传染病预防知识、慢性病预防知识、饮食安全知识）和行为类（健康行为）；其中信息类指标有 3 题，详见表 6-2。

表 6-2　生活与保健素养指标

编号/一级指标	测验题	编号/题测（简要）	二级指标	三级指标	题数	信息类指标/题测重点
1. 生活与保健素养	测验题	B07 流行性感冒知识	知识类	传染病预防知识	2	无
		B08 安全套传染病预防知识				
		B09 健康血压知识		慢性病预防知识	3	
		B10 脑中风知识				
		B11 糖尿病知识				
		B14 贫血知识		饮食安全知识	2	
		D01 蔬果营养成分知识				
	非测验题	B13 食品超过保质期的处理行为	行为类	健康行为	1	食品包装信息
		B12 食品包装上会关注的信息	知识类	饮食安全知识	1	食品包装信息
		B05 地沟油事件的信息传播行为	行为类	健康行为	5	信息传播行为
		B15 保持三餐规律的行为				无
		B16 每天晚上 11 点以前就寝的行为				
		B17 每周固定身体锻炼的行为				
		B19 定期牙齿检查的行为				
合计					14	3

（二）信息媒介素养

二级指标包含知识类（饮食安全知识）和行为类（求医/遵医行为）；其中信息类指标有 10 题，详见表 6-3。

表 6-3　信息媒介素养指标

编号/一级指标	题型	编号/题测（简要）	二级指标	三级指标	题数	信息类指标/题测重点
2. 信息媒介素养	非测验题	A08（1）通过搜索引擎搜索健康或疾病信息的行为	行为类	求医/遵医行为	8	信息传播渠道（网络使用情况）
		A08（2）通过互联网论坛浏览健康或疾病信息的行为				
		A08（3）通过社交网站交流健康或疾病信息的行为				

续表

编号/一级指标	题型	编号/题测（简要）	二级指标	三级指标	题数	信息类指标/题测重点
2. 信息媒介素养	非测验题	A08（4）通过微博交流健康或疾病信息的行为	行为类	求医/遵医行为	8	信息传播渠道（网络使用情况）
		A08（5）通过微信交流健康或疾病信息的行为				
		B01 最常从哪一种渠道获得有关健康信息的求医行为				信息传播渠道+行为
		B02 发现自己有健康问题时获取信息的求医行为				
		B06 上网查询有关健康信息的行为				
		B03 地沟油事件的知晓否	知识类	饮食安全知识	2	信息知晓
		B04 地沟油事件中哪一种渠道发布的信息（知识）比较值得信任				信息传播渠道
合计					10	10

（三）安全与心理素养

二级指标包含知识类（预警知识、身心健康知识）和行为类（求医/遵医行为）；其中信息类指标有 4 题，详见表 6-4。

表 6-4　安全与心理素养指标

编号/一级指标	题型	编号/题测（简要）	二级指标	三级指标	题数	信息类指标/题测重点
3. 安全与心理素养	测验题	B23 图示：高危险药品	知识类	预警知识	3	信息图文标志
		B24 图示：医疗废物				
		B25 图示：火灾勿搭乘电梯				
		D02 网络成瘾		身心健康知识	2	无
		D03 抑郁症				无
	非测验题	B18 情绪不好时的求医行为	行为类	求医/遵医行为	1	人际（信息）传播渠道+行为
合计					6	4

（四）医学词汇素养

二级指标包含知识类 10 题，为双题测，主要针对医学词汇中的知晓程度与信息传播渠道进行分析,包括老龄疾病预防知识(阿尔茨海默病、更年期)、慢性病预防知识(高血压、糖尿病)、传染病预防知识(乙肝、肺结核、艾滋病)、癌症预防知识(宫颈癌、前列腺癌)以及医学检查(B 超)等五类,共 10 题,其中信息类指标有 10 题,详见表 6-5。

表 6-5 医学词汇素养指标

编号/一级指标	题型	编号/题测(简要)	二级指标	三级指标	题数	信息类指标/题测重点
4. 医学词汇素养	非测验题	C01 更年期	知识类	老龄疾病预防知识	2	信息传播渠道
		C02 阿尔茨海默病				
		C03 高血压		慢性病预防知识	2	
		C04 糖尿病				
		C05 乙肝		传染病预防知识	3	
		C06 艾滋病				
		C07 肺结核				
		C08 子宫颈癌		癌症预防知识	2	
		C09 前列腺癌				
		C10 B 超		医学检查知识	1	
合计					10	10

(五)医疗与药物素养

二级指标包含知识类(医药与保健知识)和行为类(求医/遵医行为)等,共 5 题;其中信息类指标有 2 题,详见表 6-6。

表 6-6 医疗与药物素养指标

编号/一级指标	题型	编号/题测(简要)	二级指标	三级指标	题数	信息类指标/题测重点
5. 医疗与药物素养	测验题	B22 标识 OTC*	知识类	医药与保健知识	3	药盒/袋图文信息
		D04 高血压服药知识				无
		D05 抗生素服药知识				无
	非测验题	B20 饭前或饭后吃药的遵医行为	行为类	求医/遵医行为	2	无
		B21 不懂药盒或药袋说明的求医行为				药盒/袋图文信息＋行为
合计					5	2

* OTC,over the counter,非处方药。

（六）健康基本技能素养

从健康素养的定义中了解，为能有效运用健康相关的数据，并能做出正确的健康决定，即指有关识数能力的测评。本次调查中健康基本技能素养的二级指标为技能类，三级指标为健康技能，其中信息类指标有 3 题。目标题测为药盒/袋上图文信息的识读能力，详见表6-7。该部分的问卷设计为"情景题"，受测者须先阅读完"阿莫西林胶囊说明书"后，填写第1—3 题选择题；第 4—5 题为计算题，可用于计算 BMI。

表 6-7　健康基本技能素养指标

编号/一级指标	题型	编号/题测（简要）	二级指标	三级指标	题数	信息类指标/题测重点
6. 健康基本技能素养	测验题	E01 阿莫西林能治疗的疾病	技能类	健康技能	5	药盒/袋图文信息（识读能力）
		E02 阿莫西林的服药时间				
		E03 阿莫西林的不良反应				
		E04 计算 BMI*				无
		E05 判断 BMI 的标准				无
合计					5	3

* BMI，Body Mass Index，身体质量指数。

三、CHLS 中信息类指标

CHLS 测评工具的最大特色，是从健康传播的视角下针对健康素养中健康信息指标为重点题测设计，此与国外健康素养的测评内容不同，信息类指标中包含了药盒/袋上说明、食品包装上说明、医疗安全（警示）图文、医疗知识的信息来源、信息传播行为、传播渠道等方面，并将其作为问卷题测内容的重点。CHLS 问卷题数为 50 题，而信息类指标的题测内容则辐射六个维度的测评，共计 32 题（包含信息媒介素养 10 题），占 64.0%（32/50），其中除了信息媒介素养 10 题外，医学词汇素养在信息传播渠道亦有 10 题，这是信息类指标中占总题数最多的两类，详见表 6-8。

表 6-8　信息类指标题数统计

编号/一级指标	题型	编号/题测（简要）	二级指标	三级指标	题数	信息类指标/题测重点
1. 生活与保健素养	非测验题	B05 地沟油事件的信息传播行为	行为类	健康行为	1	信息传播行为
	测验题	B13 食品超过保质期的处理行为		健康行为	1	食品包装信息
	非测验题	B12 食品包装上会关注的信息	知识类	饮食安全知识	1	

编号/一级指标	题型	编号/题测（简要）	二级指标	三级指标	题数	信息类指标/题测重点
2. 信息媒介素养	非测验题	A08（1）—（5）通过搜索引擎、论坛、社交网站、微博、微信进行搜索、浏览、交流的与健康或疾病有关信息的行为	行为类	求医/遵医行为	8	信息传播渠道（网络使用情况）
		B01 最常从哪一种渠道获得有关健康信息的求医行为				信息传播渠道＋行为
		B02 发现自己有健康问题时获取信息的求医行为				
		B06 上网查询有关健康信息的行为				信息传播渠道＋行为观点
		B03 地沟油事件的知晓否	知识类	饮食安全知识	1	信息知晓
		B04 地沟油事件中哪一渠道发布的信息（知识）比较值得信任				信息传播渠道
3. 安全与心理素养	非测验题	B18 情绪不好时的求医行为	行为类	求医/遵医行为	1	人际（信息）传播渠道＋行为
	测验题	B23 图示：高危险药品	知识类	预警知识	3	信息图文标志
		B24 图示：医疗废物				
		B25 图示：火灾勿搭乘电梯				
4. 医学词汇素养	非测验题	C01 更年期、C02 阿尔茨海默病、C03 高血压、C04 糖尿病、C05 乙肝、C06 艾滋病、C07 肺结核、C08 子宫颈癌、C09 前列腺癌、C10 B超	知识类	老龄疾病预防知识	2	信息传播渠道
				慢性病预防知识	2	
				传染病预防知识	3	
				癌症预防知识	2	
				医学检查知识	1	
5. 医疗与药物素养	非测验题	B21 不懂药盒或药袋说明的求医行为	行为类	求医/遵医行为	1	袋盒/药图文信息＋行为
	测验题	B22 标识 OTC	知识类	医药与保健知识	1	药盒/袋图文信息
6.健康基本技能素养	测验题	E01 阿莫西林能治疗的疾病 E02 阿莫西林的服药时间 E03 阿莫西林的不良反应	技能类	健康技能	3	药盒/袋图文信息（识读能力）
合计						32

第五节　CHLS 测验题

本次问卷调查的设计采用测验题和非测验题两种题型,前者有标准答案,计 21 题,满分为 21 分;后者为受测者的知识知晓程度与信息传播渠道分析。测验题采用选择题(认知题)、是非题(判断题)以及情景题三种题型,其中情景题用以测评"阅读历程"和"识数技能";非测验题采用选择题(倾向题)和李克特量表(Likert scale)五分法测量。

健康素养测验题共 21 题,涵盖四类一级指标,分别是生活与保健素养、安全与心理素养、医疗与药物素养、健康基本技能素养等,详见表 6-9。另有关信息媒介素养及医学词汇素养两类为非测验题题型,因内容偏向受测者的知识知晓程度与信息传播渠道分析,将于后续分析。

表 6-9　CHLS 测验题指标

编号/一及指标	二级指标	题数	合计	信息类指标的题数
1. 生活与保健素养	行为类	1	8	1
	知识类	7		0
3. 安全与心理素养	知识类	5	5	3
5. 医疗与药物素养	知识类	3	3	1
6. 健康基本技能素养	技能类	5	5	3
合计			21	8

表 6-10 统计数据显示,信息类指标题测计 8 题,占 21 题测验题中的 38.1%,涵盖一级指标中生活与保健素养、安全与心理素养、医疗与药物素养、健康基本技能素养四类,分别体现在行为类、知识类、技能类层面。所涉及的三级指标包含健康行为、预警知识、医药与保健知识、健康技能等四类,详见表 6-10。

表 6-10　CHLS 测验题中信息类指标

编号/一及指标	编号/题测(简要)	二级指标	三级指标	题数	信息类指标/题测重点
1. 生活与保健素养	B13 食品超过保质期的处理行为	行为类	健康行为	1	食品包装信息
3. 安全与心理素养	B23 图示:高危险药品	知识类	预警知识	3	信息图文标志
	B24 图示:医疗废物				
	B25 图示:火灾勿搭乘电梯				
5. 医疗与药物素养	B22 标识 OTC		医药与保健知识	1	药盒/袋图文信息

编号/一及指标	编号/题测（简要）	二级指标	三级指标	题数	信息类指标/题测重点
6. 健康基本技能素养	E01 阿莫西林能治疗的疾病	技能类	健康技能	3	药盒/袋图文信息（识读能力）
	E02 阿莫西林的服药时间				
	E03 阿莫西林的不良反应				
合计				8	

第六节　CHLS中"知—信—行模式"指标

一、"知—信—行模式"中知识类指标

"知—信—行模式"中的知识类指标，测验题有 15 题，非测验题有 13 题，合计 28 题，涵盖五大素养，分别是生活与保健素养、信息媒介素养、安全与心理素养、医学词汇素养、医疗与药物素养等；其中信息类指标有 17 题，详见表 6-11。

表 6-11　"知—信—行模式"中知识类指标与信息类指标

模式指标	一级指标	三级指标	编号/题测（简要）	信息类指标/题测重点	题型
知识类	1. 生活与保健素养	传染病预防知识	B07 流行性感冒知识	无	测验题
			B08 安全套传染病预防知识	无	测验题
		慢性病预防知识	B09 健康血压知识	无	测验题
			B10 脑中风知识	无	测验题
			B11 糖尿病知识	无	测验题
		饮食安全知识	B14 贫血知识	无	测验题
			D01 蔬果营养成分知识	无	测验题
			B12 食品包装上会关注的信息	食品包装信息	非测验题
	2. 信息媒介素养	饮食安全知识	B03 地沟油事件的知晓否	信息知晓	非测验题
			B04 地沟油事件中哪一渠道发布的信息（知识）比较值得信任	信息传播渠道	非测验题

续表

模式指标	一级指标	三级指标	编号/题测(简要)	信息类指标/题测重点	题型
知识类	3. 安全与心理素养	预警知识	B23 图示:高危险药品	信息图文标志	测验题
			B24 图示:医疗废物		测验题
			B25 图示:火灾勿搭乘电梯		测验题
		身心健康知识	D02 网络成瘾	无	测验题
			D03 抑郁症		测验题
	4. 医学词汇素养	老龄疾病预防知识	C01 更年期	信息传播渠道	非测验题
			C02 阿尔茨海默病		非测验题
		慢性病预防知识	C03 高血压		非测验题
			C04 糖尿病		非测验题
		传染病预防知识	C05 乙肝		非测验题
			C06 艾滋病		非测验题
		传染病预防知识	C07 肺结核		非测验题
		癌症预防知识	C08 子宫颈癌		非测验题
			C09 前列腺癌		非测验题
		医学检查识	C10 B超		非测验题
	5. 医疗与药物素养	医药与保健知识	B22 标识 OTC	药盒/袋图文信息	测验题
			D04 高血压服药知识	无	测验题
			D05 抗生素服药知识	无	测验题
合计			28	17	

二、"知—信—行模式"中信念/态度类指标

"知—信—行模式"中有关信念/态度类的指标,问卷中设计了9题,因信念/态度涉及知识类(6题)与行为类(3题)两个维度。表6-12显示,如 D 类题测(D01—05)为是非题,属判断题,题中涉及"信念/态度"的认知判度,如饮食安全方面(题测 D01:水果和蔬菜的营养成分相近,所以吃水果可以代替吃蔬菜)、身心健康方面(题测 D02:网络成瘾影响青少年的身体健康,也影响其心理健康)、医药与保健知识方面(题测 D04:治疗高血压时,若血压已正常,就应该立即停止服用治疗高血压药)等问题;其中有关信息类指标有 4 题。

表6-12　"知一信一行模式"中信念/态度类指标与信息类指标

模式指标	二级指标	编号/一级指标	三级指标	编号/题测（简要）	信息类指标/题测重点	题型
信念/态度类	行为类	1. 生活与保健素养	健康行为	B05 地沟油事件的信息传播行为	信念/态度＋信息传播行为	非测验题
		2. 信息媒介素养	求医/遵医行为	B06 上网查询有关健康信息的行为	信念＋信息传播渠道＋行为	非测验题
		5. 医疗与药物素养		B21 不懂药盒或药袋说明的求医行为	信念＋药盒/袋图文信息＋行为	非测验题
	知识类	1. 生活与保健素养	饮食安全知识	D01 蔬果营养成分知识	无	测验题
		2. 信息媒介素养		B04 地沟油事件中哪一渠道发布的信息（知识）比较值得信任	信念＋信息传播渠道	非测验题
		3. 安全与心理素养	身心健康知识	D02 网络成瘾	无	测验题
				D03 抑郁症	无	测验题
		5. 医疗与药物素养	医药与保健知识	D04 高血压服药知识	无	测验题
				D05 抗生素服药知识	无	测验题
合计				9	4	

三、"知一信一行模式"中行为类指标

"知一信一行模式"中行为类指标中测验题仅有1题，非测验题有16题，合计17题，涵盖四大素养，分别是生活与保健素养、信息媒介素养、安全与心理素养、医疗与药物素养等；其中信息类指标有12题。此外，行为类指标中B05、B06、B21题的选项中，因涵盖对受测者健康素养的信念/态度和行为两个维度的测评，故此3题与信念/态度类指标重合，详见表6-13。

表6-13　"知一信一行模式"中行为类指标与信息类指标

模式指标	一级指标	三级指标	编号/题测（简要）	信息类指标/题测重点	题型
行为类	1. 生活与保健素养	健康行为	B05 地沟油事件的信息传播行为	信息传播行为	非测验题
			B13 食品超过保质期的处理行为	食品包装信息	测验题
			B15 保持三餐规律的行为	无	非测验题
			B16 每天晚上11点以前就寝的行为	无	非测验题

续表

模式指标	一级指标	三级指标	编号/题测(简要)	信息类指标/题测重点	题型
行为类	1. 生活与保健素养	健康行为	B17 每周固定身体锻炼的行为	无	非测验题
			B19 定期牙齿检查的行为	无	非测验题
	2. 信息媒介素养	求医/遵医行为	A08(1) 通过搜索引擎搜索健康或疾病信息的行为	信息传播渠道(网络使用情况)	非测验题
			A08(2) 通过互联网论坛浏览健康或疾病信息的行为		非测验题
			A08(3) 通过社交网站交流健康或疾病信息的行为		非测验题
			A08(4) 通过微博交流健康或疾病信息的行为		非测验题
			A08(5) 通过微信交流健康或疾病信息的行为		非测验题
			B01 最常从哪一种渠道获得有关健康信息的求医行为	信息传播渠道+行为	非测验题
			B02 发现自己有健康问题时获取信息的求医行为		非测验题
			B06 上网查询有关健康信息的行为	信息传播渠道+行为	非测验题
	3. 安全与心理素养	求医/遵医行为	B18 情绪不好时的求医行为	人际(信息)传播渠道+行为	非测验题
	5. 医疗与药物素养	求医/遵医行为	B20 饭前或饭后吃药的遵医行为	无	非测验题
			B21 不懂药盒或药袋说明的求医行为	药盒/袋图文信息+行为	非测验题
合计			17	12	

第七章 CHLS 测评的调研结果分析

《中国健康素养量表》的问卷调查题测共计 50 题,其中有 10 题为双题测,即一题从两个维度进行测评。问卷设计采用测验题与非测验题两种题型,前者有标准答案,计 21 题,满分为 21 分;后者为受测者的健康信息知晓程度与信息来源渠道分析。测验题采用选择题(属认知题)、是非题(属判断题)以及情景题三种题型,其中情景题以测评阅读历程和识数技能方式进行;非测验题采用选择题和李克特量表(Likert scale)五分法测量,主测态度或行为的倾向。

第一节 CHLS 问卷调查的统计方法与样本数

一、统计方法

问卷回收后以 SPSS Statistics V21.0 软件进行分析,通过以下几个方面由 CHLS 测评工具检测五个城市居民健康素养水平以及人口统计变量对健康素养的影响。

人口统计特征方面,均值采用($\bar{x} \pm s$)描述;五个城市对健康素养总分的检验,分别针对人口统计变量中性别、年龄、教育程度、月收入(税后)、职业、户籍地等六个变量进行分析。统计方法方面,性别与总分,采用独立样本 t 检验;年龄、教育程度、月收入、职业,采用单因素 Anova 分析,检验水准 $\alpha = 0.05$。年龄、教育程度、月收入与健康素养总分,采用斯皮尔曼(Spearman)相关性分析。

健康素养分级标准的界定中,测验题共 21 题,答对 1 题者得 1 分,答错得 0 分,总分(满分)为 21 分,依照得分占比,换算成常规满分 100 分,60 分为及格标准,受测者答对 13 题得62 分,答对 12 题得 57 分。依此标准,将健康素养水平界定为四个级别,评定标准分为两部分,一是以答对题数作为分级标准,二是依据五个城市居民健康素养总平均分(总分均值)为分级标准。此外,图文信息素养有 8 题,答对 1 题者得 1 分,答错得 0 分,满分为 8 分,换算以 100 分为满分,60 分为及格,答对 5 题者得 63 分,图文信息素养 8 题的平均分(均值)需达4.80 以上为及格。此处所谓总平均分(总分均值)系指健康素养总样本的 21 题测验题的总平均分,以区别图文信息素养 8 题的平均分(均值)。

针对 A08(1)—(5)网络信息使用情况的"信息媒介素养"5 题,C01—C10"医学词汇素养"10 题(共计 15 题),采用两个李克特量表进行信度与效度检验。此外,本次设计问卷中另有 6 题系采用李克特量表测评,因为此 6 题分别来自"生活与保健素养""安全与心理素养""医疗与药物素养"三类,由于各分类的题项(变量)过少,故未将其列入信度与效度分析。

二、样本数

本次调研的目标城市是北京、天津、上海、重庆、台北五个城市,共发放问卷 1831 份,回收后经反复查核,最终回收有效问卷 1655 份,有效问卷回收率达 90.4%,详见表 7-1。

表 7-1　五个城市问卷调查的发放与回收统计

城市编号	城市	发放问卷数	有效问卷数	有效问卷率
1	北京	380	342	90.0%
2	天津	375	327	87.2%
3	上海	366	319	87.2%
4	重庆	360	343	95.3%
5	台北	350	324	92.6%
合计		1831	1655	90.4%

三、人口统计特征分析

性别方面,总样本中男性 788 人(占 47.61%),女性 867 人(占 52.39%)。其中北京 342 人,男性 171 人(占 50.00%),女性 171 人(占 50.00%);天津 327 人,男性 157 人(占 48.01%),女性 170 人(占 51.99%);上海 319 人,男性 156 人(占 48.90%),女性 163 人(占 51.10%);重庆 343 人,男性 192 人(占 55.98%),女性 151 人(占 44.02%);台北 324 人,男性 112 人(占 34.57%),女性 212 人(占 65.43%)。

年龄层方面,分六个年龄段。总样本中以"15—24 岁"年龄段居多,占 28.34%(469/1655),其次"25—34 岁"占 21.75%(360/1655),"45 岁以上"占 29.97%(496/1655)。其中以北京"25—54 岁"占 57.89%、天津"25—44 岁"占 43.73%、上海"15—34 岁"占 55.80%的年龄段最多;重庆"25—54 岁"中三个年龄段的分布较为平均,占比为 17.78%—19.53%,三个年龄段合占 55.39%;台北亦以"25—54 岁"中三个年龄段的分布较为平均,占比为 22.22%—25.62%,三个年龄段合占 71.30%。

教育程度方面,分五个程度。总样本中以"大学专科/本科"程度居多,占 55.35%(916/1655),其次是"高中/中专/技校"程度,占 19.34%(320/1655),"不识字或识字很少"有 9 人,占 0.54%。其中北京、天津、上海、重庆、台北均以"大学专科/本科"程度占多数,分别占

60.23%、60.24%、49.22%、55.98%、50.62%，除了上海，其余四个城市在这一教育程度的占比均超过五成。值得关注的是，"不识字或识字很少"的样本中，上海有 6 人，重庆有 2 人，台北有 1 人。

月收入（税后）方面，分七个收入段。总样本中以"无收入"居多，占 23.08%（382/1655），其次是"2001—3500 元"与"3501—5000 元"，均占 16.92%（280/1655），并列第二，列居第三的是"5001—8000 元"，占 16.01%（265/1655），后三者占比合计占 49.85%。其中北京以"2001—3500 元""3501—5000 元""5001—8000 元""8001—12500 元"等四个月收入段的占比较为平均（占比为 13.16%—17.25%）；天津月收入段人数较高的是"2001—5000 元"，占51.37%；上海月收入段人数较高的是"3501—5000 元"，占 27.27%；重庆月收入段人数较高的是"2001—5000 元"，占 44.90%；台北月收入段人数较高的是"5001 元及以上"，占80.24%。

职业方面，分十三个类别，合并后分六个类别。总样本中以"无业"（包含离职、退休、家庭主妇、下岗、学生）居多，占 29.55%（489/1655），其次为"其他事业/企业人员"，占 28.22%（467/1655）。其中北京和上海均是"其他事业/企业人员"占比较高，分别是 33.92% 和34.48%；天津"公务员/教师"和"专业技术人员"合占 31.50%，重庆则合占 20.99%，天津和重庆"其他事业/企业人员"的占比则旗鼓相当，均在两成左右；台北则是"公务员/教师"和"其他事业/企业人员"占比较高，分别为 30.86% 和 30.25%。

第二节　CHLS 问卷调查的质量控制

一、问卷质量控制

本次针对目标调研地北京、天津、上海、重庆、台北五个城市进行比较分析，基于五项共性对问卷质量的把控：① 目标城市共性方面：五个城市均是经济发展的重点城市；② 问卷调查一致性方面：问卷题测内容和题数相同；③ 调查员与问卷审查方面：五个城市调查员的训练模式一致，以确保问卷的发放、填写和回收等质量的把握；④ 时间共性方面：均于 2015 年2—4 月采取同步施测；⑤ 问卷有效性方面：在正式调研之前已于 2014 年 12 月至 2015 年 1月分别展开四次预试调，并经反复修改和校订。调研完成后的数据录入和校对，同时于 2015年 5 月 30 日前完成。

二、样本质量控制

（一）信度检验与分析

信度是指根据测验工具所得到结果的稳定性（stability）或一致性（consistency）。本次研究针对适合做信度分析的两个李克特量表进行信度检验，对应的题目编号分别为：A08（1）—（5）网络信息使用情况的"信息媒介素养"5题，C01—C10"医学词汇素养"10题，共计15题。

表 7-2 结果显示，CHLS 评量工具中两个量表的克隆巴赫系数（Cronbach's α）= 0.797。若两个量表分别统计，则"信息媒介素养"α 系数 = 0.858，"医学词汇素养"α 系数 = 0.916。学者德·维利斯（De Vellis）认为，α 系数值界于 0.70—0.80 表明结果"相当好"，α 系数值界于 0.80—0.90 表明结果"非常好"。[1] 信度检验结果说明 CHLS 评量工具中两个量表的信度为"非常好"。

表 7-2 CHLS 的信度检验

可靠性统计量		
信息媒介素养 + 医学词汇素养（15 题）克隆巴赫系数	信息媒介素养（5 题）克隆巴赫系数	医学词汇素养（10 题）克隆巴赫系数
0.797	0.858	0.916

（二）效度检验与分析

问卷的效度（validity）是指问卷测量结果的有效性或正确性，即一个问卷能够测量出研究者想要测量的特质或概念的程度。根据问卷调查的目的和效度的评估方法将效度分为三类，即内容效度（content validity）、效标效度（criterion validity）和构念效度（construct validity）。[2] 其中构念效度亦称"建构效度"或"结构效度"。构念效度是最强有力的效度测定程序，该方法可客观地考察测量结果的数据结构与问卷的设计是否相符。[3] 同时，构念效度能够测量出理论的特质或概念的程度，亦即实际的测验分数能解释某一心理特质的程度。[4]

本次 CHLS 测评工具的问卷设计是为检测能否有效解释所欲建构的心理特质[5]（指健康素养的心理特质），而构念效度便是以理论的逻辑分析为基础，同时又根据实际资料所得的数据来检验理论的正确性，因此是一种相当严谨的效度检验方法，故采用构念效度用以检验 CHLS 测评工具中两个李克特量表。

在统计学上，检验构念效度分析最常用的方法是因子分析[6]，因子分析或称因素分析（Factor Analysis），用其评价量表的构念效度是一个比较公认的方法。[7] 因此，本书针对 CHLS 测评中两个李克特量表进行效度检验，其对应的题目编号为：A08（1）—（5）网络信息

① 吴明隆.问卷统计分析实务：SPASS 操作与应用[M].重庆：重庆大学出版社，2010：194-236.
② 沈艳红，常文虎，彭迎春.如何测量问卷的效度[J].中华医院管理杂志，2004，20（11）：704.
③ 巫秀美，倪宗瓒.应用方差成分模型评价问卷的结构效度初探[J].中国公共卫生学报，1999，18（5）：257-259.
④ 吴明隆.问卷统计分析实务：SPASS 操作与应用[M].重庆：重庆大学出版社，2010：194-236.
⑤ 吴明隆.问卷统计分析实务：SPASS 操作与应用[M].重庆：重庆大学出版社，2010：195.
⑥ 王云龙，陈长香，马素慧，等.简易平衡评定系统测试平衡量表应用于脑卒中患者的因子分析[J].中国康复医学杂志，2015，30（5）：496-500.
⑦ 李跃平，黄子杰.验证性因子分析在量表结构效度考核中作用[J].中国公共卫生，2007，23（10）：1198-1199.

使用情况的"信息媒介素养"5题,C01—C10"医学词汇素养"10题,共计15题。为检验这两个李克特量表的效度,将进行两次因素分析,第一次因素分析是为判断每个题项(变量)是否适合做因素分析,故以全体变量的变异量为分析对象,采用主成分分析法,并假设共同因素间没有相关或相关很低,采用最大变异法;第二次因素分析是为了检验所萃取的题项(变量)分类是否符合本次所预定的分类,采用直接斜交法是为假定因素之间有相关性。[①]

第一次因素分析进行两个指标的计算,抽取方法为"主成分分析＆转轴法——大变异法(最大方差法)",结果显示:

(1) KMO(Kaiser-Meyer-Olkin)越接近1,则越适合做因素分析。结果显示为0.913,因素分析结果的适切性为"极佳"(Perfect)。

(2) MSA值高于0.5即为适合做因素分析。本次结果显示,每个变量的MSA值(Measures of Sampling Adequacy,取样适当性量数)均大于0.812,说明适合因素分析。

(3) 题项的共同性均需高于0.20,表示题项适合做因素分析。结果显示,中每个变量的共同性均高于0.20,说明适合因素分析。

第二次因素分析:抽取方法为"主成分分析＆转轴法——直接斜交法"。本次选取两个因素(信息媒介素养、医学词汇素养)进行因素分析,结果显示,解释的总方差表中两个因素的转轴前的特征值分别为6.098、2.994,使用直接斜交法转轴后的特征值分别为5.985、3.414,两个因素构念[②]联合解释变异量为60.612%,大于60%,表示保留萃取的两个因素其构念效度"良好"。说明,本次CHLS评量工具中的两个因素(信息媒介素养、医学词汇素养)的构念与本书原先问卷设计的构念及题项分类相符。

第三节　CHLS测评中测验题的调研结果分析

CHLS中测验题共21题,针对四项指标进行施测,分别是"生活与保健素养""安全与心理素养""医疗与药物素养"和"健康基本技能素养"。另"信息媒介素养"和"医学词汇素养"为非测验题题型,故不列入,详见表7-3。

表7-3　CHLS的指标与测验题统计

编号/一级指标	编号/题测(简要)	二级指标	题数	信息类指标题数
1. 生活与保健素养	B07 流行性感冒知识	知识类	7	0
	B08 安全套传染病预防知识			0
	B09 健康血压知识			0

---

① 吴明隆. 问卷统计分析实务:SPASS操作与应用[M]. 重庆:重庆大学出版社,2010:194-236.

② 构念(construct)是心理学上一种理论构想或特质,它是观察不到的,但心理学假设它是存在的,以便能解释一些个人的行为。参见:吴明隆. 问卷统计分析实务:SPASS操作与应用[M]. 重庆:重庆大学出版社,2010:194-236.

编号/一级指标	编号/题测(简要)	二级指标	题数	信息类指标题数
1. 生活与保健素养	B10 脑中风知识	知识类	7	0
	B11 糖尿病知识			0
	B14 贫血知识			0
	D01 蔬果营养成分知识			0
	B13 食品超过保质期的处理行为	行为类	1	1
3. 安全与心理素养	B23 图示:高危险药品	知识类	5	1
	B24 图示:医疗废物			1
	B25 图示:火灾勿搭乘电梯			1
	D02 网络成瘾			0
	D03 抑郁症			0
5. 医疗与药物素养	B22 标识 OTC	知识类	3	1
	D04 高血压服药知识			0
	D05 抗生素服药知识			0
6. 健康基本技能素养	E01 阿莫西林能治疗的疾病	技能类	5	1
	E02 阿莫西林的服药时间			1
	E03 阿莫西林的不良反应			1
	E04 计算 BMI			0
	E05 判断 BMI 标准			0
合计			21	8

(一) 健康素养总平均分的界定标准

健康素养的 21 题测验题与所对应问卷题测的编号为 B07—B11,B13—14,B22—B25,D01—D05,E01—E05。评分标准为:回答正确得 1 分,其余为 0 分。

五个城市的总样本数为 1655 人,运用 SPSS Statistics V21.0 软件进行描述性统计分析。表 7-4 结果显示,健康素养总平均分(总分均值)为 14.49,极大值(满分)为 21,极小值(最低分)为 2。

表 7-4 CHLS 的 21 题测验题总分均值

N	有效	1655
	缺失	0
均值		14.49
标准差		2.919
极小值		2

续表

极大值		21
百分位数	25	13.00
	50	15.00
	75	17.00
	100	21.00

表 7-5 结果显示,1655 样本中,答对 2 题者有 3 人,答对 21 题者(即获满分)有 1 人。答题人数超过 200 人的区间,主要集中在答对 15—17 题,共有 751 人,占 45.38%,详见图 7-1。

表 7-5 CHILS 的 21 题测验题答题情况

有效题数	频数(人数)	百分比	有效百分比	累积百分比
2	3	0.18%	0.18%	0.18%
3	3	0.18%	0.18%	0.36%
4	3	0.18%	0.18%	0.54%
5	4	0.24%	0.24%	0.79%
6	14	0.85%	0.85%	1.63%
7	16	0.97%	0.97%	2.60%
8	26	1.57%	1.57%	4.17%
9	33	1.99%	1.99%	6.16%
10	55	3.32%	3.32%	9.49%
11	85	5.14%	5.14%	14.62%
12	116	7.01%	7.01%	21.63%
13	151	9.12%	9.12%	30.76%
14	195	11.78%	11.78%	42.54%
15	267	16.13%	16.13%	58.67%
16	252	15.23%	15.23%	73.90%
17	232	14.02%	14.02%	87.92%
18	132	7.98%	7.98%	95.89%
19	51	3.08%	3.08%	98.97%
20	16	0.97%	0.97%	99.94%
21	1	0.06%	0.06%	100.00%
合计	1655	100.00%	100.00%	

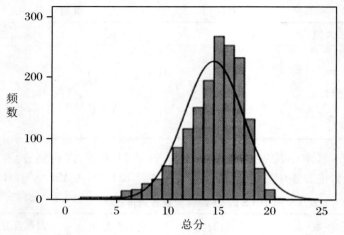

图 7-1　CHLS 的 21 题测验题总分均值分布图

表 7-6 统计显示，21 题测验题以 100 分为满分，若以 60 分为及格标准，受测者答对 13 题得 62 分，答对 12 题得 57 分。以答对题数作为分级标准，答对大于等于 17 题（分）者为高健康素养者，占 26.10%（432 人）；答对小于等于 12 题（分）者为低健康素养者，占 21.63%（358 人）。

表 7-6　CHLS 的 21 题测验题得分与人数占比

CHLS 级别		答对题数	100 分为基准换算得分	人数	百分比
一级分类	二级分类				
低健康素养		12（含）题以下	57	358	21.63%
中健康素养	中下健康素养	13（含）题以上	62	1297	78.37%
		14（含）题以上	67	1146	69.24%
	中上健康素养	15（含）题以上	71	951	57.46%
		16（含）题以上	76	684	41.33%
高健康素养		17（含）题以上	81	432	26.10%
		18（含）题以上	86	200	12.08%
		19（含）题以上	91	68	4.11%
		20（含）题以上	95	17	1.03%
		21 题	100	1	0.06%

（二）各城市与健康素养得分的分析

依据五个城市居民健康素养总平均分（总分均值）为分级标准，共分为以下四个级别（数据统计至小数点后 2 位）：

（1）0—12.99（含）：低健康素养城市。

（2）13—14.99（含）：中下健康素养城市。

（3）15—16.99（含）：中上健康素养城市。

（4）17（含）以上：高健康素养城市。

表 7-7 结果显示，有效样本 1655 人，五个城市的健康素养总分均值（总平均分）为（14.49±2.92），北京居民的健康素养相对较高，总分均值为（15.20±2.19），其后依序为：台北（15.03±2.58）、天津（14.62±2.59）、上海（13.94±3.30），最后为重庆（13.66±3.44）。五个城市中除了北京和台北的健康素养总分均值介于 15—16.99 区间，为中上健康素养城市，天津、上海、重庆三个城市则为中下健康素养城市，其中上海、重庆的健康素养总分均值皆低于总体水平 14.49。

表 7-7　各城市的 21 题测验题健康素养总分均值

户籍地	N	M	标准差
北京	342	15.20	2.19
天津	327	14.62	2.59
上海	319	13.94	3.30
重庆	343	13.66	3.44
台北	324	15.03	2.58
合计	1655	14.49	2.92

（三）人口统计特征与健康素养得分的假设验证与分析

以下分别针对人口统计特征中性别、年龄、教育程度、月收入、职业、户籍地等六个变量与健康素养得分进行假设验证。

1. 性别与健康素养得分的假设验证与分析

结果显示，样本中男性少于女性，前者占 47.61%（788/1655），后者占 52.39%（867/1655）；健康素养得分方面，男性（14.36±2.93）低于女性（14.62±2.91）。

H1：假设性别对居民的健康素养得分有显著差异。

表 7-8 检验结果显示，不同性别的居民在健康素养得分方面，其平均数差异检验中 $t=-1.806$，$P=0.071>0.05$，说明两者关系无统计学上的显著差异，研究假设无法获得支持，故假设不成立。

表 7-8　性别与健康素养得分的 t 检验

性别	N	百分比	M	标准差	t 值	P 值	η^2
男性	788	47.61%	14.36	2.93	-1.806	0.071	0.002
女性	867	52.39%	14.62	2.91			
合计	1655	100	14.49	2.92			

注：效果值 $\eta^2 \leqslant 0.06$，表示分组变量与检验变量间为一种低度关联强度；$0.06 < \eta^2 < 0.14$ 表示分组变量与检验变量间为一种中度关联强度；$\eta^2 \geqslant 0.14$ 表示分组变量与检验变量间为一种高度关联强度。[1]

① 吴明隆.问卷统计分析实务：SPASS 操作与应用［M］.重庆：重庆大学出版社,2010:337.

2. 年龄与健康素养得分的假设验证与分析

结果显示,"15—24 岁"年龄层的人数最多,占 28.34%(469/1655);"35—44 岁""45—54 岁"居民占比相差不大,介于 19.34%—19.94%;"45 岁以上"占 29.97%(496/1655)。健康素养得分最高的是"25—34 岁"居民(14.70±2.90),其次是"15—24 岁"居民(14.61±2.68),最低的是"65 岁及以上"居民(12.09±3.55)。

H2:假设年龄对居民的健康素养得分有显著差异。

表 7-9 检验结果显示,不同年龄层居民在健康素养得分方面,其方差同质性检验中 $F=6.958$,$P=0.000<0.05$,表示两者关系有统计学上的显著性。说明不同年龄层的居民与健康素养得分具有显著差异,故假设成立,两者相关系数 Eta 方(η^2)$=0.021$。$0.06<\eta^2<0.14$,表示分组变量与检验变量间为一种中度关联强度。

表 7-9　年龄与健康素养得分的 F 检验

年龄	N	百分比	M	标准差	F 值	P 值	η^2
15—24 岁	469	28.34%	14.61	2.68			
25—34 岁	360	21.75%	14.70	2.90			
35—44 岁	330	19.94%	14.55	3.00	6.958	0.000	0.021
45—54 岁	320	19.34%	14.34	3.03			
55—64 岁	131	7.92%	14.56	2.75			
65 岁及以上	45	2.71%	12.09	3.55			
合计	1655	100%	14.49	2.92			

3. 教育程度与健康素养得分的假设验证与分析

结果显示,本次调研以"大学专科/本科"程度人数最多,占 55.35%(916/1655),其次是"高中/中专/技校",占 19.34%(320/1655)。健康素养得分最高的是"硕士研究生及以上"群体(15.29±2.55),其次是"大学专科/本科"(14.95±2.52)。

H3:假设教育程度对居民的健康素养得分有显著差异。

表 7-10 检验结果显示,不同教育程度的居民在健康素养得分方面,其方差同质性检验中 $F=59.012$,$P=0.000<0.05$,表示两者关系有统计学上的显著性。说明不同教育程度的居民与健康素养得分具有显著差异,故假设成立,两者相关系数 Eta 方(η^2)$=0.125$。$0.06<\eta^2<0.14$,表示分组变量与检验变量间为一种中度关联强度。

表 7-10　教育程度与健康素养得分的 F 检验

教育程度	N	百分比	M	标准差	F 值	P 值	η^2
不识字或识字很少	9	0.54%	8.56	2.92			
初中及以下	119	7.19%	11.85	3.81			
高中/中专/技校	320	19.34%	13.62	3.00	59.012	0.000	0.125
大学专科/本科	916	55.35%	14.95	2.52			
硕士研究生及以上	291	17.58%	15.29	2.55			
合计	1655	100%	14.49	2.92			

4. 月收入(税后)与健康素养得分的假设验证与分析

结果显示,本次调研以"无收入"群体人数居多,占 23.08%(382/1655),因其包含离职、退休、家庭主妇、下岗、学生等无职业者,其次是"2001—3500 元"与"3501—5000 元"群体,同占 16.92%(280/1655)。健康素养得分最高的是月收入在"12501 元及以上"者(15.28±2.82),其次是"8001—12500 元"者(15.05±2.50),最低是"2000 元及以下"(13.31±3.34)者。

H4:假设月收入对居民的健康素养得分有显著差异。

表 7-11 检验结果显示,不同月收入的居民在健康素养得分方面,其方差同质性检验中 $F=8.335$,$P=0.000<0.05$,表示两者关系有统计学上的显著性。说明不同月收入的居民与健康素养得分具有显著差异,故假设成立,两者相关系数 Eta 方(η^2)$=0.029$,$\eta^2 \leqslant 0.06$,表示分组变量与检验变量间为一种低度关联强度。

表 7-11 月收入与健康素养得分的 F 检验

月收入	N	百分比	M	标准差	F 值	P 值	η^2
无收入	382	23.08%	14.55	2.83			
2000 元及以下	109	6.59%	13.31	3.34			
2001—3500 元	280	16.92%	13.93	3.03			
3501—5000 元	280	16.92%	14.38	3.04	8.335	0.000	0.029
5001—8000 元	265	16.01%	14.80	2.72			
8001—12500 元	213	12.87%	15.05	2.50			
12501 元及以上	126	7.61%	15.28	2.82			
合计	1655	100%	14.49	2.92			

5. 户籍地与健康素养得分的假设验证与分析

结果显示,户籍地在北京、天津、上海、重庆、台北五个城市的样本占比较为平均,介于 19.27%—20.73%,占比差距在 1.46%。健康素养得分较高的是北京(15.20±2.19),其后依序是台北(15.03±2.58)、天津(14.62±2.59)、上海(13.94±3.30)、重庆(13.66±3.44)。另值得关注的是,上海和重庆两城市皆低于平均得分(14.49±2.92)水平。

H5:假设户籍地对居民的健康素养得分有显著差异。

表 7-12 检验结果显示,不同户籍地的居民在健康素养得分方面,其方差同质性检验中 $F=18.494$,$P=0.000<0.05$,表示两者关系有统计学上的显著性。说明不同户籍地的居民与健康素养得分具有显著差异,故假设成立,两者相关系数 Eta 方(η^2)$=0.043$。$\eta^2 \leqslant 0.06$,表示分组变量与检验变量间为一种低度关联强度。

表 7-12 户籍地与健康素养得分的 F 检验

户籍地	N	百分比	M	标准差	F 值	P 值	η^2
北京	342	20.66%	15.20	2.19			
天津	327	19.76%	14.62	2.59	18.494	0.000	0.043
上海	319	19.27%	13.94	3.30			

续表

户籍地	N	百分比	M	标准差	F 值	P 值	η^2
重庆	343	20.73%	13.66	3.44	18.494	0.000	0.043
台北	324	19.58%	15.03	2.58			
合计	1655	100%	14.49	2.92			

6. 职业与健康素养得分的假设验证与分析

结果显示,本次调研以"无业"(包含离职、退休、家庭主妇、下岗、学生)与"其他事业/企业人员"群体占比较高,分别是 29.55%和 28.22%,其后依序为"公务员/教师""专业技术人员""农/工/军/商服务人员"与"其他"。健康素养得分较高的是"专业技术人员"(15.31±2.50),其次是"公务员/教师"(14.99±2.55),最低的是"农/工/军/商服务人员"(13.09±3.38)。另值得关注的是,职业是"农/工/军/商服务人员""其他事业/企业人员"和"其他"类者皆低于总平均分(14.49±2.92)水平。

H6:假设职业对居民的健康素养得分有显著差异。

表 7-13 检验结果显示,不同职业的居民在健康素养得分方面,其方差同质性检验中 $F=15.344,P=0.000<0.05$,表示两者关系有统计学上的显著性。说明不同职业的居民与健康素养得分具有显著差异,故假设成立,两者相关系数 Eta 方(η^2)=0.044。$\eta^2 \leqslant 0.06$,表示分组变量与检验变量间为一种低度关联强度。

表 7-13　职业与健康素养得分的 F 检验

职业	N	百分比	M	标准差	F 值	P 值	η^2
公务员/教师	232	14.02%	14.99	2.55			
专业技术人员	212	12.81%	15.31	2.50			
农/工/军/商服务人员	179	10.82%	13.09	3.38			
其他事业/企业人员	467	28.22%	14.33	2.96	15.344	0.000	0.044
无业*	489	29.54%	14.69	2.77			
其他	76	4.59%	13.74	3.23			
合计	1655	100%	14.49	2.92			

＊ 无业:包含离职、退休、家庭主妇、下岗、学生。

(四) 人口统计特征与健康素养得分的相关性分析

1. 总样本年龄、教育程度、月收入与健康素养得分的相关性分析

表 7-14 结果显示,"年龄"与健康素养得分之间的斯皮尔曼相关系数 $r=-0.045$,因 $r<0$,表示二者之间存在负相关。两者之间相关的双侧显著性 P 值为 0.067>0.05,表示在 0.05 显著水平上否定了两者相关的假设。由此得出结论:年龄与健康素养得分之间无显著相关。

教育程度与健康素养得分之间的斯皮尔曼相关系数 r 值为 0.266,因 $r>0$,表示两者之间存在正相关。两者之间相关的双侧显著性 P 值为 0.000<0.01,表示在 0.01 显著水平上

否定了两者不相关的假设。由此得出结论:教育程度与健康素养得分之间存在显著相关,说明教育程度越高,健康素养得分则越高,反之亦然。

月收入与健康素养得分之间的斯皮尔曼相关系数 $r=0.111$,因 $r>0$,表示两者之间存在正相关。两者之间相关的双侧显著性 P 值为 $0.000<0.01$,表示在 0.01 显著水平上否定了两者不相关的假设。由此得出结论:月收入与健康素养得分之间存在显著相关,说明月收入越高,健康素养得分则越高,反之亦然。

表 7-14　年龄、教育程度、月收入与健康素养得分的相关性分析

相关系数	变量	N	r	P
	年龄	1655	-0.045	0.067
斯皮尔曼系数	教育程度	1655	0.266^{**}	0.000
	月收入	1655	0.111^{**}	0.000

＊＊ 在置信度(双测)为 0.01 时,相关性是显著的。

2. 各城市居民年龄、教育程度、月收入与健康素养得分的相关性分析

(1) 北京

表 7-15 结果显示,北京居民的年龄与健康素养得分之间的斯皮尔曼相关系数 $r=0.043$,表示两者之间存在正相关。两者之间相关的双侧显著性 P 值为 $0.428>0.05$,表示在 0.05 显著水平上否定了两者相关的假设。由此得出结论:北京居民的年龄与健康素养得分之间无显著相关。

北京居民的教育程度与健康素养得分之间的斯皮尔曼相关系数 $r=0.166$,表示两者之间为正相关。两者之间相关的双侧显著性 P 值为 $0.002<0.01$,表示在 0.01 显著水平上否定了两者不相关的假设。由此得出结论:北京居民的教育程度与健康素养得分之间存在显著相关,说明教育程度越高,健康素养得分则越高,反之亦然。

北京居民的月收入与健康素养得分之间的斯皮尔曼相关系数 $r=0.202$,表示两者之间存在正相关。两者之间相关的双侧显著性 P 值为 $0.000<0.01$,表示在 0.01 显著水平上否定了两者不相关的假设。由此得出结论:北京居民的月收入与健康素养得分之间存在显著相关,说明月收入越高,健康素养得分则越高,反之亦然。

表 7-15　北京居民年龄、教育程度、月收入与健康素养得分的相关性分析

相关系数	变量	N	r	P
	年龄	342	0.043	0.428
斯皮尔曼系数	教育程度	342	0.166^{**}	0.002
	月收入	342	0.202^{**}	0.000

＊ 在置信度(双测)为 0.05 时,相关性是显著的。

＊＊ 在置信度(双测)为 0.01 时,相关性是显著的。

(2) 天津

表 7-16 结果显示,天津居民的年龄与健康素养得分之间的斯皮尔曼相关系数 $r=0.073$,表示两者之间存在"正相关"。两者之间相关的双侧显著性 P 值为 $0.188>0.05$,表

示在 0.05 显著水平上否定了两者相关的假设。由此得出结论:天津居民的年龄与健康素养得分之间无显著相关。

天津居民的教育程度与健康素养得分之间的斯皮尔曼相关系数 $r=0.285$,表示两者之间为正相关。两者之间相关的双侧显著性 P 值为 $0.000<0.01$,表示在 0.01 显著水平上否定了两者不相关的假设。由此得出结论:天津居民的教育程度与健康素养得分之间存在显著相关,说明教育程度越高,健康素养得分则越高,反之亦然。

天津居民的月收入与健康素养得分之间的斯皮尔曼相关系数 $r=0.224$,表示两者之间存在正相关。两者之间相关的双侧显著性 P 值为 $0.000<0.01$,表示在 0.01 显著水平上否定了两者不相关的假设。由此得出结论:天津居民的月收入与健康素养得分之间存在显著相关,说明月收入越高,健康素养得分则越高,反之亦然。

表 7-16　天津居民年龄、教育程度、月收入与健康素养得分的相关性分析

相关系数	变量	N	r	P
	年龄	327	0.073	0.188
斯皮尔曼系数	教育程度	327	0.285**	0.000
	月收入	327	0.224**	0.000

＊＊在置信度(双测)为 0.01 时,相关性是显著的。

(3) 上海

表 7-17 结果显示,上海居民的年龄与健康素养得分之间的斯皮尔曼相关系数 $r=-0.133$,因 $r<0$,表示二者之间存在负相关。两者之间相关的双侧显著性 P 值为 $0.017<0.05$,表示在 0.05 显著水平上否定了两者不相关的假设。由此得出结论:上海居民的年龄与健康素养得分之间存在显著相关,说明年龄越长,健康素养得分则越低,反之亦然。

上海居民的教育程度与健康素养得分之间的斯皮尔曼相关系数 $r=0.151$,表示两者之间为正相关。两者之间相关的双侧显著性 P 值为 $0.007<0.01$,表示在 0.01 显著水平上否定了两者不相关的假设。由此得出结论:上海居民的教育程度与健康素养得分之间存在显著相关,说明教育程度越高,健康素养得分则越高,反之亦然。

上海居民的月收入与健康素养得分之间的斯皮尔曼相关系数 $r=-0.080$,表示两者之间存在负相关。两者之间相关的双侧显著性 P 值为 $0.154>0.05$,表示在 0.05 显著水平上否定了两者相关的假设。由此得出结论:上海居民的月收入与健康素养得分之间无显著相关。

表 7-17　上海居民年龄、教育程度、月收入与健康素养得分的相关性分析

相关系数	变量	N	r	P
	年龄	319	-0.133*	0.017
斯皮尔曼系数	教育程度	319	0.151**	0.007
	月收入	319	-0.080	0.154

＊在置信度(双测)为 0.05 时,相关性是显著的。

＊＊在置信度(双测)为 0.01 时,相关性是显著的。

（4）重庆

表 7-18 结果显示,重庆居民的年龄与健康素养得分之间的斯皮尔曼相关系数 $r=$ -0.288,因 $r<0$,表示二者之间存在负相关。两者之间相关的双侧显著性 P 值为 0.000< 0.01,表示在 0.01 显著水平上否定了两者不相关的假设。由此得出结论:重庆居民年龄与健康素养得分之间存在显著相关,说明年龄越长,健康素养得分则越低,反之亦然。

重庆居民的教育程度与健康素养得分之间的斯皮尔曼相关系数 $r=0.382$,表示两者之间为"正相关"。两者之间相关的双侧显著性 P 值为 0.000<0.01,表示在 0.01 显著水平上否定了两者不相关的假设。由此得出结论:重庆居民的教育程度与健康素养得分之间存在显著相关,说明教育程度越高,健康素养得分则越高,反之亦然。

重庆居民的月收入与健康素养得分之间的斯皮尔曼相关系数 $r=-0.078$,因 $r<0$,表示两者之间存在负相关。两者之间相关的双侧显著性 P 值为 0.149>0.05,表示在 0.05 显著水平上否定了两者相关的假设。由此得出结论:重庆居民的月收入与健康素养得分之间无显著相关。

表 7-18　重庆居民年龄、教育程度、月收入与健康素养得分的相关性分析

相关系数	变量	N	r	P
	年龄	343	$-0.288**$	0.000
斯皮尔曼系数	教育程度	343	$0.382**$	0.000
	月收入	343	-0.078	0.149

＊＊ 在置信度(双测)为 0.01 时,相关性是显著的。

（5）台北

表 7-19 结果显示,台北居民的年龄与健康素养得分之间的斯皮尔曼相关系数 $r=$ -0.091,因 $r<0$,表示两者之间存在负相关。两者之间相关的双侧显著性 P 值为 0.104> 0.05,表示在 0.05 显著水平上否定了两者相关的假设。由此得出结论:台北居民的年龄与健康素养得分之间无显著相关。

台北居民的教育程度与健康素养得分之间的斯皮尔曼相关系数 $r=0.200$,表示两者之间为正相关。两者之间相关的双侧显著性 P 值为 0.000<0.01,表示在 0.01 显著水平上否定了两者不相关的假设。由此得出结论:台北居民的教育程度与健康素养得分之间存在显著相关,说明教育程度越高,健康素养得分则越高,反之亦然。

台北居民的月收入与健康素养得分之间的斯皮尔曼相关系数 $r=0.103$,表示两者之间存在正相关。两者之间相关的双侧显著性 P 值为 0.063>0.05,表示在 0.05 显著水平上否定了两者相关的假设。由此得出结论:台北居民的月收入与健康素养得分之间无显著相关。

表 7-19　台北居民年龄、教育程度、月收入与健康素养得分的相关性分析

相关系数	变量	N	r	P
	年龄	324	-0.091	0.104
斯皮尔曼系数	教育程度	324	$0.200**$	0.000
	月收入	324	0.103	0.063

＊＊ 在置信度(双测)为 0.01 时,相关性是显著的。

第四节　五个城市健康素养得分的比较与分析

五个城市（1655 个样本）的健康素养总平均分（总分均值）为 14.49±2.92，男性健康素养总平均分为 14.36±2.93，低于女性水平（14.62±2.91）。其中北京男性健康素养总分均值为 15.12±2.25，女性为 15.29±2.14；天津男性为 14.68±2.46，女性为 14.57±2.72；上海男性为 13.47±3.43，女性为 14.39±3.11；重庆男性为 13.76±3.35，女性为 13.54±3.56；台北男性为 15.00±2.38，女性为 15.04±2.68。数据显示，北京、上海、台北三个城市居民健康素养均是女性高于男性，而天津、重庆则是男性健康素养高于女性，此部分的调研结果与 2013 年《中国居民健康素养监测报告》中"女性健康素养高于男性"的调研结果略有不同，比较特殊。

一、各项人口统计特征对健康素养得分的影响分析

本次调研针对北京、天津、上海、重庆、台北五个城市，分别从人口统计特征（性别、年龄、教育程度、月收入、职业）对健康素养得分的影响进行分析，详见表 7-20。

性别方面，五个城市中仅有上海的 t 值检验中 $P<0.05$，说明上海居民的性别对健康素养得分具显著影响，其他四个城市则无显著影响。

年龄方面，五个城市在 F 值的检验中均是 $P<0.05$，说明五个城市居民的年龄对健康素养得分具显著影响。

教育程度方面，五个城市在 F 值的检验中均是 $P<0.05$，说明五个城市居民的教育程度对健康素养得分具显著影响。

月收入方面，五个城市在 F 值的检验中，北京、天津、上海均是 $P<0.05$，说明此三个城市居民的月收入对健康素养得分具显著影响，而重庆与台北则无显著影响。

职业方面，五个城市在 F 值的检验中均是 $P<0.05$，说明五个城市居民的职业对健康素养得分具显著影响。

表 7-20　各城市的人口统计特征与健康素养得分检验

人口统计特征	检验	北京 ($N=342$)	天津 ($N=327$)	上海 ($N=319$)	重庆 ($N=343$)	台北 ($N=324$)
性别	t 值	−0.739	0.146	−2.502	0.566	−0.146
	P 值	0.460	0.700	0.013	0.572	0.884
年龄	F 值	5.107	2.658	2.434	8.826	3.777
	P 值	0.000	0.023	0.035	0.000	0.002

续表

人口统计特征	检验	北京 (N=342)	天津 (N=327)	上海 (N=319)	重庆 (N=343)	台北 (N=324)
教育程度	F 值	4.784	12.602	5.843	24.326	8.315
	P 值	0.003	0.000	0.000	0.000	0.001
月收入	F 值	4.118	6.732	2.506	2.082	1.536
	P 值	0.001	0.000	0.022	0.055	0.166
职业	F 值	2.462	5.785	2.333	12.021	2.834
	P 值	0.008	0.000	0.012	0.000	0.003

二、人口统计特征与居民健康素养总分的假设验证结果

H1 假设:性别对居民的健康素养得分无显著差异。结果:不成立。

H2 假设:年龄对居民的健康素养得分有显著差异。结果:成立。

H3 假设:教育程度对居民的健康素养得分有显著差异。结果:成立。

H4 假设:月收入对居民的健康素养得分有显著差异。结果:成立。

H5 假设:户籍地对居民的健康素养得分有显著差异。结果:成立。

H6 假设:职业对居民的健康素养得分有显著差异。结果:成立。

三、总样本的年龄、教育程度、月收入与健康素养得分的相关性检验结果

总样本的年龄与健康素养得分无显著相关,但教育程度和月收入与健康素养得分有显著相关,且均为正相关,说明教育程度与月收入越高者,其健康素养得分则越高,反之亦然。另教育程度与月收入的 r 值分别为 0.266、0.111,两者相较之下,结果显示教育程度对健康素养得分的相关性显著高于月收入。

四、各城市居民年龄、教育程度、月收入与健康素养得分的相关性检验结果

本次调研结果表明,北京居民的年龄与健康素养得分无显著相关,但教育程度、月收入与健康素养得分有显著相关,且均为正相关,说明北京居民的教育程度与月收入越高,健康素养得分则越高,反之亦然。此外,教育程度与月收入的 r 值分别为 0.166、0.202,两者相较之下,北京居民的月收入对健康素养得分的相关性显著高于教育程度。

天津居民的年龄与健康素养得分无显著相关,但教育程度、月收入与健康素养得分有显著相关,且均为正相关,说明天津居民的教育程度与月收入越高,健康素养得分则越高,反之亦然。教育程度与月收入的 r 值分别为 0.285、0.224,两者相较之下,天津居民的教育程度

对健康素养得分的相关性显著高于月收入。

上海居民的月收入与健康素养得分无显著相关,但年龄、教育程度与健康素养得分有显著相关,其中年龄与健康素养得分呈负相关,说明上海居民的年龄越长,健康素养得分则越低,反之亦然;而与教育程度呈正相关,说明教育程度越高,健康素养得分则越高,反之亦然。年龄与教育程度的 r 值分别为 -0.133、0.151,两者相较之下,上海居民的教育程度对健康素养得分的相关性显著高于年龄。

重庆居民的月收入与健康素养得分无显著相关,但年龄、教育程度与健康素养得分有显著相关,其中年龄与健康素养得分呈负相关,说明重庆居民的年龄越长,健康素养得分则越低,反之亦然;而与教育程度呈正相关,说明教育程度越高,健康素养得分则越高,反之亦然。年龄与教育程度的 r 值分别为 -0.288、0.382,两者相较之下,重庆居民的教育程度对健康素养得分的相关性显著高于年龄。

台北居民的年龄、月收入与健康素养得分均无显著相关,唯有教育程度对健康素养得分有显著相关,且为正相关,说明台北居民的教育程度越高,健康素养得分则越高,反之亦然。

第八章　CHLS 信息类指标的调研结果分析

CHLS 测评的总题数为 50 题,其中"医学词汇"有 10 题为双题测,即一题从两个维度进行测试。题型设计方式采用测验题与非测验题两部分;测验题部分已于第七章分析,本章将针对信息类指标中测验题 8 题与非测验题 24 题(合计 32 题)进行统计与分析。此外,由于数据较多,考虑到阅读问题,除信度与效度的数据外,其余数据的百分比将统计至小数点后一位。

第一节　CHLS 信息类指标测验题

CHLS 健康素养 21 题测验题中,信息类题测有 8 题,占 21 题中的 38.1%。一级指标涵盖"生活与保健素养""安全与心理素养""医疗与药物素养""健康基本技能素养"等四类,分别体现在"行为类""知识类""技能类"层面,详见表 8-1。另有关第二类"信息媒介素养"及第四类"医学词汇素养",因倾向信息传播渠道的分析,将于后文分析。

表 8-1　测验题中信息类指标

编号/一级指标	问卷编号	二级指标	三级指标	题数	信息类指标/题测重点
1. 生活与保健素养	B13	行为类	健康行为	1	食品包装信息
3. 安全与心理素养	B23	知识类	预警知识	3	信息图文标志
	B24				
	B25				
5. 医疗与药物素养	B22		医药与保健知识	1	药盒/袋图文信息
6. 健康基本技能素养	E01	技能类	健康技能	3	药盒/袋图文信息(识读能力)
	E02		健康技能		
	E03		健康技能		
合计				8	

第二节　CHLS 信息类指标测验题的调研结果分析

一、信息类指标中测验题的得分情况

如图 8-1 所示,总样本 1655 份,CHLS 测验题中 8 题信息类指标的均值(平均分为 3.93)。

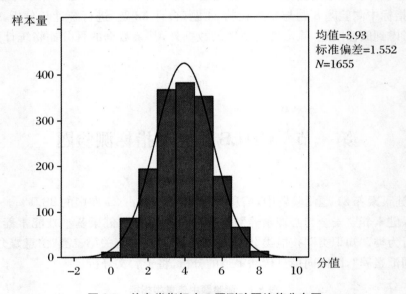

图 8-1　信息类指标中 8 题测验题均值分布图

8 题测验题的信息类指标的均值为 3.93,统计答对 5 题(含)以上者(即得 5 分,拟定为及格者)有 610 人,占 36.7%,答对 8 题者(即满分)仅有 13 人,8 题完全答错者有 12 人,详见表 8-2。

表 8-2　信息类指标中 8 题测验题的得分情况

得分情况	频数(人数)	百分比	有效百分比	累积百分比
0	12	0.7%	0.7%	0.7%
1	87	5.3%	5.3%	6.0%
2	195	11.8%	11.8%	17.8%
3	368	22.2%	22.2%	40.0%
4	383	23.1%	23.1%	63.1%

得分情况	频数（人数）	百分比	有效百分比	累积百分比
5	353	21.3%	21.3%	84.5%
6	178	10.8%	10.8%	95.2%
7	66	4.0%	4.0%	99.2%
8	13	0.8%	0.8%	100.0%
合计	1655	100.0%	100.0%	

二、信息类指标测验题的各城市均值调研结果分析

表 8-3 信息类指标中 8 题测验题的各城市得分结果显示，北京居民的健康素养信息类的均值（平均分）最高，为 4.11；重庆均值最低，为 3.75。说明北京居民在健康素养中 8 题信息类指标的测评最高。

表 8-3　信息类指标中 8 题测验题的各城市均值

户籍地	M	N	标准差
北京	4.11	342	1.366
天津	3.86	327	1.532
上海	3.95	319	1.675
重庆	3.75	343	1.625
台北	4.01	324	1.534
合计	3.93	1655	1.552

注：M 为均值（平均分），N 表示人数。

第三节　CHLS 信息类指标非测验题

CHLS 测评的总题数为 50 题，信息类指标的题测内容辐射一级指标中六个测评维度，计 32 题（包含信息媒介素养的题测 10 题），占 64.0%（32/50），其中除了"信息媒介素养"10 题外，"医学词汇素养"在信息传播渠道亦有 10 题，这是信息类指标中占总题数最多的两类，详见表 8-4。

表 8-4　信息类指标与题数

编号/一级指标	问卷编号	二级指标	题型	三级指标	题数	信息类指标/题测重点
1. 生活与保健素养	B05	行为类	非测验题	健康行为	1	信息传播行为
	B13		测验题	健康行为	1	食品包装信息
	B12	知识类	非测验题	饮食安全知识	1	
2. 信息媒介素养	A08(1)—(5)	行为类	非测验题	求医/遵医行为	8	信息传播渠道（网络信息使用情况）
	B01、B02					信息传播渠道＋行为
	B06					信息传播渠道＋行为观点
	B03	知识类		饮食安全知识	1	信息知晓
	B04			饮食安全知识	1	信息传播渠道
3. 安全与心理素养	B18	行为类	非测验题	求医/遵医行为	1	人际(信息)传播渠道＋行为
	B23—B25	知识类	测验题	预警知识	3	信息图文标志
4. 医学词汇素养	C01—C10	知识类	非测验题	老龄疾病预防知识	2	信息传播渠道
				慢性病预防知识	2	
				传染病预防知识	3	
				癌症预防知识	2	
				医学检查知识	1	
5. 医疗与药物素养	B21	行为类	非测验题	求医/遵医行为	1	药盒/袋图文信息＋行为
	B22	知识类	测验题	医药与保健知识	1	药盒/袋图文信息
6. 健康基本技能素养	E01—E03	技能类	测验题	健康技能	3	药盒/袋图文信息(识读能力)
合计					32	

第四节　CHLS 信息类指标非测验题的调研结果分析

本次 CHLS 问卷调查题型设计采用测验题与非测验题两部分，其中信息类指标计 32

题,扣除测验题 8 题,剩余 24 题为非测验题的信息倾向题,此所谓信息倾向题是针对受测者的信息偏向与传播渠道(媒介接触渠道)的选择进行题测,在信息类指标中属非测验题部分,其涵盖五个测评维度,分别为:

(1) 生活与保健素养:题测 B05、B12。

(2) 信息媒介素养:题测 A08(1)—(5)、B01—04、B06。

(3) 安全与心理素养:题测 B18。

(4) 医学词汇素养:题测 C01—10。

(5) 医疗与药物素养:题测 B21。

一、生活与保健素养

(一) 题测 B05:发生地沟油(馊水油、废弃油)事件时对信息处理的态度与行为

表 8-5 结果显示,北京、天津、重庆以选第 4 选项"会关注事件进展,了解真相后,会告知亲朋好友"的占比为最高,分别各占 36.0%(123/342)、37.9%(124/327)、36.7%(126/343);上海及台北则以第 3 选项"会关注事件进展,并了解真相"者居多,分别占 33.2%(106/319)、45.7%(148/324)。总样本仍以第 4 选项占比最高,占 35.5%(588/1655)。

值得关注的是,选择第 4 选项与第 3 选项之间的差异在于,选择第 4 选项的受测者多一份举措的行为,比较积极面对健康信息,并愿意采取追踪与处理信息的行为。健康素养包括三个层级,分别为功能性健康素养(functional health literacy)、互动性健康素养(interactive health literacy)、批判性健康素养(critical health literacy),基于此选择第 4 选项者应属于互动性健康素养较强的人。

此外,选择第 2 选项"事件一发生,会立即通过手机发短信(简讯)或上网传递个人观点"以及第 5 选项"会关注事件进展,了解真相后,会立即通过手机发短信(简讯),或上网传递个人观点"两者之间的差异在于,前者的对信息来源在未加证实真伪的情况下,贸然通过个人的"手机发短信(简讯)或上网传递个人观点",虽然所占比例仅 5.1%(84/1655),但传达虚假信息的风险显然较高。同时发现针对本题因地沟油(馊水油、废弃油)事件经常发生而选择"不想理会"的行为/态度有 327 人,占总样本 19.8%,亦值得关注。

表 8-5　题测 B05:发生地沟油(馊水油、废弃油)事件时对信息处理的态度与行为

题测 B05			户籍地					合计
			北京	天津	上海	重庆	台北	
发生地沟油(馊水油、废弃油)等危及公共健康安全事件时,您会	1	计数	74	68	90	65	30	327
		百分比	21.6%	20.8%	28.2%	19.0%	9.3%	19.8%
	2	计数	17	21	13	23	10	84
		百分比	5.0%	6.4%	4.1%	6.7%	3.1%	5.1%
	3	计数	116	82	106	106	148	558
		百分比	33.9%	25.1%	33.2%	30.9%	45.7%	33.7%

续表

题测 B05			户籍地					合计
			北京	天津	上海	重庆	台北	
发生地沟油（馊水油、废弃油）等危及公共健康安全事件时，您会	4	计数	123	124	97	126	118	588
		百分比	36.0%	37.9%	30.4%	36.7%	36.4%	35.5%
	5	计数	12	32	13	23	18	98
		百分比	3.5%	9.8%	4.1%	6.7%	5.6%	5.9%
合计		计数	342	327	319	343	324	1655
		百分比	100.0%	100.0%	100.0%	100.0%	100.0%	100.0%

注：选项内容如下：

选项1：经常发生，不想理会。

选项2：事件一发生，会立即通过手机发短信（简讯）或上网传递个人观点。

选项3：会关注事件进展，并了解真相。

选项4：会关注事件进展，了解真相后，会告知亲朋好友。

选项5：会关注事件进展，了解真相后，会立即通过手机发短信（简讯），或上网传递个人观点。

（二）题测 B12：食品包装上会关注的信息

表 8-6 结果显示，"食品包装上，您第一眼会关注的信息"中五个城市的受测者均是选择"生产保质日期"选项的占比最高，分别为：北京 77.5%（265/342），天津 70.3%（230/327），上海 72.4%（231/319），重庆 83.1%（285/343），台北 66.7%（216/324）。值得关注的是，台北居民有 12.0% 选择"食用安全提示信息"，相较于北京、上海、重庆这三个城市该选项占比均在 10% 以下，或许可以解读为台北居民经历一连串的食安风暴后的一种危机反射。

整体而言，五个城市都以"生产保质日期"的选项占比最高，占 74.1%（1227/1655），其中四个城市均在七成以上，重庆甚至高达八成以上，唯台北不到七成；其次选择第 2 选项"食用安全提示信息"的群体占 8.8%，"不关注"食品包装上信息亦有 99 人，占 6.0%。

表 8-6　题测 B12：食品包装上会关注的信息

题测 B12			户籍地					合计
			北京	天津	上海	重庆	台北	
食品包装上，您"第一眼"会关注的信息是	1.生产保质日期	计数	265	230	231	285	216	1227
		百分比	77.5%	70.3%	72.4%	83.1%	66.7%	74.1%
	2.食用安全提示信息	计数	23	33	28	22	39	145
		百分比	6.7%	10.1%	8.8%	6.4%	12.0%	8.8%
	3.营养成分	计数	18	27	15	15	34	109
		百分比	5.3%	8.3%	4.7%	4.4%	10.5%	6.6%

题测 B12			户籍地					合计
			北京	天津	上海	重庆	台北	
食品包装上，您"第一眼"会关注的信息是	4. 厂家与产地	计数	21	12	12	5	25	75
		百分比	6.1%	3.7%	3.8%	1.5%	7.7%	4.5%
	5. 不关注	计数	15	25	33	16	10	99
		百分比	4.4%	7.6%	10.3%	4.7%	3.1%	6.0%
合计		计数	342	327	319	343	324	1655
		百分比	100.0%	100.0%	100.0%	100.0%	100.0%	100.0%

二、信息媒介素养

(一) 题测 A08(1)—(5)：网络信息使用情况

网络信息使用情况包含五个题项，分别为：① 您会通过搜索引擎（百度、YAHOO、Google 等）搜索与健康或疾病有关信息的问题；② 您会在互联网的论坛（网络讨论区）上浏览与健康或疾病有关信息的问题；③ 您会通过社交网站（人人网、Facebook 等）交流与健康或疾病有关信息的问题；④ 您会通过微博（维博）交流与健康或疾病有关信息的问题；⑤ 您会通过微信/LINE 交流与健康或疾病有关信息的问题。

表 8-7 结果显示，网络信息使用情况共有 6 题，采用李克特量表五分法测量，每一题有五个测评维度，分别是"会，经常""会，很可能会""会，偶尔""不太会，几乎没有""不会，完全没有"，并分别赋值为 5 分至 1 分。本次调研的总样本数 1655，平均分（均值）为 3.50，说明总样本的平均得分落在李克特量表中 3—4 分区间内，表示本次调研的受测者偏向于"会，偶尔"到"会，很可能会"之间，使用频率为"一个月 1 次以上"到"一周 1 次以上"，且五个城市居民的网络信息使用情况雷同。

表 8-7　题测 A08(1)—(5)：网络信息使用情况

户籍地	M	N	标准差	百分比
北京	3.46	342	0.94	20.7%
天津	3.56	327	0.89	19.8%
上海	3.53	319	1.05	19.3%
重庆	3.50	343	0.93	20.7%
台北	3.45	324	0.97	19.6%
合计	3.50	1655	0.95	100.0%

(二) 题测 B01：最常从哪一种渠道获得有关健康信息的求医行为

表 8-8 结果显示，问及"您平日最常从哪一种渠道获得有关健康信息"的求医行为，北

京、上海、重庆、台北受测者中选择占比最高者均为"电脑",分别占 26.6%(91/342)、23.8%(76/319)、24.5%(84/343)、30.2%(98/324),而天津最高者为"电视"占 31.2%(102/327)。统计总样本,发现五个城市的受测者选择获得健康信息的渠道占比最高的是"电视",占 25.2%(417/1655),其次为"电脑"和"手机",分别占 24.4%(404/1655)、20.2%(335/1655)。

表 8-8　题测 B01:最常从哪一种渠道获得有关健康信息的求医行为

题测 B01	选项	单位	户籍地					合计
			北京	天津	上海	重庆	台北	
您平日最常从哪一种渠道获得有关健康的信息	1.亲朋好友	计数	49	36	38	61	39	223
		百分比	14.3%	11.0%	11.9%	17.8%	12.0%	13.5%
	2.电视	计数	88	102	74	79	74	417
		百分比	25.7%	31.2%	23.2%	23.0%	22.8%	25.2%
	3.报纸	计数	6	14	20	4	19	63
		百分比	1.8%	4.3%	6.3%	1.2%	5.9%	3.8%
	4.杂志	计数	7	6	5	6	19	43
		百分比	2.0%	1.8%	1.6%	1.7%	5.9%	2.6%
	5.图书	计数	7	4	8	3	6	28
		百分比	2.0%	1.2%	2.5%	0.9%	1.9%	1.7%
	6.广播	计数	1	1	3	0	2	7
		百分比	0.3%	0.3%	0.9%	0	0.6%	0.4%
	7.电脑	计数	91	55	76	84	98	404
		百分比	26.6%	16.8%	23.8%	24.5%	30.2%	24.4%
	8.手机	计数	63	74	70	83	45	335
		百分比	18.4%	22.6%	21.9%	24.2%	13.9%	20.2%
	9.学校	计数	3	5	7	5	5	25
		百分比	0.9%	1.5%	2.2%	1.5%	1.5%	1.5%
	10.医院	计数	27	26	14	15	15	97
		百分比	7.9%	8.0%	4.4%	4.4%	4.6%	5.9%
	11.办公室	计数	0	4	4	3	2	13
		百分比	0	1.2%	1.3%	0.9%	0.6%	0.8%
合计		计数	342	327	319	343	324	1655
		百分比	100.0%	100.0%	100.0%	100.0%	100.0%	100.0%

(三)题测 B02:发现自己有健康问题时获取信息的求医行为

表 8-9 结果显示,问及"当发现自己有健康问题时,您第一个念头是"的求医行为,五个城市受测者选择最多的选项均为"上网查询",分别为北京 52.0%(178/342),天津 38.8%

（127/327），上海 46.4%（148/319），重庆 48.4%（166/343），台北 54.9%（178/324）。统计总样本，五个城市合计占比最高者亦为"上网查询"，占总样本 48.2%（797/1655），其次为"问医师"，占 33.7%（557/1655）。

表 8-9　题测 B02：发现自己有健康问题时获取信息的求医行为

题测 B02			户籍地					合计
			北京	天津	上海	重庆	台北	
当发现自己有健康问题时，您第一个念头是	1.问亲朋好友	计数	45	57	49	40	45	236
		百分比	13.2%	17.4%	15.4%	11.7%	13.9%	14.3%
	2.问医师	计数	108	122	113	129	85	557
		百分比	31.6%	37.3%	35.4%	37.6%	26.2%	33.7%
	3.上网查询	计数	178	127	148	166	178	797
		百分比	52.0%	38.8%	46.4%	48.4%	54.9%	48.2%
	4.关注有关电视健康类节目	计数	4	12	3	6	11	36
		百分比	1.2%	3.7%	0.9%	1.7%	3.4%	2.2%
	5.查阅图书或杂志	计数	7	9	6	2	5	29
		百分比	2.0%	2.8%	1.9%	0.6%	1.5%	1.8%
合计		计数	342	327	319	343	324	1655
		百分比	100.0%	100.0%	100.0%	100.0%	100.0%	100.0%

（四）题测 B03：地沟油（馊水油、废弃油）事件信息知晓度

表 8-10 结果显示，问及"有关地沟油（馊水油、废弃油）事件，您知道吗"，总样本中有 1614 人"知道"有关地沟油（馊水油、废弃油）事件，占 97.5%；选择"不知道"的有 41 人，占 2.5%。五个城市中，北京 335 人"知道"（98%），天津 321 人"知道"（98.2%），上海 301 人"知道"（94.4%），重庆 335 人"知道"（97.7%），台北 322 人"知道"（99.4%）。五个城市中"不知道"人数最少的则是台北，仅有 2 人；上海"不知道"人数最多，有 18 人。

表 8-10　题测 B03：地沟油（馊水油、废弃油）事件信息知晓度

题测 B03			户籍地					合计
			北京	天津	上海	重庆	台北	
有关地沟油（馊水油、废弃油）事件，您知道吗？	1.知道	计数	335	321	301	335	322	1614
		百分比	98.0%	98.2%	94.4%	97.7%	99.4%	97.5%
	2.不知道	计数	7	6	18	8	2	41
		百分比	2.0%	1.8%	5.6%	2.3%	0.6%	2.5%
合计		计数	342	327	319	343	324	1655
		百分比	100.0%	100.0%	100.0%	100.0%	100.0%	100.0%

(五) 题测 B04：地沟油(馊水油、废弃油)事件中哪种传播渠道值得信任

表 8-11 结果显示，问及"地沟油(馊水油、废弃油)事件的发生，您认为哪一种渠道发布的信息比较值得信任"，总数 1655 人中有 1044 人认为"电视"是值得信任的传播渠道，占总样本 63.1%。各城市方面，选择"电视"作为值得信任的传播渠道占比依次为北京占 73.1% (250/342)，天津 66.4% (217/327)，上海 64.3% (205/319)，重庆 67.9% (233/343)，台北 42.9% (139/324)。

表 8-11　题测 B04：地沟油(馊水油、废弃油)事件中哪种传播渠道值得信任

题测 B04			户籍地					合计
			北京	天津	上海	重庆	台北	
地沟油(馊水油、废弃油)事件的发生，您认为哪一种渠道发布的信息比较值得信任	1.电视	计数	250	217	205	233	139	1044
		百分比	73.1%	66.4%	64.3%	67.9%	42.9%	63.1%
	2.报纸	计数	43	52	59	65	54	273
		百分比	12.6%	15.9%	18.5%	19.0%	16.7%	16.5%
	3.杂志	计数	4	4	8	5	62	83
		百分比	1.2%	1.2%	2.5%	1.5%	19.1%	5.0%
	4.广播	计数	8	22	6	6	2	44
		百分比	2.3%	6.7%	1.9%	1.7%	0.6%	2.7%
	5.电脑	计数	31	23	25	24	58	161
		百分比	9.1%	7.0%	7.8%	7.0%	17.9%	9.7%
	6.手机	计数	6	9	16	10	9	50
		百分比	1.8%	2.8%	5.0%	2.9%	2.8%	3.0%
合计		计数	342	327	319	343	324	1655
		百分比	100.0%	100.0%	100.0%	100.0%	100.0%	100.0%

(六) 题测 B06：上网查询有关健康信息的行为观点

表 8-12 结果显示，"上网查询有关健康信息"方面，五个城市均以"很方便，且能查到自己所需"的选项居多，分别为北京 35.4% (121/342)，天津 34.6% (113/327)，上海 36.7% (117/319)，重庆 34.4%(118/343)，台北 54.9% (178/324)。总样本亦以第 1 选项"很方便，且能查到自己所需"为最高，占 39.1% (647/1655)，其次是"专业质疑，难以判断正确与否"，占 24.5% (405/1655)，说明对于网络上的健康信息，有 24.5%的人仍存在疑虑，值得关注。

表 8-12　题测 B06：上网查询有关健康信息的行为观点

题测 B06			户籍地					合计
			北京	天津	上海	重庆	台北	
上网查询有关健康信息	1. 很方便，且能查到自己所需	计数	121	113	117	118	178	647
		百分比	35.4%	34.6%	36.7%	34.4%	54.9%	39.1%
	2. 信息有限，不见得都能查到所需	计数	49	45	41	53	41	229
		百分比	14.3%	13.8%	12.9%	15.5%	12.7%	13.8%
	3. 信息海量，不好选读	计数	54	56	51	61	25	247
		百分比	15.8%	17.1%	16.0%	17.8%	7.7%	14.9%
	4. 专业质疑，难以判断正确与否	计数	96	89	68	84	68	405
		百分比	28.1%	27.2%	21.3%	24.5%	21.0%	24.5%
	5. 不清楚	计数	22	24	42	27	12	127
		百分比	6.4%	7.3%	13.2%	7.9%	3.7%	7.7%
合计		计数	342	327	319	343	324	1655
		百分比	100.0%	100.0%	100.0%	100.0%	100.0%	100.0%

三、安全与心理素养

题测 B18：情绪不好时是否会寻找亲朋好友倾述

对于"当发现情绪不好（焦虑、愤怒、忧郁）时，您会寻找亲朋好友倾述"的题测，将此题归类为信息类指标是基于传播渠道的"人际健康传播"中受测者在选择倾述对象和倾述内容传递的过程是处于信息沟通的过程。本题采用李克特量表五分法测量，选用五个测评维度，分别是"一定会""很可能会""偶尔会""不太会""完全不会"，并分别赋值为 5 分至 1 分。

表 8-13 结果显示，总样本数 1655 人，均值为 2.64。李克特量表结果介于 2—3 分的区间内，表明当发现自己情绪不好，如有焦虑、愤怒、忧郁时，受测者的态度或行为倾向于"不太会"到"偶尔会"寻找亲朋好友倾述的范围。

表 8-13　题测 B18：情绪不好寻找亲朋好友倾述的各城市均值

户籍地	M	N	标准差
北京	2.72	342	1.081
天津	2.71	327	1.171
上海	2.71	319	1.121
重庆	2.64	343	1.094
台北	2.44	324	1.055
合计	2.64	1655	1.109

进一步统计五个城市的情况,表8-14结果显示,亦均落在李克特量表中2—3分的区间内,即"不太会"到"偶尔会"之间。受测者中选择"不太会"有295人,"偶尔会"有526人,合计821人,占49.6%。

表8-14 题测B18:情绪不好寻找亲朋好友倾述的各城市统计

题测 B18		户籍地					合计
		北京	天津	上海	重庆	台北	
当发现情绪不好(焦虑、愤怒、忧郁)时,您会寻找亲朋好友倾述	1.完全不会	15	25	18	16	6	80
	2.不太会	64	57	68	59	47	295
	3.偶尔会	130	101	81	110	104	526
	4.很可能会	77	86	107	100	92	462
	5.一定会	56	58	45	58	75	292
合计		342	327	319	343	324	1655

四、医学词汇素养

"医学词汇"有10题,每一题有两项测评维度,属双题测,一个维度测评信息的"知晓程度",采用李克特量表5分法测量;另一个维度测评"信息传播渠道",此部分受测者以"最多选3项"为基准。若信息传播渠道统计表中的数据显示为"0",则有两个答题情况出现:① 表示受测者的选择是"不知,完全没听过"(因勾选此项,表示受测者无需须再进行第二维度信息传播渠道的测评)。② 若受测者的信息来源渠道勾选不足三项,则在SPSS统计中会将此列为"0"。

(一)题测C01:医学词汇"更年期"知晓程度与信息传播渠道

结果显示,对于医学词汇"更年期"的知晓程度,总样本数1655人,均值为3.45。表8-15中五个城市均值最高为台北(3.73),最低为重庆(3.19),低于总均值的城市为天津与重庆,且五个城市的均值皆在李克特量表3—4分的区间内,即"略知"到"知道部分"之间。

表8-15 医学词汇C01"更年期"的各城市均值

户籍地	M	N	标准差
北京	3.64	342	0.963
天津	3.21	327	0.925
上海	3.48	319	1.115
重庆	3.19	343	1.036
台北	3.73	324	0.917
合计	3.45	1655	1.017

表8-16医学词汇"更年期"的知晓程度中,选择"不知,完全没听过"的有34人,因此有

34人不会填写第二项有关信息传播渠道的测评维度；而"知道部分"占38.3%,"完全了解"占14.7%,二者合计占53.0%,显示超过五成居民对此信息有相当程度的了解。

表 8-16　医学词汇 C01"更年期"的知晓程度

知晓程度		频数	百分比	有效百分比	累积百分比
更年期	1.不知,完全没听过	34	2.1%	2.1%	2.1%
	2.听过,但不清楚	305	18.4%	18.4%	20.5%
	3.略知	439	26.5%	26.5%	47.0%
	4.知道部分	634	38.3%	38.3%	85.3%
	5.完全了解	243	14.7%	14.7%	100.0%
合计		1655	100.0%	100.0%	

表8-17结果显示,在医学词汇"更年期"的信息传播渠道中,五个城市的总体排名前三的渠道依次为:"亲朋好友""电视""电脑"。

表 8-17　医学词汇 C01"更年期"的信息传播渠道

信息传播渠道		响应		百分比
		N	百分比	
更年期	0	1442	29.0%	87.1%
	1.亲朋好友	879	17.7%	53.1%
	2.电视	867	17.5%	52.4%
	3.报纸	285	5.7%	17.2%
	4.杂志	186	3.7%	11.2%
	5.图书	115	2.3%	6.9%
	6.广播	67	1.3%	4.0%
	7.电脑	539	10.9%	32.6%
	8.手机	243	4.9%	14.7%
	9.学校	107	2.2%	6.5%
	10.医院	186	3.7%	11.2%
	11.办公室	49	1.0%	3.0%
合计		4965	100.0%	300.0%*

＊ 信息传播渠道每题"最多选3项"。

表8-18医学词汇中"更年期"的信息传播渠道中,北京、天津、台北均以"亲朋好友"为首要的信息传播渠道,上海、重庆则以"电视"为主要的信息传播渠道。

表 8-18　医学词汇 C01"更年期"在各城市中的信息传播渠道

信息传播渠道		户籍地					合计
		北京	天津	上海	重庆	台北	
0	计数	227	287	333	333	262	1442
	百分比	66.4%	87.8%	104.4%	97.1%	80.9%	
1.亲朋好友	计数	226	195	130	175	153	879
	百分比	66.1%	59.6%	40.8%	51.0%	47.2%	
2.电视	计数	192	189	171	177	138	867
	百分比	56.1%	57.8%	53.6%	51.6%	42.6%	
3.报纸	计数	63	55	58	43	66	285
	百分比	18.4%	16.8%	18.2%	12.5%	20.4%	
4.杂志	计数	28	15	32	37	74	186
	百分比	8.2%	4.6%	10.0%	10.8%	22.8%	
5.图书	计数	24	21	14	15	41	115
	百分比	7.0%	6.4%	4.4%	4.4%	12.7%	
6.广播	计数	13	25	14	8	7	67
	百分比	3.8%	7.6%	4.4%	2.3%	2.2%	
7.电脑	计数	124	88	109	100	118	539
	百分比	36.3%	26.9%	34.2%	29.2%	36.4%	
8.手机	计数	48	40	60	79	16	243
	百分比	14.0%	12.2%	18.8%	23.0%	4.9%	
9.学校	计数	23	7	12	21	44	107
	百分比	6.7%	2.1%	3.8%	6.1%	13.6%	
10.医院	计数	43	46	15	35	47	186
	百分比	12.6%	14.1%	4.7%	10.2%	14.5%	
11.办公室	计数	15	13	9	6	6	49
	百分比	4.4%	4.0%	2.8%	1.7%	1.9%	

注:信息传播渠道每题"最多选 3 项"。

(二)题测 C02:医学词汇"阿尔茨海默病"知晓程度与信息传播渠道

结果显示,表 8-19 医学词汇"阿尔茨海默病"的知晓程度中,总样本数 1655 人,均值为 2.52。五个城市均值得分最高为台北(3.45),李克特量表在 3—4 分的区间内,即"略知"或"知道部分",最低为重庆(1.97),在李克特量表 1—2 分的区间内,即"不知,完全没听过"到"听过,但不清楚";而北京、天津、上海的均值皆在李克特量表 2—3 分的区间内,即"听过,但不清楚"到"略知"之间。此外,低于均值的城市为北京、天津与重庆三个城市。

表 8-19 医学词汇 C02"阿尔茨海默病"的各城市均值

户籍地	M	N	标准差
北京	2.45	342	1.334
天津	2.23	327	1.184
上海	2.56	319	1.426
重庆	1.97	343	1.240
台北	3.45	324	0.938
合计	2.52	1655	1.333

表 8-20 医学词汇"阿尔茨海默病"的知晓程度中,选择"不知,完全没听过"的高达 531 人,占 32.1%,因此有 531 人不会填写第二项有关信息传播渠道的测评维度;而"知道部分"占 20.1%和"完全了解"占 8.0%,两者合计占 28.1%,显示仅有不足三成的居民了解此信息。

表 8-20 医学词汇 C02"阿尔茨海默病"的知晓程度

	知晓程度	频数	百分比	有效百分比	累积百分比
阿尔茨海默病	1.不知,完全没听过	531	32.1%	32.1%	32.1%
	2.听过,但不清楚	327	19.8%	19.8%	51.8%
	3.略知	331	20.0%	20.0%	71.8%
	4.知道部分	333	20.1%	20.1%	92.0%
	5.完全了解	133	8.0%	8.0%	100.0%
	合计	1655	100.0%	100.0%	

表 8-21 结果显示,在医学词汇"阿尔茨海默病"的信息传播渠道中,五个城市的总体排名前三的渠道依次为:"电视""电脑""亲朋好友"。

表 8-21 医学词汇 C02"阿尔茨海默病"的信息传播渠道

	信息传播渠道	响应		百分比
		N	百分比	
阿尔茨海默病	0	2689	54.2%	162.5%
	1.亲朋好友	286	5.8%	17.3%
	2.电视	631	12.7%	38.1%
	3.报纸	225	4.5%	13.6%
	4.杂志	143	2.9%	8.6%
	5.图书	111	2.2%	6.7%
	6.广播	47	0.9%	2.8%
	7.电脑	426	8.6%	25.7%
	8.手机	171	3.4%	10.3%

续表

信息传播渠道		响应		百分比
		N	百分比	
阿尔茨海默病	9.学校	89	1.8%	5.4%
	10.医院	114	2.3%	6.9%
	11.办公室	33	0.7%	2.0%
合计		4965	100.0%	300.0%*

* 信息传播渠道每题"最多选3项"。

表 8-22 结果显示，医学词汇中"阿尔茨海默病"的信息传播渠道，五个城市均以"电视"为首要的信息传播渠道。北京、上海、重庆、台北四个城市排名第二与第三的渠道，分别是"电脑"与"亲朋好友"；而天津则是"电脑"排名第二，"报纸"排名第三。

表 8-22 医学词汇 C02"阿尔茨海默病"在各城市的信息传播渠道

信息传播渠道			户籍地					合计
			北京	天津	上海	重庆	台北	
阿尔茨海默病	0	计数	510	565	570	745	299	2689
		百分比	149.1%	172.8%	178.7%	217.2%	92.3%	
	1.亲朋好友	计数	68	47	48	34	89	286
		百分比	19.9%	14.4%	15.0%	9.9%	27.5%	
	2.电视	计数	149	126	112	76	168	631
		百分比	43.6%	38.5%	35.1%	22.2%	51.9%	
	3.报纸	计数	49	53	38	15	70	225
		百分比	14.3%	16.2%	11.9%	4.4%	21.6%	
	4.杂志	计数	21	21	18	17	66	143
		百分比	6.1%	6.4%	5.6%	5.0%	20.4%	
	5.图书	计数	20	22	17	11	41	111
		百分比	5.8%	6.7%	5.3%	3.2%	12.7%	
	6.广播	计数	11	10	14	2	10	47
		百分比	3.2%	3.1%	4.4%	0.6%	3.1%	
	7.电脑	计数	106	65	74	55	126	426
		百分比	31.0%	19.9%	23.2%	16.0%	38.9%	
	8.手机	计数	42	36	42	33	18	171
		百分比	12.3%	11.0%	13.2%	9.6%	5.6%	
	9.学校	计数	19	9	11	14	36	89
		百分比	5.6%	2.8%	3.4%	4.1%	11.1%	

信息传播渠道			户籍地					合计
			北京	天津	上海	重庆	台北	
阿尔茨海默病	10.医院	计数	21	16	9	23	45	114
		百分比	6.1%	4.9%	2.8%	6.7%	13.9%	
	11.办公室	计数	10	11	4	4	4	33
		百分比	2.9%	3.4%	1.3%	1.2%	1.2%	

注:信息传播渠道每题"最多选 3 项"。

(三) 题测 C03:医学词汇"高血压"知晓程度与信息传播渠道

结果显示,关于医学词汇"高血压"的知晓程度,总样本数 1655 人,均值为 3.69。表 8-23 中五个城市均值得分最高为北京(3.93),最低为天津(3.44),低于均值的城市有天津与重庆,且五个城市的均值皆在李克特量表 3—4 分的区间内,即"略知"到"知道部分"之间。

表 8-23　医学词汇 C03"高血压"的各城市均值

户籍地	M	N	标准差
北京	3.93	342	0.848
天津	3.44	327	0.866
上海	3.77	319	1.004
重庆	3.50	343	0.911
台北	3.83	324	0.885
合计	3.69	1655	0.922

表 8-24 结果显示,医学词汇"高血压"的知晓程度中,选择"不知,完全没听过"的仅有 15 人,占 0.9%;而"知道部分"占 43.5%,"完全了解"占 19.0%,两者合计占 62.5%,显示超过六成居民对此信息有相当程度的了解。

表 8-24　医学词汇 C03"高血压"的知晓程度

	知晓程度	频数	百分比	有效百分比	累积百分比
高血压	1.不知,完全没听过	15	0.9%	0.9%	0.9%
	2.听过,但不清楚	169	10.2%	10.2%	11.1%
	3.略知	437	26.4%	26.4%	37.5%
	4.知道部分	720	43.5%	43.5%	81.0%
	5.完全了解	314	19.0%	19.0%	100.0%
	合计	1655	100.0%	100.0%	

表 8-25 结果显示,医学词汇"高血压"的信息传播渠道中,五个城市的总体排名前三的渠道依次为:"亲朋好友""电视""电脑"。

表 8-25　医学词汇 C03"高血压"的信息传播渠道

信息传播渠道		响应		百分比
		N	百分比	
高血压	0	1293	26.0%	78.1%
	1.亲朋好友	919	18.5%	55.5%
	2.电视	863	17.4%	52.1%
	3.报纸	288	5.8%	17.4%
	4.杂志	131	2.6%	7.9%
	5.图书	119	2.4%	7.2%
	6.广播	69	1.4%	4.2%
	7.电脑	539	10.9%	32.6%
	8.手机	234	4.7%	14.1%
	9.学校	124	2.5%	7.5%
	10.医院	340	6.8%	20.5%
	11.办公室	46	0.9%	2.8%
合计		4965	100.0%	300.0%*

* 信息传播渠道每题"最多选 3 项"。

　　表 8-26 结果显示,在医学词汇中"高血压"的信息传播渠道中,北京、上海、重庆、台北均以"亲朋好友"为首要的信息传播渠道,天津则以"电视"为主要的信息传播渠道。

表 8-26　医学词汇 C03"高血压"在各城市的信息传播渠道

信息传播渠道			户籍地					合计
			北京	天津	上海	重庆	台北	
高血压	0	计数	221	247	292	284	249	1293
		百分比	64.6%	75.5%	91.5%	82.8%	76.9%	
	1.亲朋好友	计数	220	185	170	196	148	919
		百分比	64.3%	56.6%	53.3%	57.1%	45.7%	
	2.电视	计数	192	196	161	179	135	863
		百分比	56.1%	59.9%	50.5%	52.2%	41.7%	
	3.报纸	计数	55	58	63	51	61	288
		百分比	16.1%	17.7%	19.7%	14.9%	18.8%	
	4.杂志	计数	17	12	19	20	63	131
		百分比	5.0%	3.7%	6.0%	5.8%	19.4%	

续表

信息传播渠道			户籍地					合计
			北京	天津	上海	重庆	台北	
高血压	5.图书	计数	27	23	18	14	37	119
		百分比	7.9%	7.0%	5.6%	4.1%	11.4%	
	6.广播	计数	14	27	18	4	6	69
		百分比	4.1%	8.3%	5.6%	1.2%	1.9%	
	7.电脑	计数	119	86	107	102	125	539
		百分比	34.8%	26.3%	33.5%	29.7%	38.6%	
	8.手机	计数	43	52	55	73	11	234
		百分比	12.6%	15.9%	17.2%	21.3%	3.4%	
	9.学校	计数	27	17	12	23	45	124
		百分比	7.9%	5.2%	3.8%	6.7%	13.9%	
	10.医院	计数	80	64	35	75	86	340
		百分比	23.4%	19.6%	11.0%	21.9%	26.5%	
	11.办公室	计数	11	14	7	8	6	46
		百分比	3.2%	4.3%	2.2%	2.3%	1.9%	

注:信息传播渠道每题"最多选3项"。

（四）题测 C04：医学词汇"糖尿病"知晓程度与信息传播渠道

结果显示，关于医学词汇"糖尿病"的知晓程度，总样本数1655人，均值为3.62。表8-27中五个城市均值得分最高为北京(3.85)，最低为天津(3.44)，低于均值的城市有天津、上海与重庆，且五个城市的均值皆在李克特量表3—4分的区间内，即"略知"到"知道部分"之间。

表 8-27　医学词汇 C04"糖尿病"的各城市均值

户籍地	M	N	标准差
北京	3.85	342	0.886
天津	3.44	327	0.884
上海	3.59	319	1.017
重庆	3.48	343	0.930
台北	3.74	324	0.898
合计	3.62	1655	0.935

表8-28结果显示，在医学词汇"糖尿病"的知晓程度中，选择"不知，完全没听过"的有20人，占1.2%；而"知道部分"占42.4%，"完全了解"占16.9%，两者合计占59.3%，显示接近六成的居民对此信息有相当程度的了解。

表 8-28　医学词汇 C04"糖尿病"的知晓程度

知晓程度		频数	百分比	有效百分比	累积百分比
糖尿病	1.不知,完全没听过	20	1.2%	1.2%	1.2%
	2.听过,但不清楚	190	11.5%	11.5%	12.7%
	3.略知	464	28.0%	28.0%	40.7%
	4.知道部分	702	42.4%	42.4%	83.1%
	5.完全了解	279	16.9%	16.9%	100.0%
合计		1655	100.0%	100.0%	

表 8-29 结果显示,在医学词汇"糖尿病"的信息传播渠道中,五个城市的总体排名前三的渠道依次为:"亲朋好友""电视""电脑"。

表 8-29　医学词汇 C04"糖尿病"的信息传播渠道

信息传播渠道		响应		百分比
		N	百分比	
糖尿病	0	1406	28.3%	85.0%
	1.亲朋好友	875	17.6%	52.9%
	2.电视	845	17.0%	51.1%
	3.报纸	282	5.7%	17.0%
	4.杂志	144	2.9%	8.7%
	5.图书	124	2.5%	7.5%
	6.广播	64	1.3%	3.9%
	7.电脑	503	10.1%	30.4%
	8.手机	210	4.2%	12.7%
	9.学校	156	3.1%	9.4%
	10.医院	310	6.2%	18.7%
	11.办公室	46	0.9%	2.8%
合计		4965	100.0%	300.0%*

＊ 信息传播渠道每题"最多选 3 项"。

表 8-30 结果显示,在医学词汇中"糖尿病"的信息传播渠道中,北京、上海、台北均以"亲朋好友"为首要的信息传播渠道,天津和重庆则以"电视"为主要的信息传播渠道。

表 8-30　医学词汇 C04"糖尿病"在各城市的信息传播渠道

信息传播渠道			户籍地					合计
			北京	天津	上海	重庆	台北	
糖尿病	0	计数	243	275	323	296	269	1406
		百分比	71.1%	84.1%	101.3%	86.3%	83.0%	
	1.亲朋好友	计数	211	175	164	170	155	875
		百分比	61.7%	53.5%	51.4%	49.6%	47.8%	
	2.电视	计数	198	190	151	178	128	845
		百分比	57.9%	58.1%	47.3%	51.9%	39.5%	
	3.报纸	计数	52	56	61	53	60	282
		百分比	15.2%	17.1%	19.1%	15.5%	18.5%	
	4.杂志	计数	17	17	19	27	64	144
		百分比	5.0%	5.2%	6.0%	7.9%	19.8%	
	5.图书	计数	26	23	17	22	36	124
		百分比	7.6%	7.0%	5.3%	6.4%	11.1%	
	6.广播	计数	13	24	13	10	4	64
		百分比	3.8%	7.3%	4.1%	2.9%	1.2%	
	7.电脑	计数	117	77	92	97	120	503
		百分比	34.2%	23.5%	28.8%	28.3%	37.0%	
	8.手机	计数	35	42	54	68	11	210
		百分比	10.2%	12.8%	16.9%	19.8%	3.4%	
	9.学校	计数	30	16	24	38	48	156
		百分比	8.8%	4.9%	7.5%	11.1%	14.8%	
	10.医院	计数	70	71	32	66	71	310
		百分比	20.5%	21.7%	10.0%	19.2%	21.9%	
	11.办公室	计数	14	15	7	4	6	46
		百分比	4.1%	4.6%	2.2%	1.2%	1.9%	

注:信息传播渠道每题"最多选 3 项"。

(五) 题测 C05:医学词汇"乙肝(B 型肝炎)"知晓程度与信息传播渠道

表 8-31 结果显示,关于医学词汇"乙肝"的知晓程度,总样本数 1655 人,均值为 3.22。表 8-31 中五个城市均值得分最高为台北(3.48),最低为天津(2.95),低于均值的城市有天津、上海与重庆。而北京、上海、重庆、台北四个城市的均值皆在李克特量表 3—4 分的区间内,即"略知"到"知道部分"之间,唯天津的均值在李克特量表 2—3 分的区间内,即"听过,但不清楚"到"略知"之间。

表 8-31　医学词汇 C05"乙肝"的各城市均值

户籍地	M	N	标准差
北京	3.33	342	1.055
天津	2.95	327	0.914
上海	3.20	319	1.079
重庆	3.13	343	1.017
台北	3.48	324	0.959
合计	3.22	1655	1.022

表 8-32 结果显示,在医学词汇"乙肝"的知晓程度中,选择"不知,完全没听过"的有 55 人,占 3.3%;而"知道部分"占 30.0%,"完全了解"占 10.8%,两者合计占 40.8%,显示四成左右的居民对此信息有相当程度的了解。

表 8-32　医学词汇 C05"乙肝"的知晓程度

	知晓程度	频数	百分比	有效百分比	累积百分比
乙肝	1.不知,完全没听过	55	3.3%	3.3%	3.3%
	2.听过,但不清楚	378	22.8%	22.8%	26.2%
	3.略知	548	33.1%	33.1%	59.3%
	4.知道部分	496	30.0%	30.0%	89.2%
	5.完全了解	178	10.8%	10.8%	100.0%
	合计	1655	100.0%	100.0%	

表 8-33 结果显示,在医学词汇"乙肝"的信息传播渠道中,五个城市的总体排名前三的渠道依次为:"电视""亲朋好友""电脑"。

表 8-33　医学词汇 C05"乙肝"的信息传播渠道

信息传播渠道		响应		百分比
		N	百分比	
乙肝	0	1716	34.6%	103.7%
	1.亲朋好友	592	11.9%	35.8%
	2.电视	784	15.8%	47.4%
	3.报纸	282	5.7%	17.0%
	4.杂志	153	3.1%	9.2%
	5.图书	122	2.5%	7.4%
	6.广播	72	1.5%	4.4%
	7.电脑	467	9.4%	28.2%

续表

信息传播渠道		响应		百分比
		N	百分比	
乙肝	8.手机	177	3.6%	10.7%
	9.学校	225	4.5%	13.6%
	10.医院	339	6.8%	20.5%
	11.办公室	36	0.7%	2.2%
合计		4965	100.0%	300.0%*

* 信息传播渠道每题"最多选3项"。

表 8-34 结果显示,在医学词汇中"乙肝"的信息传播渠道中,五个城市均以"电视"为首要信息传播渠道,其次北京、天津、上海、重庆四个城市均以"亲朋好友"为排名第二,台北则是"电脑",而北京、上海、重庆三个城市排名第三是"电脑",台北是"亲朋好友",天津是"医院",值得关注。

表 8-34 医学词汇 C05"乙肝"在各城市的信息传播渠道

信息传播渠道			户籍地					合计
			北京	天津	上海	重庆	台北	
乙肝	0	计数	311	363	378	362	302	1716
		百分比	90.9%	111.0%	118.5%	105.5%	93.2%	
	1.亲朋好友	计数	146	96	97	145	108	592
		百分比	42.7%	29.4%	30.4%	42.3%	33.3%	
	2.电视	计数	190	168	144	146	136	784
		百分比	55.6%	51.4%	45.1%	42.6%	42.0%	
	3.报纸	计数	56	65	62	38	61	282
		百分比	16.4%	19.9%	19.4%	11.1%	18.8%	
	4.杂志	计数	21	26	18	26	62	153
		百分比	6.1%	8.0%	5.6%	7.6%	19.1%	
	5.图书	计数	26	23	16	17	40	122
		百分比	7.6%	7.0%	5.0%	5.0%	12.3%	
	6.广播	计数	13	23	21	10	5	72
		百分比	3.8%	7.0%	6.6%	2.9%	1.5%	
	7.电脑	计数	102	62	95	94	114	467
		百分比	29.8%	19.0%	29.8%	27.4%	35.2%	
	8.手机	计数	36	39	41	50	11	177
		百分比	10.5%	11.9%	12.9%	14.6%	3.4%	

续表

信息传播渠道			户籍地					合计
			北京	天津	上海	重庆	台北	
乙肝	9.学校	计数	42	33	44	50	56	225
		百分比	12.3%	10.1%	13.8%	14.6%	17.3%	
	10.医院	计数	69	74	36	86	74	339
		百分比	20.2%	22.6%	11.3%	25.1%	22.8%	
	11.办公室	计数	14	9	5	5	3	36
		百分比	4.1%	2.8%	1.6%	1.5%	0.9%	

注:信息传播渠道每题"最多选3项"。

(六)题测 C06:医学词汇"艾滋病"知晓程度与信息传播渠道

结果显示,关于医学词汇"艾滋病"的知晓程度,总样本数 1655 人,均值为 3.51。表 8-35 中五个城市均值得分最高为北京(3.67),最低为天津(3.16),低于均值的城市有天津与重庆,且五个城市的均值皆落在李克特量表 3—4 分的区间内,即"略知"到"知道部分"之间。

表 8-35　医学词汇 C06"艾滋病"与各城市均值

户籍地	M	N	标准差
北京	3.67	342	0.880
天津	3.16	327	0.862
上海	3.66	319	0.975
重庆	3.43	343	0.983
台北	3.65	324	0.924
合计	3.51	1655	0.945

表 8-36 结果显示,在医学词汇"艾滋病"的知晓程度中,选择"不知,完全没听过"的有 25 人,占 1.5%;而"知道部分"占 38.3%,"完全了解"占 14.6%,两者合计占 52.9%,显示五成以上的居民对此信息有相当程度的了解。

表 8-36　医学词汇 C06"艾滋病"的知晓程度

	知晓程度	频数	百分比	有效百分比	累积百分比
艾滋病	1.不知,完全没听过	25	1.5	1.5	1.5
	2.听过,但不清楚	216	13.1	13.1	14.6
	3.略知	539	32.6	32.6	47.1
	4.知道部分	634	38.3	38.3	85.4
	5.完全了解	241	14.6	14.6	100.0
	合计	1655	100.0	100.0	

表 8-37 结果显示,在医学词汇"艾滋病"的信息传播渠道中,五个城市的总体排名前三

的渠道依次为"电视""电脑""报纸"。

表 8-37　医学词汇 C06"艾滋病"的信息传播渠道

信息传播渠道		响应		百分比
		N	百分比	
艾滋病	0	1383	27.9%	83.6%
	1.亲朋好友	269	5.4%	16.3%
	2.电视	1055	21.2%	63.7%
	3.报纸	398	8.0%	24.0%
	4.杂志	183	3.7%	11.1%
	5.图书	146	2.9%	8.8%
	6.广播	121	2.4%	7.3%
	7.电脑	617	12.4%	37.3%
	8.手机	253	5.1%	15.3%
	9.学校	287	5.8%	17.3%
	10.医院	233	4.7%	14.1%
	11.办公室	20	0.4%	1.2%
合计		4965	100.0%	300.0%*

* 信息传播渠道每题"最多选 3 项"。

表 8-38 结果显示,在医学词汇中"艾滋病"的信息传播渠道中,五个城市均以"电视"为首要的信息传播渠道,其次是"电脑""报纸"。

表 8-38　医学词汇 C06"艾滋病"在各城市的信息传播渠道

信息传播渠道			户籍地					合计
			北京	天津	上海	重庆	台北	
艾滋病	0	计数	231	293	290	306	263	1383
		百分比	67.5%	89.6%	90.9%	89.2%	81.2%	
	1.亲朋好友	计数	74	38	44	71	42	269
		百分比	21.6%	11.6%	13.8%	20.7%	13.0%	
	2.电视	计数	232	231	206	195	191	1055
		百分比	67.8%	70.6%	64.6%	56.9%	59.0%	
	3.报纸	计数	79	73	87	72	87	398
		百分比	23.1%	22.3%	27.3%	21.0%	26.9%	
	4.杂志	计数	31	26	31	36	59	183
		百分比	9.1%	8.0%	9.7%	10.5%	18.2%	

信息传播渠道			户籍地					合计
			北京	天津	上海	重庆	台北	
艾滋病	5.图书	计数	34	21	19	23	49	146
		百分比	9.9%	6.4%	6.0%	6.7%	15.1%	
	6.广播	计数	31	47	22	14	7	121
		百分比	9.1%	14.4%	6.9%	4.1%	2.2%	
	7.电脑	计数	144	111	120	121	121	617
		百分比	42.1%	33.9%	37.6%	35.3%	37.3%	
	8.手机	计数	56	53	64	69	11	253
		百分比	16.4%	16.2%	20.1%	20.1%	3.4%	
	9.学校	计数	57	41	48	67	74	287
		百分比	16.7%	12.5%	15.0%	19.5%	22.8%	
	10.医院	计数	50	40	24	54	65	233
		百分比	14.6%	12.2%	7.5%	15.7%	20.1%	
	11.办公室	计数	7	7	2	1	3	20
		百分比	2.0%	2.1%	0.6%	0.3%	0.9%	

注:信息传播渠道每题"最多选3项"。

(七)题测:C07 医学词汇"肺结核"知晓程度与信息传播渠道

结果显示,关于医学词汇"肺结核"的知晓程度,总样本数 1655 人,均值为 3.22。表 8-39 中五个城市均值得分最高为台北(3.42),最低为天津(2.89),低于均值的城市有天津与上海。而北京、上海、重庆、台北等四个城市均值皆在李克特量表 3—4 分的区间内,即"略知"到"知道部分"之间,唯天津均值得分为 2.89,在李克特量表中介于 2—3 分的区间内,即"听过,但不清楚"到"略知"之间。

表 8-39   医学词汇 C07"肺结核"的各城市均值

户籍地	M	N	标准差
北京	3.34	342	1.008
天津	2.89	327	0.902
上海	3.17	319	1.084
重庆	3.27	343	0.956
台北	3.42	324	0.962
合计	3.22	1655	0.999

表 8-40 结果显示,在医学词汇"肺结核"的知晓程度中,选择"不知,完全没听过"的有

48人,占2.9%;而"知道部分"占29.2%,"完全了解"占10.3%,合计占39.5%,显示接近四成的居民对此信息有相当程度的了解。

表 8-40 医学词汇 C07"肺结核"的知晓程度

	知晓程度	频数	百分比	有效百分比	累积百分比
肺结核	1.不知,完全没听过	48	2.9%	2.9%	2.9%
	2.听过,但不清楚	369	22.3%	22.3%	25.2%
	3.略知	583	35.2%	35.2%	60.4%
	4.知道部分	484	29.2%	29.2%	89.7%
	5.完全了解	171	10.3%	10.3%	100.0%
合计		1655	100.0%	100.0%	

表 8-41 结果显示,在医学词汇"肺结核"的信息传播渠道中,五个城市的总体排名第一的是"电视",其次为"电脑"(占28.6%,474人)与"亲朋好友"(占28.6%,473人),两种渠道仅相差1人。

表 8-41 医学词汇 C07"肺结核"的信息传播渠道

信息传播渠道		响应		百分比
		N	百分比	
肺结核	0	1750	35.2%	105.7%
	1.亲朋好友	473	9.5%	28.6%
	2.电视	814	16.4%	49.2%
	3.报纸	323	6.5%	19.5%
	4.杂志	165	3.3%	10.0%
	5.图书	144	2.9%	8.7%
	6.广播	66	1.3%	4.0%
	7.电脑	474	9.5%	28.6%
	8.手机	194	3.9%	11.7%
	9.学校	220	4.4%	13.3%
	10.医院	323	6.5%	19.5%
	11.办公室	19	0.4%	1.1%
合计		4965	100.0%	300.0%*

* 信息传播渠道每题"最多选3项"。

表 8-42 结果显示,关于医学词汇中"肺结核"的信息传播渠道,五个城市均以"电视"为首要的信息传播渠道,排名第二"亲朋好友"和排名第三"电脑"的城市为北京、上海、重庆;天津和台北则是"电脑"排名第二,"报纸"排名第三。

表 8-42　医学词汇 C07"肺结核"在各城市的信息传播渠道

信息传播渠道			户籍地					合计
			北京	天津	上海	重庆	台北	
肺结核	0	计数	308	379	386	360	317	1750
		百分比	90.1%	115.9%	121.0%	105.0%	97.8%	
	1.亲朋好友	计数	117	64	94	134	64	473
		百分比	34.2%	19.6%	29.5%	39.1%	19.8%	
	2.电视	计数	199	156	144	159	156	814
		百分比	58.2%	47.7%	45.1%	46.4%	48.1%	
	3.报纸	计数	65	78	62	43	75	323
		百分比	19.0%	23.9%	19.4%	12.5%	23.1%	
	4.杂志	计数	26	28	25	32	54	165
		百分比	7.6%	8.6%	7.8%	9.3%	16.7%	
	5.图书	计数	32	37	23	13	39	144
		百分比	9.4%	11.3%	7.2%	3.8%	12.0%	
	6.广播	计数	16	22	12	7	9	66
		百分比	4.7%	6.7%	3.8%	2.0%	2.8%	
	7.电脑	计数	104	83	93	89	105	474
		百分比	30.4%	25.4%	29.2%	25.9%	32.4%	
	8.手机	计数	39	41	50	52	12	194
		百分比	11.4%	12.5%	15.7%	15.2%	3.7%	
	9.学校	计数	44	28	32	44	72	220
		百分比	12.9%	8.6%	10.0%	12.8%	22.2%	
	10.医院	计数	68	62	34	92	67	323
		百分比	19.9%	19.0%	10.7%	26.8%	20.7%	
	11.办公室	计数	8	3	2	4	2	19
		百分比	2.3%	0.9%	0.6%	1.2%	0.6%	

注:信息传播渠道每题"最多选 3 项"。

(八) 题测 C08:医学词汇"子宫颈癌"知晓程度与信息传播渠道

结果显示,关于医学词汇"子宫颈癌"的知晓程度,总样本数 1655 人,均值为 2.95。表 8-43 中五个城市的均值得分最高为台北(3.46),其次为北京(3.07),两城市在李克特量表位于 3—4 分的区间内,即"略知"到"知道部分"之间;而天津、上海、重庆等三个城市均在李克特量表 2—3 分的区间内,即"听过,但不清楚"到"略知"之间,且此三个城市的"子宫颈癌"平均得分皆低于均值。

表 8-43　医学词汇 C08"子宫颈癌"的各城市均值

户籍地	M	N	标准差
北京	3.07	342	1.109
天津	2.67	327	1.071
上海	2.90	319	1.241
重庆	2.67	343	1.099
台北	3.46	324	0.987
合计	2.95	1655	1.140

表 8-44 结果显示,在医学词汇"子宫颈癌"的知晓程度中,选择"不知,完全没听过"的有 166 人,占 10.0%;而"知道部分"占 25.3%,"完全了解"占 9.1%,合计占 34.4%,显示超过三成的居民对此信息有相当程度的了解。

表 8-44　医学词汇 C08"子宫颈癌"的知晓程度

知晓程度		频数	百分比	有效百分比	累积百分比
子宫颈癌	1.不知,完全没听过	166	10.0%	10.0%	10.0%
	2.听过,但不清楚	469	28.3%	28.3%	38.3%
	3.略知	451	27.3%	27.3%	65.6%
	4.知道部分	418	25.3%	25.3%	90.9%
	5.完全了解	151	9.1%	9.1%	100.0%
合计		1655	100.0%	100.0%	

表 8-45 结果显示,在医学词汇"子宫颈癌"的信息传播渠道中,五个城市的总体排名前三的渠道依次为:"电视""电脑""亲朋好友"。

表 8-45　医学词汇 C08"子宫颈癌"的信息传播渠道

信息传播渠道		响应		百分比
		N	百分比	
子宫颈癌	0	2023	40.7%	122.2%
	1.亲朋好友	435	8.8%	26.3%
	2.电视	819	16.5%	49.5%
	3.报纸	282	5.7%	17.0%
	4.杂志	162	3.3%	9.8%
	5.图书	90	1.8%	5.4%
	6.广播	77	1.6%	4.7%
	7.电脑	471	9.5%	28.5%
	8.手机	165	3.3%	10.0%

续表

信息传播渠道		响应		百分比
		N	百分比	
子宫颈癌	9.学校	107	2.2%	6.5%
	10.医院	301	6.1%	18.2%
	11.办公室	33	0.7%	2.0%
合计		4965	100.0%	300.0%*

* 信息传播渠道每题"最多选3项"。

表 8-46 结果显示,关于医学词汇中"子宫颈癌"的信息传播渠道,五个城市均以"电视"为首要的信息传播渠道;排名第二为"亲朋好友"和排名第三为"电脑"的城市有北京、天津、重庆;而上海、台北则是"电脑"排名第二,"亲朋好友"排名第三。

表 8-46 医学词汇 C08"子宫颈癌"在各城市的信息传播渠道

信息传播渠道			户籍地					合计
			北京	天津	上海	重庆	台北	
子宫颈癌	0	计数	371	441	457	458	296	2023
		百分比	108.5%	134.9%	143.3%	133.5%	91.4%	
	1.亲朋好友	计数	116	71	70	103	75	435
		百分比	33.9%	21.7%	21.9%	30.0%	23.1%	
	2.电视	计数	189	175	139	158	158	819
		百分比	55.3%	53.5%	43.6%	46.1%	48.8%	
	3.报纸	计数	57	53	55	47	70	282
		百分比	16.7%	16.2%	17.2%	13.7%	21.6%	
	4.杂志	计数	21	20	34	31	56	162
		百分比	6.1%	6.1%	10.7%	9.0%	17.3%	
	5.图书	计数	24	17	7	7	35	90
		百分比	7.0%	5.2%	2.2%	2.0%	10.8%	
	6.广播	计数	16	29	15	7	10	77
		百分比	4.7%	8.9%	4.7%	2.0%	3.1%	
	7.电脑	计数	113	70	91	81	116	471
		百分比	33.0%	21.4%	28.5%	23.6%	35.8%	
	8.手机	计数	34	34	40	48	9	165
		百分比	9.9%	10.4%	12.5%	14.0%	2.8%	
	9.学校	计数	19	8	11	19	50	107
		百分比	5.6%	2.4%	3.4%	5.5%	15.4%	

信息传播渠道			户籍地					合计
			北京	天津	上海	重庆	台北	
子宫颈癌	10.医院	计数	55	54	32	66	94	301
		百分比	16.1%	16.5%	10.0%	19.2%	29.0%	
	11.办公室	计数	11	9	6	4	3	33
		百分比	3.2%	2.8%	1.9%	1.2%	0.9%	

注:信息传播渠道每题"最多选3项"。

(九)题测 C09:医学词汇"前列腺癌"知晓程度与信息传播渠道

结果显示,关于医学词汇"前列腺癌"的知晓程度,总样本数 1655 人,均值为 2.86。表 8-47 中五个城市均值得分最高为台北(3.17),在李克特量表 3—4 分的区间内,即"略知"到"知道部分"之间;而北京、天津、上海、重庆四个城市均在李克特量表 2—3 分的区间内,即"听过,但不清楚"到"略知"之间。此外,低于均值的城市有天津与重庆。

表 8-47 医学词汇 C09"前列腺癌"的各城市均值

户籍地	M	N	标准差
北京	2.92	342	1.100
天津	2.60	327	0.979
上海	2.87	319	1.175
重庆	2.73	343	1.094
台北	3.17	324	1.037
合计	2.86	1655	1.095

表 8-48 结果显示,在医学词汇"前列腺癌"的知晓程度中,选择"不知,完全没听过"的有 141 人,占 8.5%;而"知道部分"占 20.9%,"完全了解"占 8.1%,合计占 29.0%,显示不足三成的居民对此信息有所了解。

表 8-48 医学词汇 C09"前列腺癌"的知晓程度

	知晓程度	频数	百分比	有效百分比	累积百分比
前列腺癌	1.不知,完全没听过	141	8.5%	8.5%	8.5%
	2.听过,但不清楚	570	34.5%	34.5%	43.0%
	3.略知	464	28.0%	28.0%	71.0%
	4.知道部分	346	20.9%	20.9%	91.9%
	5.完全了解	134	8.1%	8.1%	100.0%
合计		1655	100.0%	100.0%	

表 8-49 结果显示,在医学词汇"前列腺癌"的信息传播渠道中,五个城市的总体排名前

三的渠道依次为："电视""电脑""亲朋好友"。

表 8-49　医学词汇 C09"前列腺癌"的信息传播渠道

信息传播渠道		响应		百分比
		N	百分比	
前列腺癌	0	2101	42.3%	126.9%
	1.亲朋好友	378	7.6%	22.8%
	2.电视	855	17.2%	51.7%
	3.报纸	289	5.8%	17.5%
	4.杂志	173	3.5%	10.5%
	5.图书	95	1.9%	5.7%
	6.广播	86	1.7%	5.2%
	7.电脑	446	9.0%	26.9%
	8.手机	165	3.3%	10.0%
	9.学校	84	1.7%	5.1%
	10.医院	266	5.4%	16.1%
	11.办公室	27	0.5%	1.6%
合计		4965	100.0%	300.0%*

＊ 信息传播渠道每题"最多选 3 项"。

表 8-50 结果显示,在医学词汇中"前列腺癌"的信息传播渠道中,五个城市均以"电视"为首要的信息传播渠道;排名第二为"电脑"的城市有北京、天津、上海、台北,重庆第二为"亲朋好友";排名第三为"亲朋好友"的城市有北京、天津,重庆第三为"电脑",上海、台北第三为"报纸"。

表 8-50　医学词汇 C09"前列腺癌"在各城市的信息传播渠道

信息传播渠道			户籍地					合计
			北京	天津	上海	重庆	台北	
前列腺癌	0	计数	394	461	438	463	345	2101
		百分比	115.2%	141.0%	137.3%	135.0%	106.5%	
	1.亲朋好友	计数	94	56	66	102	60	378
		百分比	27.5%	17.1%	20.7%	29.7%	18.5%	
	2.电视	计数	199	186	150	156	164	855
		百分比	58.2%	56.9%	47.0%	45.5%	50.6%	
	3.报纸	计数	61	52	76	35	65	289
		百分比	17.8%	15.9%	23.8%	10.2%	20.1%	

信息传播渠道			户籍地					合计
			北京	天津	上海	重庆	台北	
前列腺癌	4.杂志	计数	19	25	34	33	62	173
		百分比	5.6%	7.6%	10.7%	9.6%	19.1%	
	5.图书	计数	21	17	12	12	33	95
		百分比	6.1%	5.2%	3.8%	3.5%	10.2%	
	6.广播	计数	20	28	16	8	14	86
		百分比	5.8%	8.6%	5.0%	2.3%	4.3%	
	7.电脑	计数	105	68	85	81	107	446
		百分比	30.7%	20.8%	26.6%	23.6%	33.0%	
	8.手机	计数	33	32	40	50	10	165
		百分比	9.6%	9.8%	12.5%	14.6%	3.1%	
	9.学校	计数	20	5	9	16	34	84
		百分比	5.8%	1.5%	2.8%	4.7%	10.5%	
	10.医院	计数	50	45	29	67	75	266
		百分比	14.6%	13.8%	9.1%	19.5%	23.1%	
	11.办公室	计数	10	6	2	6	3	27
		百分比	2.9%	1.8%	0.6%	1.7%	0.9%	

注:信息传播渠道每题"最多选3项"。

（十）题测 C10：医学词汇"B 超（超音波检查）"知晓程度与信息传播渠道

结果显示,关于医学词汇"B 超"的知晓程度,总样本数 1655 人,均值为 3.54。表 8-51 中五个城市的均值得分最高为北京(3.75),且五个城市均值皆在李克特量表 3—4 分的区间内,即"略知"到"知道部分"之间。此外,低于均值的城市有天津与重庆。

表 8-51　医学词汇 C10"B 超"的各城市均值

户籍地	M	N	标准差
北京	3.75	342	0.940
天津	3.39	327	0.947
上海	3.56	319	1.013
重庆	3.36	343	0.981
台北	3.64	324	0.984
合计	3.54	1655	0.983

表 8-52 结果显示,在医学词汇"B 超"的知晓程度中,选择"不知,完全没听过"有 39 人,

占 2.4%；而"知道部分"占 38.6%，"完全了解"占 16.4%，合计占 55.0%，显示超过五成的居民对此信息有相当程度的了解。

表 8-52　医学词汇 C10"B 超"的知晓程度

	知晓程度	频数	百分比	有效百分比	累积百分比
	1 不知，完全没听过	39	2.4%	2.4%	2.4%
	2 听过，但不清楚	205	12.4%	12.4%	14.8%
B 超	3 略知	500	30.2%	30.2%	45.0%
	4 知道部分	639	38.6%	38.6%	83.6%
	5 完全了解	272	16.4%	16.4%	100.0%
合　计		1655	100.0%	100.0%	

表 8-53 结果显示，在医学词汇"B 超"的信息传播渠道中，五个城市的总体排名前三的渠道依次为："医院""电视""亲朋好友"。

表 8-53　医学词汇 C10"B 超"的信息传播渠道

	信息传播渠道	响应		百分比
		N	百分比	
	0	1651	33.3%	99.8%
	1.亲朋好友	566	11.4%	34.2%
	2.电视	618	12.4%	37.3%
	3.报纸	222	4.5%	13.4%
	4.杂志	126	2.5%	7.6%
	5.图书	102	2.1%	6.2%
B 超	6.广播	45	0.9%	2.7%
	7.电脑	425	8.6%	25.7%
	8.手机	162	3.3%	9.8%
	9.学校	140	2.8%	8.5%
	10.医院	862	17.4%	52.1%
	11.办公室	46	0.9%	2.8%
合　计		4965	100.0%	300.0%*

* 信息传播渠道每题"最多选 3 项"。

表 8-54 结果显示，关于医学词汇中"B 超"的信息传播渠道，五个城市均以"医院"为首要的信息传播渠道；排名第二"电视"和第三"亲朋好友"的城市有北京、天津、上海；重庆排名第二是"亲朋好友"，第三是"电视"；台北排名第二是"电视"，第三则是"电脑"。

表 8-54　医学词汇 C10"B 超"在各城市的信息传播渠道

信息传播渠道			户籍地					合计
			北京	天津	上海	重庆	台北	
B 超	0	计数	292	300	357	385	317	1651
		百分比	85.4%	91.7%	111.9%	112.2%	97.8%	
	1.亲朋好友	计数	140	133	96	114	83	566
		百分比	40.9%	40.7%	30.1%	33.2%	25.6%	
	2.电视	计数	142	153	117	98	108	618
		百分比	41.5%	46.8%	36.7%	28.6%	33.3%	
	3.报纸	计数	41	44	51	31	55	222
		百分比	12.0%	13.5%	16.0%	9.0%	17.0%	
	4.杂志	计数	15	12	22	31	46	126
		百分比	4.4%	3.7%	6.9%	9.0%	14.2%	
	5.图书	计数	22	19	12	14	35	102
		百分比	6.4%	5.8%	3.8%	4.1%	10.8%	
	6.广播	计数	9	8	16	3	9	45
		百分比	2.6%	2.4%	5.0%	0.9%	2.8%	
	7.电脑	计数	102	61	88	69	105	425
		百分比	29.8%	18.7%	27.6%	20.1%	32.4%	
	8.手机	计数	31	34	40	42	15	162
		百分比	9.1%	10.4%	12.5%	12.2%	4.6%	
	9.学校	计数	34	16	17	32	41	140
		百分比	9.9%	4.9%	5.3%	9.3%	12.7%	
	10.医院	计数	188	181	136	206	151	862
		百分比	55.0%	55.4%	42.6%	60.1%	46.6%	
	11.办公室	计数	10	20	5	4	7	46
		百分比	2.9%	6.1%	1.6%	1.2%	2.2%	

注:信息传播渠道每题"最多选 3 项"。

五、医疗与药物素养

题测 B21:不懂药盒或药袋说明的求医行为

表 8-55 结果显示,问及"当发现看不懂药盒或药袋上的服药说明时,您会如何解决问题",五个城市的受测者选择第 3 选项"问医师"的数最多,分别为:北京 52.6%(180/342)、天

津 56.0%（183/327）、上海 50.5%（161/319）、重庆 61.5%（211/343）、台北 67.6%（219/324），其中北京、天津、上海均有五成以上，而重庆、台北则有六成以上受测者选择"问医师"。

总样本中"问医师"选项的人数亦是最高，占 57.6%（954/1655），其次"上网查询"亦有 304 人，占总数 18.4%，"问亲朋好友"有 158 人，占总数 9.5%。值得关注的是选择第 2 选项"不吃药"及第 4 选项"放着，弄明白再吃药"合计有 239 人，占总数 14.4%。

表 8-55　题测 B21：不懂药盒或药袋说明的求医行为

题测 B21			户籍地					合计
			北京	天津	上海	重庆	台北	
当发现看不懂药盒或药袋上的服药说明时，您会如何解决问题	1.问亲朋好友	计数	39	51	30	21	17	158
		百分比	11.4%	15.6%	9.4%	6.1%	5.2%	9.5%
	2.不吃药	计数	8	3	14	12	6	43
		百分比	2.3%	0.9%	4.4%	3.5%	1.9%	2.6%
	3.问医师	计数	180	183	161	211	219	954
		百分比	52.6%	56.0%	50.5%	61.5%	67.6%	57.6%
	4.放着，弄明白再吃药	计数	40	27	48	46	35	196
		百分比	11.7%	8.3%	15.0%	13.4%	10.8%	11.8%
	5.上网查询	计数	75	63	66	53	47	304
		百分比	21.9%	19.3%	20.7%	15.5%	14.5%	18.4%
合计		计数	342	327	319	343	324	1655
		百分比	100.0%	100.0%	100.0%	100.0%	100.0%	100.0%

第九章　健康传播与健康素养的研究与发展

　　健康素养水平是检验健康传播效果的关键指标之一,因此本书从我国健康传播的研究与发展情况展开研究,进而针对我国居民健康素养水平进行检验。健康传播的研究若要永续发展,那么内外环境中应具备几项要件(即观察指标)。外在环境具备的要件有五项,分别是:① 专业协会/学会/基金会的成立,有利于凝聚同业力量与资源整合,为共同目标或决策进行倡议;② 专业期刊的发行,有利于研究者学术论文的发表与科研的进步;③ 学术会议,有利于学术交流;④ 政府计划与资助,有利于科研计划的实践;⑤ 企业支持,有利于健康传播的社会影响与实践。内在环境要件可分为主观与客观两部分,主观要件系指高校健康传播课程的建设,此涉及健康传播专业人才的培养,包括师资、生源、课程教育等建设,此部分的研究详见作者已发表的文章;①客观要件系指著作或教材的出版,有利于教学与推广,此外还包括期刊论文与硕博士论文的发表情况,用以衡量学术水平与前沿的研究成果。唯有内外环境的要件备齐,才能有助于健康传播的研究蓬勃发展,如此健康传播在推动全民健康素养水平的提升计划始能事半功倍。

第一节　健康传播研究与发展问题

　　我国健康传播学术研究面临的问题方面,从期刊论文发表数量观察,1992—2012 年以健康传播为主体论述的研究计 210 篇,其中 2002—2012 年占 99%(208/210),表明我国以健康传播为主体论述的研究,在 11 年间有突飞猛进的发展。硕博士论文发表数量方面,硕士论文中以健康传播为主体论述的研究始自 2005 年,统计 2005—2012 年样本,硕博士论文计46 篇(博士论文 4 篇,硕士论文 42 篇),平均每年 5.8 篇,其中有 90.5%(38/42)的硕士论文集中在 2007—2012 年发表,说明这期间,我国高校对以健康传播为主体论述的研究有较明显的重视。在研究方向方面,期刊论文偏向媒介研究,且其中有半数以上集中在报纸、网络、电视等议题研究,硕博士论文同样侧重媒介研究。进而以台湾地区的期刊文献与硕博士研究方向为例,以健康传播为主体论述排名前三的交集点是发展趋势/理论研究与媒介研究,

---

① 秦美婷,苏千田.两岸及港澳高校"健康传播类"课程设置现况之调研与分析[J].新闻大学,2015(3):146-154.

由于篇数较少,扩大检索范围,并以关键词检索,研究方向排名前三的交集点是媒介研究和受众研究。从前三名的篇数排序中发现,无论以健康传播为主体论述检索或以关键词检索,仅在媒介研究有交集,从 10 项研究方向观察,台湾地区期刊论文有半数以上阙如(以健康传播为主体论述检索有 7 项为 0 篇,以关键词检索有 5 项为 0 篇),说明台湾地区期刊和硕士论文(无博士论文)无论在研究方向还是侧重点(篇数占比)的吻合度均不高,基本上呈现脱钩现象,并朝向双轨发展。

在健康传播专业期刊方面,我国有一本由卫生部主管、中国健康教育中心和中国健康促进与教育协会主办的《中国健康教育》,该刊 2019 年被列为北大核心期刊目录之中,依据 2012 年廖俊清[①]、2014 年作者[②]、2018 年孙少晶[③]等学者的前后调研,证实该刊是当前健康传播发文量最多的期刊,但依旧仍是非健康传播专业的期刊。从科研学术的发展角度观察,若研究成果无相应的平台提供发表(刊载)的机会,那么则是该领域研究与发展的致命之伤,其不利于学术前沿的推动与交流是显而易见的。但时至近年,通过检索发现清华大学国际传播研究中心和中国疾病控制中心联合主办一本名为《中国疾控与健康传播》的季刊,此对从事多年研究健康传播者而言是值得庆贺之事,进一步通过中国知网检索后却发现,未见此季刊刊载的相关文献,经 2019 年 8 月 27 日咨询有关人员后证实,该刊目前尚属非正式刊物。此外,在健康传播的研究与发展轨迹中,通过本次检索与调研,发现我国尚无以健康传播为名的学会、协会或基金会等组织;在期刊方面,调研以健康传播为刊名的专业的期刊,结果发现,台湾地区目前没有以健康传播为刊名的专业期刊,但有《新闻学研究》及《卫生教育杂志》(后更名为《健康促进暨卫生教育杂志》)等,这是刊载健康传播相关文章较多的两本期刊,而此亦非健康传播的专业期刊。

反观,目前国外健康传播专业核心期刊有两种,一种是《健康传播》(*Health Communication*),另一种是《健康传播期刊》(*Journal of Health Communication*),这两种期刊均来自美国。为能了解这两种期刊的影响力,作者于 2019 年 8 月 26 日登录 Web of Science 数据库进行检索,发现《健康传播》在传播学(Communication)为 Q2 区,分区中类别的排序为 36/88,在健康政策与服务(Health Policy & Services)为 Q3 区,分区中类别的排序为 41/81。《健康传播期刊》在传播学为 Q2 区,分区中类别的排序为 37/88,在信息科学与图书馆科学为 Q2 区,分区中类别的排序为 36/89,排序数据显示,这两种期刊是当前健康传播研究中具较高水平的外文期刊。

在经费支持方面,本次调查结果显示,2013 年 9 月 25 日作者登录全国哲学社会科学规划办公室主页检索,发现在我国自 1991 年以来的国家社科基金项目的资助计划中,以健康传播作为主体论述的研究,特别是在新闻学与传播学学科的立项中,仅有作者一人于 2013 年获得。进一步分析 162 笔的资助项目,依照研究方向分类,列居首位的是心理健康(占 23.5%),其次是健康发展、体质健康、生殖健康、体育与健康、精神健康等,从研究方向分类的统计结果发现,近 20 年(1994—2013 年)国家社科基金项目较侧重心理健康方向的资助;进一步以"健康信息"为检索词,发现在 162 笔中仅获 5 笔资料,资助金额合计为 76 万元。其次,

① 廖俊清,黄崇亚,杨晓强. 20 年以来我国大陆健康传播的文献计量学研究[J]. 现代预防医学,2012,39(15):3884-3886.

② 秦美婷,苏千田.两岸健康传播研究之比较与分析[J].现代传播,2014(8):38-46.

③ 孙少晶,陈怡蓓.学科轨迹和议题谱系:中国健康传播研究三十年[J].新闻大学,2018,149(3):89-102,155.

在教育部资助方面,作者于 2013 年 9 月 24 日登录教育部官网,以"健康传播"为关键词进行检索,自 1980 年起亦仅获 5 笔相关项目,资助经费合计为 48 万元。

将上述资助的项目的侧重点和数量以及期刊文献和硕博士论文的研究方向进行对比,发现国家社科的资助项目以心理健康方向居多,且资助健康传播相关项目的数量仅为个位数,而期刊文献和硕博士论文的研究方向方面则倾向媒介研究。由此可见,政府资助、期刊文献和硕博士论文的成果产出俨然形成双头马车的趋势,各自朝向不同的路径前进,研究力量分散,其结果是难以有突出的亮点,更遑论在方法或理论上能有所创新,这是制约健康传播研究与发展的最大症结所在。

为使调查研究更为全面,此次还针对台湾地区的健康传播发展状况进行了研究。依据本次调查结果,通过检索台湾地区科技主管部门资助款数据库,有关传播学类的计划(项目),1991—2013 年间共获取 934 笔(检索日期截至 2013 年 7 月 29 日);从 934 笔计划中以"健康传播"为检索词,筛选结果为 0 笔,改以"健康"为检索词,获 17 笔筛选结果,资助期间为 1998—2013 年,合计金额约新台币 1520 万元。进一步分析,发现近年来在传播学类计划中对有关健康议题的资助力度有所递增,17 笔资助计划中艾滋病议题有 4 笔,烟酒害议题亦有 4 笔,显示台湾地区较侧重这两类研究计划的资助。此外,为全面了解台湾地区在健康传播研究方面的资助计划,作者登录台湾地区健康主管部门网站,以"健康传播"为检索词,检索日期截至 2013 年 8 月 6 日,共获 11 笔结果。资助计划(项目)集中于 2003—2012 年,特别是 2008 年有 4 笔资助,是资助计划中最多的一年,11 笔资助金额合计约新台币 2368 万元。进一步分析发现,该主管部门近 10 年(2003—2012 年)针对健康传播方面的资助计划,有 47.2% 的经费是对外资助,其余 52.8% 的经费是以资助政府内部机关和相关研究机构为主,特别是 2010—2012 年有此明显的发展趋势。

将上述资助的项目与期刊文献和硕博士论文的研究方向进行对比,发现除了期刊文献外,落差不大。在硕士论文(无博士论文)研究方向方面,无论以健康传播为主体论述检索还是以关键词检索,排名前二的均是"媒介研究"和"疾病防治研究",两者分别约占 66.6%(6/9)和 67.4%(29/43)。这说明,从政府资助到硕士论文的成果产出,已形成两者合一的紧密链条,至于这股学术力量对促进公众健康素养的提升能产生多大的作用与效益,近年来台湾地区在疾病防治研究中艾滋病与烟害防控的成效或许可以证实。

观察指标(指内外环境要件)的滞后,将制约研究成果的发表,使健康传播学术交流立于被动角色,期刊选题的设置亦将受到非本专业的掣肘,不利于健康传播研究正能量的发展,解决之道在于政府有关主管部门在资助项目中必须采取有步骤、有目标、有计划、有前瞻性且阶段性的中长期资助策略,同时需与高校专业学科的发展并进,这样才能取得最佳的效果。此外,民间非营利组织或公益企业的投入,是实践健康传播策划与行动效果的一项重要指标,亦是一种不容小觑的潜在资源与力量。

第二节 健康素养研究与调研结果

健康传播有两大核心命题:一是疾病预防,二是医患关系,而这两大命题是经久以来健康传播亟待攻克的目标,也是提升居民健康素养的核心目标。健康素养的内涵有三:一是健康知识,二是健康技能,三是健康自我效能;其层级亦有三:一是功能性健康素养,二是互动性健康素养,三是批判性健康素养。无论是三个内涵还是三个层级均对健康信息的获取、利用与判断辨识的能力有所要求,而健康传播正是对有关健康议题中信息的了解和应用,对健康的行为和结果具有重大影响,因此以健康传播作为提升居民健康素养的方法,在健康传播政策的拟定时必会将健康素养水平能力的提升和赋予公众信息参与能力的权力列为重点考量,如此才能促进公众做出明智的健康决策,这对居民健康素养水平的提升将有所助益。

本书通过第一、二章对我国健康传播的研究与发展情况进行全方位的调查与梳理,再经由第三章至第八章针对我国居民健康素养水平情况进行考察,目的是全盘掌握与了解我国健康传播在健康素养水平提升计划过程中产生的影响或作用,并试图从健康素养测评结果中寻找问题的症结。

本次调查不同以往,其创新之处在首次完成研发适合于我国居民的健康素养测评工具,称之为《中国健康素养量表》,并运用健康传播原理和"知—信—行模式"理论作为指标的立论依据。研究方法以问卷调查为主,佐以定性研究中的文献分析,问卷调查系针对我国五个城市(北京、天津、上海、重庆、台北)并将其作为目标调研地;共发放问卷 1831 份,回收有效问卷 1655 份,有效问卷回收率达 90.4%;调查方法采取三角交叉检视抽样法。

CHLS 的测评内容是以三级指标作为题型设计的框架。一级指标涵盖六个测评维度,分别是:生活与保健素养、信息媒介素养、安全与心理素养、医学词汇素养、医疗与药物素养、健康基本技能素养等;二级指标分别是知识类、行为类、技能类问题;三级指标是在二级指标的框架下设计的,共 11 项测评内容,题数总计 50 题,其中一级指标中"医学词汇素养"10 题为双题测,即一题有两个测评维度。

问卷设计采用测验题和非测验题两种题型,前者有标准答案,计 21 题,满分为 21 分;后者为检验受测者健康知识的知晓程度与信息传播渠道分析(属信息类指标题)。测验题采用选择题、是非题及情景题三种题型,前两种分别属认知题和判断题类型,最后一种为情景题,用以测评阅读历程和识数技能;非测验题主要测评信息的倾向问题,采用选择题和李克特量表五分法测量。

本次调研针对 CHLS 评量工具中的两个李克特量表:A8(1)—(5)部分网络信息使用情况的"信息媒介素养",C01—C10 部分的"医学词汇素养",完成调研后对其进行信度分析。检验结果显示:CHLS 评量工具中两个量表(15 题)的克隆巴赫系数 = 0.797,对两个量表分别统计,则"信息媒介素养"的克隆巴赫系数 = 0.858,"医学词汇素养"的克隆巴赫系数 = 0.916。这说明 CHLS 评量工具中两个量表的信度为"非常好"。

同理,针对 CHLS 进行构念效度检验,选取两个因素(信息媒介素养、医学词汇素养)进行两次因素分析。第一次因素分析的抽取方式采"主成分分析＆转轴法——大变异法（最大方差法）"，结果显示：① KMO 检验结果为 0.913，因素分析结果的适切性为"极佳"；② MSA 检验结果显示，每个变量的 MSA 值均大于 0.812，适合因素分析；③ 共同性检验结果显示，每个变量的"共同性"均高于 0.2，亦适合因素分析。第二次因素分析基于第一次因素分结果进行，抽取方式采"主成分分析＆转轴法——直接斜交法"，结果显示，两个因素构念联合解释变异量为 60.612%，大于 60%，表示保留萃取的两个因素的构念效度良好。以上数据说明，CHLS 评量工具中的两个因素（信息媒介素养、医学词汇素养）的构念与本次问卷设计的构念及题项分类相符。下文针对测验题和非测验题（"信息类"指标题）两部分进行具体分析。

一、CHLS 测评中测验题的调研结果分析

通过 CHLS 测评五个城市居民的健康素养，21 题测验题统计结果显示，总体有效样本为 1655 人，总分均值（健康素养总平均分）为 14.49。若以 100 分为满分，受测者须答对 13 题（即得 13 分）为 60 分及格。依照本次健康素养调研的界定标准，得分在 0—12.99 为低健康素养城市；得分在 13—16.99 为"中健康素养"城市（此分为两个级别：一是得分在 13—14.99 为"中下健康素养"城市，二是得分在 15—16.99 为中上健康素养城市）；得分在 17 以上为高健康素养城市。本次调研结果显示，北京和台北为中上健康素养城市，天津、上海、重庆三个城市皆为中下健康素养城市。

人口统计特征与健康素养得分方面，针对总样本中性别、年龄、教育程度、月收入、职业、户籍地六个变量分别进行假设验证。结果显示，H1 性别对居民的健康素养得分无显著差异，假设不成立，而 H2 年龄、H3 教育程度、H4 月收入、H5 职业、H6 户籍地分别对居民的健康素养得分均具有显著差异，故五个假设成立。这说明未来在推动居民健康素养水平的提升计划时，国家政策拟定者或广告制播者需考虑不同居民的年龄段、教育程度、月收入段、职业类别、户籍所在地等五个变量的差异。

对各城市居民分别从性别、年龄、教育程度、月收入、职业五个变量进行分析。性别方面，性别因素仅对上海居民的健康素养得分具有显著影响，对其他四个城市则无显著影响；年龄方面，不同年龄层对五个城市居民的健康素养得分均具有显著影响；教育程度方面，不同教育程度对五个城市居民的健康素养得分具有显著影响；月收入方面，不同月收入段对北京、天津、上海三个城市居民的健康素养得分具有显著影响，而对重庆与台北居民则无显著影响；职业方面，不同职业类别对五个城市居民的健康素养得分均具有显著影响。说明未来在推动北京、天津、上海、重庆、台北五地居民健康素养水平提升计划时，除了需因地制宜外，更需考量上述人口变量因素对各城市居民提升健康素养水平计划的影响。

总样本相关性分析方面，本次研究针对年龄、教育程度、月收入与健康素养得分进行相关性检验。结果显示，年龄与健康素养得分无显著相关，但教育程度、月收入与健康素养得分有显著相关，且均为正相关。说明教育程度与月收入越高者，则健康素养得分越高，反之亦然。另值得关注的是，教育程度对健康素养得分的相关性显著高于月收入。

各城市相关性分析方面，亦针对年龄、教育程度、月收入与健康素养得分进行相关性检验。结果显示，北京与天津居民的年龄与健康素养得分均无显著相关，但教育程度、月收入

与健康素养得分则均有显著相关,且均为正相关,说明北京与天津居民的教育程度与月收入越高者,则健康素养得分越高,反之亦然。此外,北京居民的月收入对健康素养得分的相关性显著高于教育程度,而天津居民则是教育程度对健康素养得分的相关性显著高于月收入。

上海与重庆居民的月收入与健康素养得分均无显著相关,但年龄、教育程度与健康素养得分均有显著相关,其中年龄与健康素养得分均呈负相关,说明上海与重庆居民的年龄越长,健康素养得分则越低,反之亦然;而与教育程度亦均呈正相关,说明上海与重庆居民的教育程度越高者,则健康素养得分越高,反之亦然。年龄与教育程度相较下,上海与重庆居民教育程度对健康素养得分均是相关性显著高于年龄。

台北居民的年龄、月收入与健康素养得分均无显著相关,唯有教育程度与健康素养得分有显著相关,且为正相关,说明台北居民的教育程度越高者,则健康素养得分越高,反之亦然。

二、CHLS 信息类指标的调研结果与理论应用分析

关于信息类指标的调研结果,此部分采用健康传播原理中四个层面与"知—信—行模式"理论进行分析,前者分别是个体(自我)健康传播、人际健康传播、组织健康传播和大众健康传播四个层面;后者从"知识(知晓程度)""信念/态度""健康行为实践"三个维度进行理论的应用与分析。

信息类指标计 32 题,其中测验题有 8 题,答对一题得 1 分,满分为 8 分,1655 人的均值(健康素养信息类平均得分)为 3.93,其中得满分者(8 分)仅有 13 人。若以答对 5 题(即得 5 分)以上者,拟定为及格者,有 610 人,占 36.86%。五个城市中以北京均值最高,为 4.11,重庆均值最低,为 3.75,但五城市均未达及格(5 分以上),说明信息类 8 题测验题得分情况并不乐观,尤其在图文信息方面的健康素养普遍偏低。

非测验题计 24 题,分别为:A08(1)—(5)、B01—06、B12、B18、B21、C01—10。A08(1)—(5)题测量"网络信息使用情况",结果显示:网络信息使用情况的总分均值为 3.50,李克特量表落在 3—4 分区间内,表示大部分受测者偏向于"会,偶尔"到"会,很可能常会"之间,网络使用频率为"一个月 1 次以上"到"一周 1 次以上"。

题测 B01、B02 和 B06 主要运用健康传播原理中四个层面进行分析。题测 B01"最常从哪一种渠道获得有关健康信息",结果显示,五个城市最高者均为"电视",占 25.2%(417/1655),其次为"电脑",占 24.4%,显示"大众健康传播"是主要的信息传播渠道。题测 B02"发现自己有健康问题时",结果显示,五个城市最高者均为"上网查询",占 48.2%(797/1655),其次为"问医师",占 33.7%(557/1655),说明"人际健康传播"和"大众健康传播"是五个城市居民主要的健康信息来源。题测 B06"上网查询有关健康信息",结果显示,五个城市均以"很方便,且能查到自己所需"的选项最多,占 39.1%(647/1655),其次是"专业质疑,难以判断正确与否",占 24.5%(405/1655),说明约近 1/4 的人在网络上搜寻有关健康信息时仍存在疑虑,这是值得关注的问题。信息媒介素养中"求医/遵医行为"在题测 A08(1)—(5)、B01、B02、B06 中综合分析结果表明:健康信息传播渠道中以电视、电脑(网络)成为主要的信息传播渠道,而其中网络发展的趋势已锐不可当。因此,若要提升我国居民健康素养水平,大众健康传播中电视与电脑(网络)两种渠道传播的信息内容是可以运用于健康传播

理论攻坚的重点。

题测 B03、B04、B05、B12 和 B18 应用"知—信—行模式"中"知识(知晓)—信念/态度"作为测评分析的依据。题测 B03"地沟油(馊水油、废弃油)事件信息的知晓度",结果显示,受测者中 97.5%知道有关地沟油(馊水油、废弃油)事件,但有 2.5%(41 人)不知道该事件。题测 B04"地沟油(馊水油、废弃油)事件传播渠道的信任问题",结果显示,受测者在地沟油(馊水油、废弃油)事件发生时,认为"电视"是值得信任的传播渠道(亦是健康知识信任的来源),占 63.1%(1044/1655)。说明,信息媒介素养中饮食安全知识方面,有关地沟油(馊水油、废弃油)事件中有高达 97.5%的城市居民知晓,而仅有 41 人(2.5%)不知道,同时有六成以上居民认为电视传播健康信息是值得信任的。

题测 B05"发生地沟油(馊水油、废弃油)事件时对信息处理的态度与行为",结果显示,受测者中选择"会关注事件进展,了解真相后,会告知亲朋好友"居多,占 35.5%(588/1655),说明在生活与保健素养中健康行为方面有 35.5%的群体会采取较为主动的健康信息搜寻行为,在"知—信—行模式"中落点于知识阶段。此外,选择"事件一发,会立即通过手机发短信(简讯)或上网传递个人观点"以及"会关注事件进展,了解真相后,会立即通过手机发短信(指"信—行"),或上网传递个人观点"(指"信念/态度")两者之间存在差异,此部分的重点测评在"知—信—行模式"中由"信念/态度"到"行为实践"的递转过程,前者对信息来源在未验证虚假的情况下,径行通过个人"手机发短信(简讯)或上网传递个人观点"的占比虽仅 5.1%(84/1655),但此行为有可能助长虚假信息伺机传播的风险。此外本次调研发现,针对本题因地沟油(馊水油、废弃油)事件经常发生而"不想理会"所呈现消极的"信念/态度"有 327人,占总样本的 19.8%,是需要谨慎面对与重视的问题。

题测 B12"食品包装上,您第一眼会关注的信息",结果显示,选项中五个城市选择占比最高者均为"生产保质日期",占 74.1%(1227/1655)。说明,有七成以上居民相当重视食品包装上的"生产保质日期""生活与保健素养""饮食安全知识",在"知—信—行模式"中隶属"知识"部分。

题测 B18"当发现情绪不好时是否会寻找亲朋好友倾述",本题采用李克特量表五分法测量,测评五个维度,分别是"一定会""很可能会""偶尔会""不太会""完全不会",并分别赋值为 5 分至 1 分。结果显示,总样本的均值为 2.64,各城市均值得分情况皆在李克特量表中 2—3 分的区间内,即"不太会"到"偶尔会"寻找亲朋好友倾诉。说明此题安全与心理素养中"求医/遵医行为"的强度频次较为薄弱,应强化"知—信—行模式"中健康行为的实践,即积极鼓励寻找亲朋好友倾诉的行为。

题测 B21"不懂药盒或药袋上的服药说明时会如何解决问题"(求医行为),主要运用健康传播原理中四个层面中人际健康传播渠道。结果显示,选择"问医师"是五个城市中占比最高的选项,占 57.6%(954/1655),其次为"上网查询",占 18.4%(304/1655)。说明医疗与药物素养中有五成以上的居民选择人际健康传播中医师为主动咨询健康信息的渠道,显示居民有较正确的健康素养观。值得关注的是,题测 B02"发现自己有健康问题时"(求医行为),五个城市以"上网查询"为占比最高的选项,占 48.2%(797/1655),其次为"问医师"占 33.7%(557/1655)。对比题测 B06"上网查询有关健康信息的行为观点"(看法),发现五个城市均以"很方便,且能查到自己所需"的选项最多,其次是"专业质疑,难以判断正确与否",将以上三题(B02、B06、B21)交叉对比,发现当居民遇到自身健康问题时,第一个念头是直接

"上网查询"有关信息,此行为或许基于方便,或许是基于个人隐私问题,但是内心对网络信息仍存在较大的疑虑;而一旦个人疾病确诊,并已到医疗门诊取药,则有五成以上的居民会选择"问医师",其中仍有 18.4% 会"上网查询",显示仍有居民愿意(青睐)通过网络搜寻有关信息,说明网络传播渠道仍不容小觑。

题测 C01—10 医学词汇的知晓程度应用"知—信—行模式"中"知识"作为测评分析的依据。结果显示,均值较低的三个医学词汇分别是:"阿尔茨海默病(2.52)""前列腺癌(2.86)""宫颈癌(2.95)",其中以"阿尔茨海默病"医学词汇得分最低。对比五个城市,10 题医学词汇的知晓程度方面,其中六个医学词汇(更年期、阿尔茨海默病、乙肝、肺结核、子宫颈癌、前列腺癌)均值最高的是台北,其余四类(高血压、糖尿病、艾滋病、B 超)医学词汇均值最高的是北京(详见表 9-1),其中台北 10 题医学词汇的知晓程度方面,每一题均值皆在 3 以上。

表 9-1　医学词汇素养均值统计

编号	医学词汇	五个城市均值(平均分)	均值最高的城市	均值最低的城市	低于均值的城市
C01	更年期	3.45	台北	重庆	天津、重庆
C02	阿尔茨海默病	2.52	台北	重庆	天津、重庆
C03	高血压	3.69	北京	天津	天津、重庆
C04	糖尿病	3.62	北京	天津	天津、上海、重庆
C05	乙肝	3.22	台北	天津	天津、上海、重庆
C06	艾滋病	3.51	北京	天津	天津、重庆
C07	肺结核	3.22	台北	天津	天津、上海、重庆
C08	子宫颈癌	2.95	台北	天津、重庆	天津、上海、重庆
C09	前列腺癌	2.86	台北	天津	天津、重庆
C10	B 超	3.54	北京	重庆	天津、重庆

此外值得关注的是,10 题医学词汇的知晓程度较低的城市多为天津和重庆两个城市。其中"阿尔茨海默病"以重庆得分最低,为 1.97,其次"前列腺癌"以天津得分最低,为 2.60,而"子宫颈癌"得分最低的则是天津与重庆,同为 2.67。医学词汇 10 题均值在李克特量表 3—4 分区间,即"略知"到"知道部分"的人数最多,有"更年期""高血压""糖尿病""乙肝""艾滋病""肺结核""B 超"七个医学词汇;在李克特量表 2—3 分区间,即"听过,但不清楚"到"略知"之间有"阿尔茨海默病""前列腺癌""宫颈癌"三个医学词汇;其中值得关注的是,医学词汇"阿尔茨海默病"选择"不知,完全没听过",即知晓程度为 0 的受测者,高达 531 人,占总数的 32.1%。

五个城市的 10 题医学词汇整体调研结果显示,在医学词汇知晓程度方面,生殖疾病预防知识相关的子宫颈癌、前列腺癌,以及老龄预防知识的阿尔茨海默病等,健康素养总分均值皆低于 3。依据国外学者库恩和斯特林的研究,相较治疗生殖系统疾病方面的风险,教育水平较低的住院女性是多数受过教育女性的两倍以上[1]，说明教育对生殖预防知识的重要性；此外在老龄预防知识方面，研究显示，在全美成人素养调查中，有44%的65岁以上的成年人被列为功能性素养不足者。这些人很可能难以阅读与理解处方药瓶、预约单、自我保健指导和健康教育小册子，这是一个问题。而低阅读能力的老年人在信息处理上最有可能与年龄增长的结果有关，这不是因为其教育程度较低，而是因为其身体或精神健康每况愈下，从而导致罹患慢性疾病的机会或老年痴呆症的发病率较高。[2] 因此，更应加强提升这两类健康素养的水平。

医学词汇（C01—10）的信息传播渠道采用健康传播原理中四个传播层面进行调研。此题为排序题，10题医学词汇信息传播渠道，选项中以"电视"占绝大多数（6/10），排序在第二位选项的是"电脑"（5/10）、第三选项的是"亲朋好友"（5/10）；值得关注的是，五个城市在医学词汇"艾滋病"一题的信息传播渠道中排名第三选项的是"报纸"，"B超"排名第一选项则是"医院"。说明，医学词汇的信息来源中大众健康传播渠道中的电视和电脑是提升健康素养重要的传播渠道，此外，人际健康传播中亲朋好友不可等闲视之；而医院、报纸亦是不可轻忽的健康信息传播渠道的来源。

整体而言，探讨五个城市10题医学词汇的信息传播渠道方面，结果显示："阿尔茨海默病""乙肝""艾滋病""肺结核""子宫颈癌""前列腺癌"等6个医学词汇均以大众健康传播渠道中电视为主要信息传播渠道；"更年期""高血压""糖尿病"等3个医学词汇以人际健康传播渠道中的亲朋好友为主要信息传播渠道；医学词汇"B超"则以组织健康传播中的医院为主要信息传播渠道。说明，医学词汇的信息来源中大众健康传播中的电视和人际健康传播中的亲朋好友渠道对提升我国居民健康素养水平起到关键性的影响。

第三节　健康传播与健康素养的展望与建议

一、健康传播的展望

近年健康传播的相关学术会议有厚积薄发的发展趋势，足见健康传播研究的热度依旧方兴未艾。随着互联网的蓬勃发展，2012年清华大学国际传播研究中心主任李希光教授在首届亚太公共健康大会上宣布，正式启动首个"健康传播平台"（Joint Asia Public Health Initiative，JAPHI）。该平台由清华大学国际传播研究中心与麦肯健康传播共同搭建，旨在通过健康知识的普及，提高亚洲民众的健康状况，同时该平台还将提供亚洲各国卫生部门的最新政策、医药企业的实时动态、科研机构的最新进展以及促进健康的新知识，并且建立亚洲

---

① Kuh D，Stirling S. Socioeconomic variation in admission for diseases of female genital system and breast in a national cohort aged 15-43[J]. BMJ Clinical Research，1995，311（7009）：840-843.

② Baker D W，Gazmararian J A，Williams M V，et al. Functional health literacy and the risk of hospital admission among medicare managed care enrollees[J]. American Journal of Public Health，2002，92（8）：1278-1283.

健康传播"最佳实践案例库",目标是三年内发展成为亚洲地区最具权威性、拥有最丰富资源的公共健康案例库。① 此举一旦落实,整个亚太地区的公众健康与学术荣景将远在咫尺、近在眼前。

在健康传播研究所建设方面,2007 年清华大学即成立了健康传播研究所,亦是在李希光教授的带领下,专门从事健康传播领域的研究和实践工作。该中心的研究课题包括:"非典"危机期间为国务院新闻办公室和北京市政府新闻办公室提交舆情分析报告和新闻发布会评估报告;参与国家艾滋病防治中长期规划和行动计划的制订工作;建设中国健康报道数据库;完成《中国媒体艾滋病工作现状评估报告》和《中国青少年自杀报道研究》;撰写《艾滋病媒体读本》《控烟报道读本》《走出媒体污名》《中国疾控系统媒体沟通手册》《如何向大众"推销"疾病》《乙肝报道手册》等相关图书。② 之后 2013 年 5 月 19 日人民网新闻报道,复旦大学亦整合了该校公共卫生学、基础医学、临床医学、药学、新闻传播学、社会学等优势学科的学术资源,同时在中国健康教育中心的鼎力支持下,成立健康传播研究所。③

在健康传播研究专著方面,除了第二章"我国健康传播研究的情况与分析"中罗列的 1993—2014 年间的专著外,2019 年 8 月 28 日作者再次登录 CNKI 及主流电商平台检索有关健康传播相关图书出版,从 2015 年起截至检索日期,共计 16 本相关图书,其中 2016 年、2017 年与 2018 年各有 4 本,2019 年则有 3 本(详见表 9-2)。由此观察,我国学者对健康传播的研究已经开始着手组建属于自己的知识体系与研究架构,这将促进健康传播的研究由萌芽阶段快速进入成长阶段。

表 9-2　2015—2019 年我国有关健康传播的专著出版

编号	年度	书名	作者	图书所属分类	出版社
1	2015	守望健康:一个媒体人在健康传播中的体悟	林万枝	基础医学(免疫学)	中国人口出版社
2	2016	广东省公共卫生舆情与健康传播	李洁	预防医学/卫生学(一般理论)	暨南大学出版社
3	2016	疫病防治与健康传播:重庆的天花灭绝实践	刘娟	预防医学/卫生学(流行病学与防疫)	中国传媒大学出版社
4	2016	大众传媒视域下中俄两国健康类科普期刊研究	王丽	新闻传播出版(其他)	中国社会科学出版社
5	2016	常见疾病健康传播核心信息与处方集	韩铁光	无	深圳报业集团出版社
6	2017	健康传播学	田向阳	教材—医学	人民卫生出版社
7	2017	中医健康传播学	胡天佑	教材—医学	东南大学出版社

---

① 纪翔. 亚洲首个健康传播平台正式启动[EB/OL]. (2012-05-10)[2019-08.27]. https://www.tsinghua.edu.cn/publish/thunews/9650/2012/20120510171619924298529/20120510171619924298529_.html.

② 清华大学健康传播研究所[EB/OL]. (2009-12-11)[2013-06-09]. http://www.stdaily.com/jiankangchuanbo/2009-12/11/content_134704.htm.

③ 复旦大学成立健康传播研究所[EB/OL]. (2013-05-20)[2013-11-21]. http://news.163.com/13/0520/15/8VB0LB8R00014JB6.html.

续表

编号	年度	书名	作者	图书所属分类	出版社
8	2017	健康传播理论与实用方法	田向阳	教材—医学	人民卫生出版社
9	2017	中国电视健康传播报告2016	胡智锋	新闻传播出版（广播/电视/电影）	中国传媒大学出版社
10	2018	风险来临：卫生健康领域危机传播管理	解瑞谦	预防医学/卫生学（一般理论）	人民卫生出版社
11	2018	中国当代广告"健康"话语变迁研究（1979—2014）	厉国刚	新闻传播出版（传播理论）	社会科学文献出版社
12	2018	健康传播：中国人的接触、认知与认同	喻国明	新闻传播出版（传播理论）	人民日报出版社
13	2018	生态环境与公共健康领域的传播机制研究	罗小萍	新闻传播出版（传播理论）	中国广播影视出版社
14	2019	健康传播学	聂静虹	基础医学（一般理论）	中山大学出版社
15	2019	新媒体健康传播	李长宁	医学—其他	中国协和医科大学出版社
16	2019	健康传播材料制作与评价	李长宁	教材—医学培训、基础医学（一般理论）	人民卫生出版社

二、健康素养提升建议

自 2003 年 SARS、禽流感、H1N1、毒牛奶等重大突发公共卫生事件的相继发生，加之我国互联网、无线通信网、数字广播电视网、网际网络等新兴媒体通信技术的蓬勃发展，早已打破传统地理边界的屏障。由于与台湾地区居民交流日渐频繁，据台湾地区交通主管部门2008 年公布数据显示，台湾地区百姓赴大陆观光人数已突破 440 万人次，随着双边经贸投资的热络，文化艺术、医疗卫生的交流和开放自由行旅游等业务的拓展，更加凸显与台湾地区在公共健康、传染病防治、医疗卫生和食品安全等相关议题紧密合作的重要性。因此本次健康素养的目标调研城市，除了北京、天津、上海、重庆外，特别加入台北。这是因为我国沿海与内陆城市在社会、经济水平方面差距甚大，为获得有效的参考数据，运用市场细分法，期望在调研过程中，尽量避免外在非客观的环境因素影响测评的信度和效度。

本次调研以卫生部《中国公民健康素养——基本知识与技能（试行）》66 条的内容以及国内外学者的测评方法为基础下进行修改与创新，针对我国居民在五个方面展开调研，分别是：① 健康知识与判断能力分析；② 媒体与图文信息传播渠道分析；③ 健康行为实践与健康决定（判断能力）分析；④ 医学词汇知晓程度与信息传播渠道分析；⑤ 识读与计算能力分析等五项能力的测评进行综合研究和比较分析，试图在本次调查的研究结果中探讨我国居民健康素养不足人群的核心问题，并通过健康传播原理及"知—信—行模式"理论等相关学理，寻求理论框架的依据与健康素养指标的建立，并将所获得相关结论提出具体的建议，说明如下。

研究显示,缺乏健康素养的后果在于,个人将无法充分理解健康医疗的信息、无法明白遵守医师安排的疗程与指示的重要性,以及无法获得相应的医疗服务。健康素养除了需要一连串复杂的阅、读、听、写与决策分析能力,还需要能充分应用到实际的医疗保健体系之中,但健康素养不仅仅是指阅读等基本能力的学习。通过上述调研结果,部分数据的显示虽在常识中可以判断出结果,但是常识并不等于科学,也非理性,相反,通过本次调研数据的证实,能够更加具体、准确理解我国居民现阶段健康素养水平的问题,对本次研究而言则更具实质意义。

从测验题 21 题的测评中了解,五个城市中除了北京和台北为中上健康素养城市外,天津、上海、重庆三个城市为中下健康素养城市,而其中上海、重庆甚至低于总体水平 14.49,这意味着我国重点城市的繁荣发展景象与当地居民的健康素养存在某种程度的落差,当务之急在于,建议积极推动健康素养与健康促进计划。因此,作者认为要提升我国健康素养,仍应从健康教育和健康促进两条路径着手,并以健康传播为其方法(第四章已详细论述),可作为推广健康促进策划行动可资运用的方法依据。

(一) 运用健康传播理论积极推动健康教育向下扎根计划

从本次调研结果发现,五个城市中教育程度对健康素养得分的影响较为显著,教育程度越高者得分越高,反之则越低;其中"硕士研究生及以上"群体的健康素养较高,说明仍须从教育体制中进行健康传播,以提升健康素养水平。作者曾于 2011 年底针对合肥市 532 位高中生进行调研,并将其调研结果发表一篇名为《大众媒体健康传播之调研——以日本核泄漏事件为例》的文章,文中披露研究结果有二:一是在不同的健康传播渠道中,大众媒体对健康传播的效果影响最大;二是在大众媒体中,高中生对报刊最为关注,对从报刊中获取日本核泄漏相关的健康信息最为满意。

从高中生对日本核泄漏事件的关注程度观察,不难发现健康信息的信任来源与传播渠道至关重要。此外,依据 2000 年钮特宾在认知和技能层面上,对健康素养提出三个层级之一"功能性健康素养",指个体需具备基本的阅读、写作和识字能力,以及对自我健康状况和健康服务系统的认知,这是传统健康教育措施中理想的成果。健康教育能提高人们的知识、理解与行为能力,不仅能指导改变个体的生活方式和改进符合疾病管理规定的战略。同时,健康教育是可以提高人们认识健康社会的决定因素,并直接引导促进修改决定的行为。因此,审思或检视国民义务教育在教学过程中是否应加强健康教育的传播内容与技巧,采用健康传播的"娱乐—教育策略",以寓教于乐的方式进行健康教育,从学生层级推动健康素养扎根计划,进而扩及其对家人的影响,以此方式作为传播的基础,并与前述研究结果相呼应,将亲朋好友列为健康信息来源的重要传播渠道之一,同时加强大众传播中的电视、电脑、手机等渠道整合的力度,以利进行交互式的传播教学。

(二) 运用健康传播理论推动健康促进策划行动

健康传播理论中,成功运用大众媒介进行公众健康行为改变运动和健康观念推广运动,国际间经常引用的方法有两种:一是"娱乐—教育策略",二是社会营销理论。健康的行为来自健康决定的因素,其与健康促进活动有关,因此也导致了健康干预成果的分层发展,其中对健康促进、健康决定因素与之后健康成果之间关系的阐明和解释起了关键性的作用。健康促进行为通过健康教育、动员群众集体能量、资源、技术，从而改善健康和主张健康，而一个典型的健康促进方案可能包括上述健康促进结果的全部因素为目标的行为干预。而"娱乐—教育策略"则是通过电视、广播、公益广告或流行音乐等形式制播娱乐性节目，以潜移默化、寓教于乐的方式进行健康倡导。社会营销是为个人、集团或者社会整体利益，采用市场营销的原理和技巧，使得目标群体自愿地接受、拒绝、改变或者摒弃的一种行为。这两种健康传播理论，作者于2011年研究发表的《健康传播对提升国民健康素养的理论运用与实证分析：以新加坡为例》一文中亦举例说明，目前国际间在健康促进运动中已获得较为具体的成效，特别是在预防保健、家庭计划、艾滋病预防中安全套的使用、推广口服避孕药、杜绝酒精和药物的滥用、预防心脏病以及推动器官捐赠等计划的实践，这是健康传播计划中充分运用"娱乐—教育策略"和"社会营销"理论的体现。

此外，从提升我国居民健康素养水平层面观察，首先要激发全民健康共识，理解健康促进结果的重要性。所谓健康促进结果包括两部分：一是提高社会行为和影响，二是拟定健康公共政策。社会行为和影响指其健康结果是以个人的努力影响社会群体对健康决定因素的行动力和控制力，有效提高边际群体和不足群体的健康素养水平。健康公共政策是为克服健康结构性障碍所做的努力，是典型的政治主张和促进立法改变的说服结果。如一个可以促进健康饮食的方案，可能包括努力教育人们了解基本的食物种类，在食物的准备和选择方面发展实用技能，以及采取不同的策划行动，通过提高供应方的干预以获得健康食品的选择。这些措施包括：努力有效地改善学校和工作单位的食堂，干预食品零售商供应健康的食品、食材或推广健康食品的贩卖以促进更健康的食物选择，通过媒体制播公益性健康广告，借由名人效应推广健康食物的烹饪技巧，并教导营养食物的选择等活动。

将健康教育和健康促进纳入健康传播研究的范畴之中，以突出健康素养是健康传播的关键成果。在此氛围下，健康传播的理论、内容和方法的决定将成为影响定义和评估健康素养成效的关键，因为健康教育和健康促进的工作是为了提高全民健康素养水平，然而如何体现健康教育和健康促进的整体，有学者认为，健康信息至关重要的资源是来自有效的健康传播，有效的传播能使消费者和卫生保健提供者搜集相关的健康信息，说明健康传播是实践健康教育和健康促进的首要方法，而其对提升健康素养水平将有很大的推动力，详见图9-1。

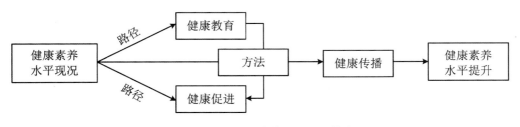

图 9-1　提升健康素养水平效果模式

进一步从国际的实证案例中了解健康传播发展的现况，更加说明国家是最高权威的决策者，肩负着为公民追求健康和幸福组建机构的任务，对其所及的公共机构赋予制定集体决策的权力，从而形成法律，并影响整个社会。此时作为公民的我们，在与政府和国家的互动过程中，将会影响到个人未来的命运是否能永续生存于健康的社会。随着新兴医疗技术的研发、决策权力的下放，以及全球化的趋势，健康这项命题将获得特殊的机遇，健康完全可以成为现今全球公民社会重要的资产。

今日，作为拥有 14 亿人口的中国，更应将国民健康视为国家资产的重要组成部分，并将提升健康素养列为 21 世纪我国居民健康教育与健康促进的首要任务。在达成全面建设小康社会、推进社会主义现代化建设，体现国家综合实力等重要目标的前提下，对国际间充分运用健康传播理论的实证案例和经验，以及成功推动国民健康生活和行为改变运动的成果引以为借镜，如此才能有效地改善我国当前低健康素养的现况和问题。

附录 《中国健康素养量表》的调查问卷

您好！本问卷是为了解我国居民健康知识水平，所有的资料仅限于学术研究，并采取匿名方式进行，感谢您的配合与支持。（本问卷由作者设计，如要引用，请署名。）

A. 基本信息（请在相应的选项序号前框内打"√"）

1. **您的性别**：□① 男　　　　　□② 女
2. **婚姻状况**：□① 已婚　　　　□② 未婚
3. **您的年龄**：□① 15—24 岁　　□② 25—34 岁　　□③ 35—44 岁　　□④ 45—54 岁
　　　　　　　□⑤ 55—64 岁　　□⑥ 65 岁及以上
4. **您的教育程度**：
　　□① 硕士研究生及以上　　□② 大学专科/本科　　□③ 高中/中专/技校　　□④ 初中及以下
　　□⑤ 不识字或识字很少
5. **您个人月收入（税后）**：
　　□① 无收入　　　　□② 2000 元及以下　　□③ 2001—3500 元　　□④ 3501—5000 元
　　□⑤ 5001—8000 元　　□⑥ 8001—12500 元　　□⑦ 12501 元及以上
6. **您的户籍地**：□北京市　　□天津市　　□上海市　　□重庆市　　□台北市
7. **您目前从事的职业**：
　　□① 公务员　　□② 教师　　□③ 医务人员　　□④ 农民　　□⑤ 专业技术人员（律师/建筑师等）
　　□⑥ 工人/商业服务业人员　　□⑦ 其他事业单位人员　　□⑧ 其他企业人员
　　□⑨ 学生　　□⑩ 无业　　□⑪ 其他＿＿＿＿＿＿＿＿

8. 网络使用（请在框内打"√"）	会,经常/每天	会,很可能会/一周 1 次以上	会,偶尔/一月 1 次以上	不太会,几乎没有/一年 1 次以上	不会,完全没有/0 天
(1) 您会通过**搜索引擎**（百度、YAHOO、Google 等）搜索与健康或疾病有关信息吗？					
(2) 您会在互联网的**论坛**（网络讨论区）上浏览与健康或疾病有关信息吗？					
(3) 您会通过**社交网站**（人人网、Facebook 等）交流与健康或疾病有关信息吗？					

（4）您会通过**微博**交流与健康或疾病有关信息吗？				
（5）您会通过**微信/LINE**交流与健康或疾病有关信息吗？				

B. 单选题(请在相应的选项序号前框内打"√")

1. 您平日最常从哪一种渠道获得有关健康的信息？

□① 亲朋好友　　□② 电视　　□③ 报纸　　□④ 杂志　　□⑤ 图书　　□⑥ 广播

□⑦ 电脑　　□⑧ 手机　　□⑨ 学校　　□⑩ 医院　　□⑪ 办公室

2. 当发现自己有健康问题时，您第一个念头是：

□① 问亲朋好友　　□② 问医师　　□③ 上网查询　　□④ 关注有关电视健康类节目

□⑤ 查阅图书或杂志

3. 有关地沟油(馊水油、废弃油)事件，您知道吗？

□① 知道　　□② 不知道

4. 地沟油(馊水油、废弃油)事件的发生，您认为哪一种渠道发布的信息比较值得信任？

□① 电视　　□② 报纸　　□③ 杂志　　□④ 广播　　□⑤ 电脑　　□⑥ 手机

5. 发生地沟油(馊水油、废弃油)等危及公共健康安全事件时，您的想法或行动是：

□① 经常发生，不想理会。

□② 事件一发生，会立即通过手机发短信(简讯)或上网传递个人观点。

□③ 会关注事件进展，并了解真相。

□④ 会关注事件进展，了解真相后，会告知亲朋好友。

□⑤ 会关注事件进展，了解真相后，会立即通过手机发短信(简讯)，或上网传递个人观点。

6. 上网查询有关健康信息，您认为：

□① 很方便，且能查到自己所需　　□② 信息有限，不见得都能查到所需

□③ 信息海量，不好选读　　□④ 专业质疑，难以判断正确与否　　□⑤ 不清楚

7. 流行性感冒主要传播方式为：

□① 水源传染　　□② 咳嗽、打喷嚏飞沫传染　　□③ 粪便传染　　□④ 药物注射　　□⑤ 不知道

8. 性生活中正确使用安全套，可以预防哪种疾病？

□① 结核病　　□② 疟疾　　□③ 艾滋病　　□④ 糖尿病　　□⑤ 不知道

9. 健康血压范围是：

□① 140/90 mmHg　　□② 140/60 mmHg　　□③ 120/80 mmHg　　□④ 120/90 mmHg

□⑤ 不知道

10. 下列<u>不是</u>脑中风高危险因子的是：

□① 高血压　　□② 高血脂　　□③ 肝炎　　□④ 糖尿病　　□⑤ 不知道

11. 关于糖尿病的知识，下列<u>错误</u>的是：

□① 吃药可以完全取代运动及饮食控制　　□② 可能造成眼睛、肾脏、神经病变

□③ 会有三多症状——多吃、多喝、多尿　　□④ 避免剧烈运动　　□⑤ 不知道

12. 食品包装上，您<u>第一眼</u>会关注的信息是：

□① 生产保质日期　　□② 食用安全提示信息(含过敏原信息)　　□③ 营养成分

□④ 厂家与产地　　□⑤ 不关注

13. 关于超过保质期的食品，以下行为您认为<u>正确</u>的是：

□① 看起来没坏，就可以吃　　□② 不能吃，丢弃　　□③ 送他人

□④ 只要煮熟透后，就可以吃　　□⑤ 不知道

14. 缺乏何种维生素时，较容易患贫血症状？

□① 维生素 A　　□② 维生素 B_{12}　　□③ 维生素 C　　□④ 维生素 D　　□⑤ 不知道

请在框内打"√"	一定会	很可能会	偶尔会	不太会	完全不会
15. 您会保持规律的三餐					
16. 您会每天在晚上 11 点以前睡觉					
17. 您会每周进行固定的身体锻炼					
18. 当发现情绪不好(焦虑、愤怒、忧郁)时，您会寻找亲朋好友倾述					
19. 您会定期到牙科检查牙齿					
20. 您会遵照医师指示，饭前或饭后吃药					

21. 当发现看不懂药盒或药袋上的服药说明时，您会如何解决问题？

□① 问亲朋好友　　□② 不吃药　　□③ 问医师　　□④ 放着，弄明白再吃药　　□⑤ 上网查询

22. 某药品标签上印有"OTC"标识，则该药品为：

□① 非处方药，不用医生开处方，可以购买　　□② 处方药，必须由医生开处方才能购买

□③ 保健药品　　□④ 虽是非处方药，但必须药师开处方，才可购买　　□⑤ 不知道

23. 下列图示您认为 　□① 药品领取　　□② 高危险药品　　□③ 废弃药品丢弃处
　　　　　　　　　　　　　　　　　　□④ 禁止服药　　□⑤ 不知道

24. 下列图示您认为 　□① 医疗废物　　□② 资源循环利用　　□③ 三方会诊
　　　　　　　　　　　　　　　　　　□④ 食品安全标志　　□⑤ 不知道

25. 下列图示您认为 　□① 前方通道抢修　　□② 火灾禁止通行　　□③ 火灾勿搭乘电梯
　　　　　　　　　　　　　　　　　　□④ 禁止双向通行　　□⑤ 不知道

C. 医学词汇(请以打"√"方式填入，若为"不知"，则"信息来源"不用作答)

医学词汇	不知，完全没听过	听过，但不清楚	略知	知道部分	完全了解
1. 更年期					
信息来源(最多 3 项)	① 亲朋好友 ② 电视 ③ 报纸 ④ 杂志 ⑤ 图书 ⑥ 广播 ⑦ 电脑 ⑧ 手机 ⑨ 学校 ⑩ 医院 ⑪ 办公室				
2. 阿尔茨海默病					
信息来源(最多 3 项)	① 亲朋好友 ② 电视 ③ 报纸 ④ 杂志 ⑤ 图书 ⑥ 广播 ⑦ 电脑 ⑧ 手机 ⑨ 学校 ⑩ 医院 ⑪ 办公室				
3. 高血压					
信息来源(最多 3 项)	① 亲朋好友 ② 电视 ③ 报纸 ④ 杂志 ⑤ 图书 ⑥ 广播 ⑦ 电脑 ⑧ 手机 ⑨ 学校 ⑩ 医院 ⑪ 办公室				

4. 糖尿病						
信息来源(最多3项)	① 亲朋好友 ② 电视 ③ 报纸 ④ 杂志 ⑤ 图书 ⑥ 广播 ⑦ 电脑 ⑧ 手机 ⑨ 学校 ⑩ 医院 ⑪ 办公室					
5. 乙肝(B型肝炎)						
信息来源(最多3项)	① 亲朋好友 ② 电视 ③ 报纸 ④ 杂志 ⑤ 图书 ⑥ 广播 ⑦ 电脑 ⑧ 手机 ⑨ 学校 ⑩ 医院 ⑪ 办公室					
6. 艾滋病						
信息来源(最多3项)	① 亲朋好友 ② 电视 ③ 报纸 ④ 杂志 ⑤ 图书 ⑥ 广播 ⑦ 电脑 ⑧ 手机 ⑨ 学校 ⑩ 医院 ⑪ 办公室					
7. 肺结核						
信息来源(最多3项)	① 亲朋好友 ② 电视 ③ 报纸 ④ 杂志 ⑤ 图书 ⑥ 广播 ⑦ 电脑 ⑧ 手机 ⑨ 学校 ⑩ 医院 ⑪ 办公室					
8. 子宫颈癌						
信息来源(最多3项)	① 亲朋好友 ② 电视 ③ 报纸 ④ 杂志 ⑤ 图书 ⑥ 广播 ⑦ 电脑 ⑧ 手机 ⑨ 学校 ⑩ 医院 ⑪ 办公室					
9. 前列腺癌						
信息来源(最多3项)	① 亲朋好友 ② 电视 ③ 报纸 ④ 杂志 ⑤ 图书 ⑥ 广播 ⑦ 电脑 ⑧ 手机 ⑨ 学校 ⑩ 医院 ⑪ 办公室					
10. B超						
信息来源(最多3项)	① 亲朋好友 ② 电视 ③ 报纸 ④ 杂志 ⑤ 图书 ⑥ 广播 ⑦ 电脑 ⑧ 手机 ⑨ 学校 ⑩ 医院 ⑪ 办公室					

D. 是非题("正确"请在框内打"√";"错误"请打"X")

□1. 水果和蔬菜的营养成分相近,所以吃水果可以代替吃蔬菜。

□2. 网络成瘾影响青少年的身体健康,也影响其心理健康。

□3. 儿童、青少年也可能发生抑郁症。

□4. 治疗高血压时,若血压已正常,就应该立即停止服用治疗高血压药。

□5. 抗生素是用来杀细菌的,经常服用可以增强免疫力避免感染。

E. 情景题(请您先阅读材料,然后回答相关问题,并请在相应选项序号前框内打"√")

(一) 以下是阿莫西林胶囊说明书,请阅读后回答问题。

【药品名称】阿莫西林胶囊

【适应症】阿莫西林适用于敏感菌所致的下列感染:

    1. 溶血性链球菌、肺炎链球菌、葡萄球菌所致中耳炎、咽炎、扁桃体炎等上呼吸道感染。

    2. 溶血性链球菌、肺炎链球菌、葡萄球菌所致急性支气管炎、肺炎等下呼吸道感染。

    3. 本品尚可用于治疗伤寒、伤寒带菌者及钩端螺旋体病。

【用法用量】口服。成人一次一粒(0.5g),每6—8小时1次(每日3—4次)。

【不良反应】1. 恶心、呕吐、腹泻及假膜性肠炎等胃肠道反应。

　　　　　　2. 皮疹、药物热和哮喘等过敏反应。

　　　　　　3. 由念珠菌或耐药菌引起的二重感染。

　　　　　　4. 偶见兴奋、焦虑、失眠、头晕以及行为异常等中枢神经系统症状。

【禁忌】青霉素过敏及青霉素皮肤试验阳性患者禁用。

---

1. **本药物适用于治疗下列哪些疾病？（多选题）**

□① 溶血性链球菌引起的咽炎　　□② 流感病毒引起的上呼吸道感染

□③ 葡萄球菌引起的肺炎　　□④ 伤寒　　□⑤ 不知道

2. **假设一个成年人在早上 8 点服用该药，下一次服药时间应该是几点？（单选题）**

□① 上午 11—下午 1 点　　□② 下午 2—4 点　　□③ 下午 5—7 点

□④ 晚上 7—9 点　　□⑤ 不知道

3. **服用该药物，不会引起以下哪"一种"不良反应？（单选题）**

□① 恶心　　□② 抑郁　　□③ 失眠　　□④ 哮喘　　□⑤ 不知道

（二）BMI 计算

成年人身体质量指数（Body Mass Index，BMI），指体重与身高的相关比例，太高或太低都不健康。

18.5≤BMI＜24 体重正常　　BMI＜18.5 体重过低

24≤BMI＜28 体重超重　　BMI ≥28 体重肥胖

$$BMI = \frac{体重（公斤）}{身高×身高（米/公尺）}$$

---

4. **王女士 40 岁，身高 160 厘米（公分），体重 65 公斤，她的 BMI 是多少？（单选题）**　　←　可用计算器

□① 26.4　□② 25.4　□③ 40.6　□④ 23.6　□⑤ 不知道

5. **参照上述标准，王女士 BMI 属于：（单选题）**

□① 过低　□② 正常　□③ 超重　□④ 肥胖　□⑤ 不知道

调查到此结束。再次感谢您的支持与合作！

调查员签名：_____

　　　年　　月　　日